Heilpflanzen aus dem eigenen Garten

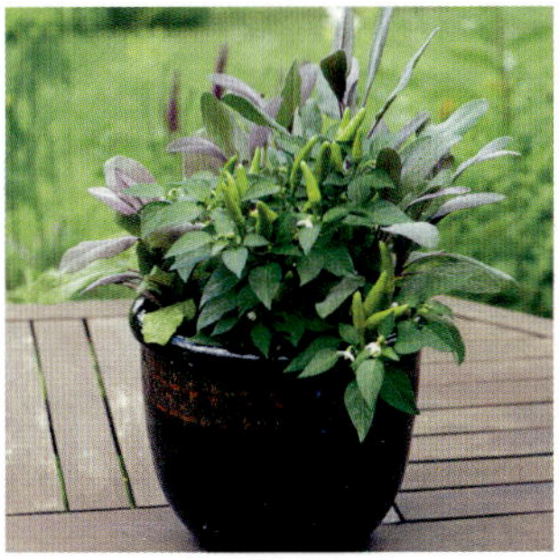

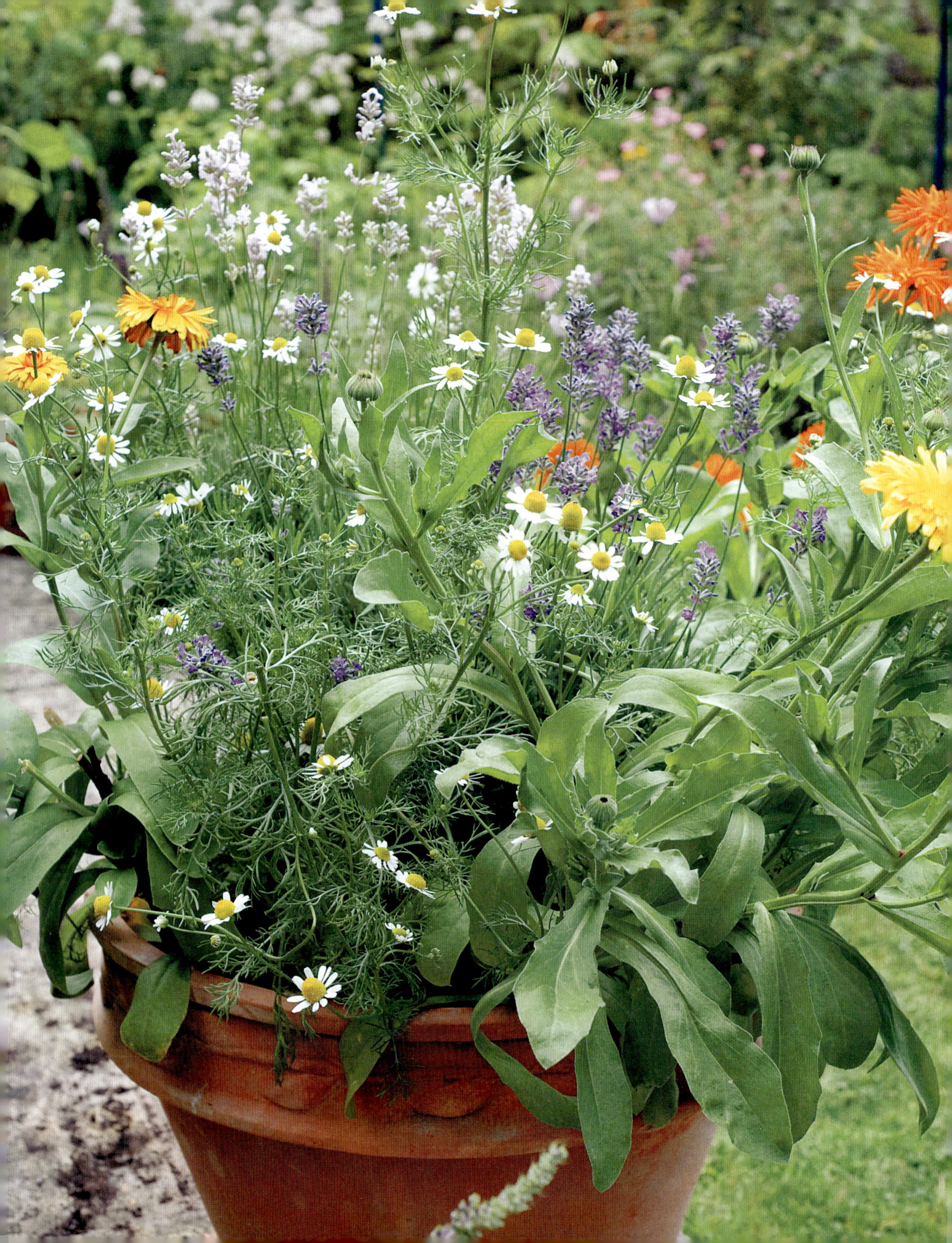

Anne McIntyre

Heilpflanzen aus dem eigenen Garten

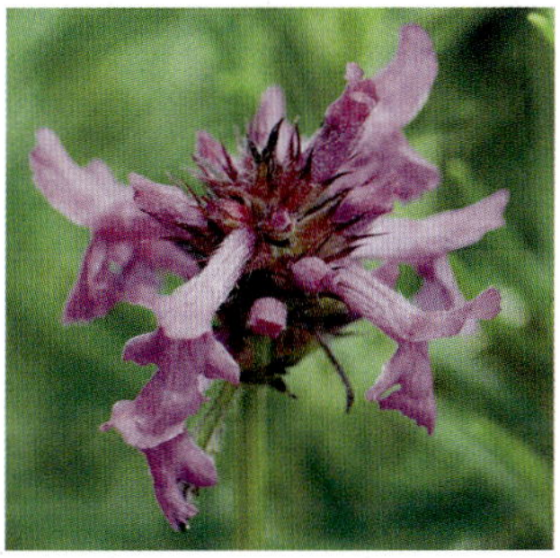

Über 40 Heilmittel selbst herstellen und anwenden

Weltbild

Der Inhalt dieses Buches wurde sorgfältig recherchiert, trotzdem kann es nicht den individuellen ärztlichen Rat ersetzen. Autorin, Verlag und die Beauftragten des Verlages schließen deshalb jede Haftung für Sach-, Personen- und Vermögensschäden aus.

Die Originalausgabe dieses Buches ist 2011 unter dem Titel »Drugs in Pots. Over 40 home-made-remedies for everyday ailments« bei Gaia, a division of Octopus Publishing Group Ltd erschienen.

Koordination und Bearbeitung der deutschen Ausgabe:
Dr. Alex Klubertanz, München
Übersetzung: Dr. Ulrike Kretschmer, München

Printed in China
978-3-8289-5094-8

2014 2013 2012
Die letzte Jahreszahl gibt die aktuelle Ausgabe an.

Einkaufen im Internet:
www.weltbild.de

Inhalt

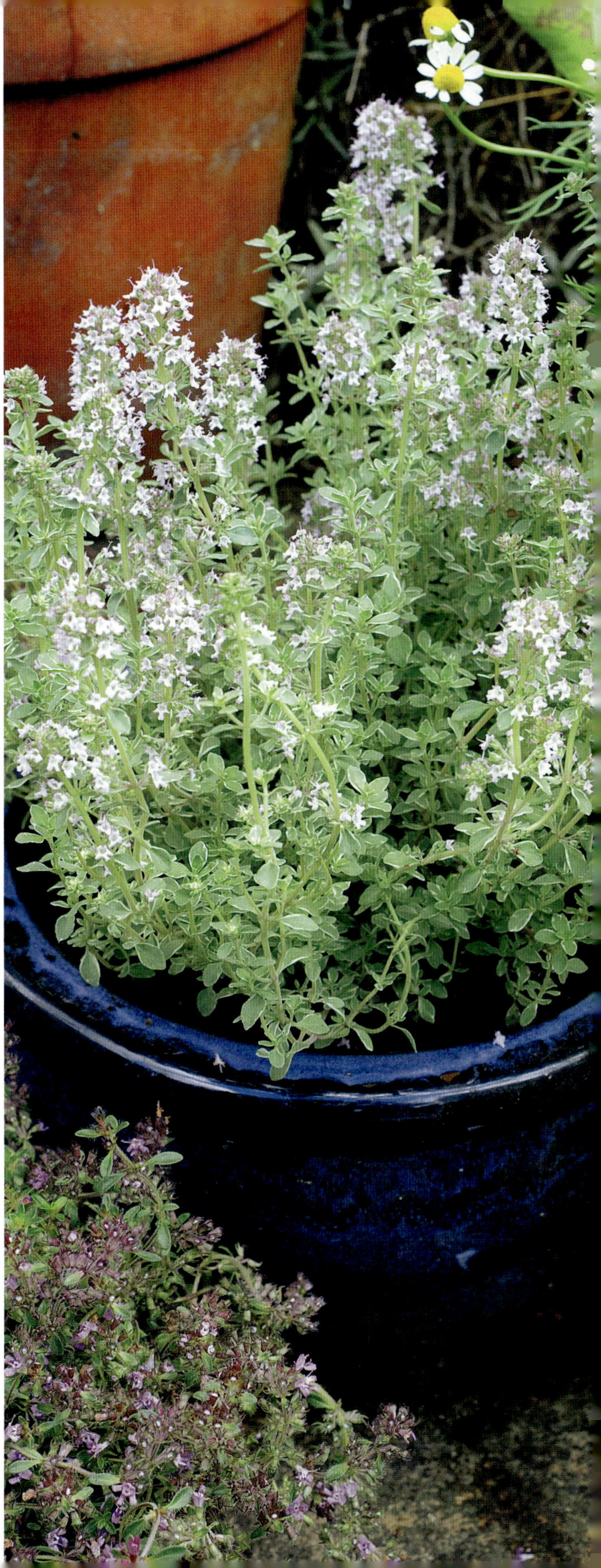

Einführung

Heilen mit Kräutern und Pflanzen

Die Arbeit im Garten gehört sicher zu den besten Wegen, etwas für Ihre Gesundheit zu tun. Wenn Sie das Gärtnern lieben – so wie ich –, werden Sie wissen, wie schön es ist, die Pflanzen nach ausgiebigem Hegen und Pflegen wachsen und blühen zu sehen. Für viele Menschen stellt der Garten einen Zufluchtsort dar, einen Ort der Ruhe und der Erquickung, fernab vom Stress des Alltags. Und selbst wenn Sie keinen Platz für einen Garten haben, können Sie Formen, Farben und Düfte schaffen, indem Sie die Kräuter auf der Fensterbank, der Terrasse oder dem Balkon ziehen. Vor allem können Sie mit selbst gezogenen Heilpflanzen Ihre Gesundheit und Ihr Wohlbefinden steigern.

Kräuter selbst zu ziehen stellt eine ausgezeichnete Möglichkeit dar, Pflanzen kennenzulernen, die nicht nur schön und aromatisch sind, sondern auch hervorragende medizinische Qualitäten besitzen. Sie bereichern die Küche, liefern wertvolle Inhaltsstoffe für Kosmetik, Zahnpasten sowie Körpercremes und Lotionen und spielen auch bei der Gesundheitsvorsorge eine wichtige Rolle. Viele Heilpflanzen, die der Apotheker bei kleineren Beschwerden empfiehlt, finden sich auch in Ihrer Küche, auf Ihrer Terrasse oder in Ihrem Garten ebenso wie in Parks oder auf Wiesen. Und Sie können sie schnell und einfach nutzbar machen. Eine Spülung mit Salbeitee etwa hilft bei Halsschmerzen, Pfefferminztee mit Honig bei Erkältungen; Essigauflagen helfen bei Wespenstichen und Ampferblätter bei unschönen Begegnungen mit Brennnesseln.

Kräuter auszusäen und die Keimlinge wachsen zu sehen, für sie zu sorgen und die Blätter und Blüten dann für Rezepte und Rezepturen zu verwenden – seien es Gerichte, Tees, Tinkturen, Massageöle oder Körpercremes –, verbindet Sie enger mit der eigenen Gesundheit und macht Ihnen bewusst, welch erstaunliche Heilmittel die Natur für uns bereithält. So werden Garten, Fensterbank oder Terrasse zur Hausapotheke, mit der Sie Beschwerden wie Husten, Erkältungen, Magen- oder Kopfschmerzen rasch selbst behandeln können. Das wiederum beschränkt synthetische Medikamente auf ernsthaftere Beschwerden – und ist sowohl ökologisch als auch ökonomisch sinnvoll.

Ein wenig Geschichte

Die Beziehung zwischen Menschen und Pflanzen war immer schon intensiv. Jahrtausendelang schuf sich der Mensch aus Pflanzen Nahrungsmittel, Kleidung und Brennstoff und schützte sich damit nicht nur vor Regen und Kälte, sondern auch vor unsichtbaren Mächten wie der Dunkelheit oder dem »bösen Blick«, den unsere Vorfahren für Erkrankungen des Körpers und der Seele verantwortlich machten. Ohne Pflanzen gäbe es weder das Essen, das uns am Leben erhält, noch den Sauerstoff, den wir atmen, und so überrascht es nicht, dass sie seit Tausenden von Jahren auch als Heilmittel eingesetzt

Gegenüber *Sie können die Pflanzen einzeln in Töpfen ziehen oder zu mehreren in einem größeren Behälter, um eine wahre Symphonie an Farbe und Duft zu schaffen.*

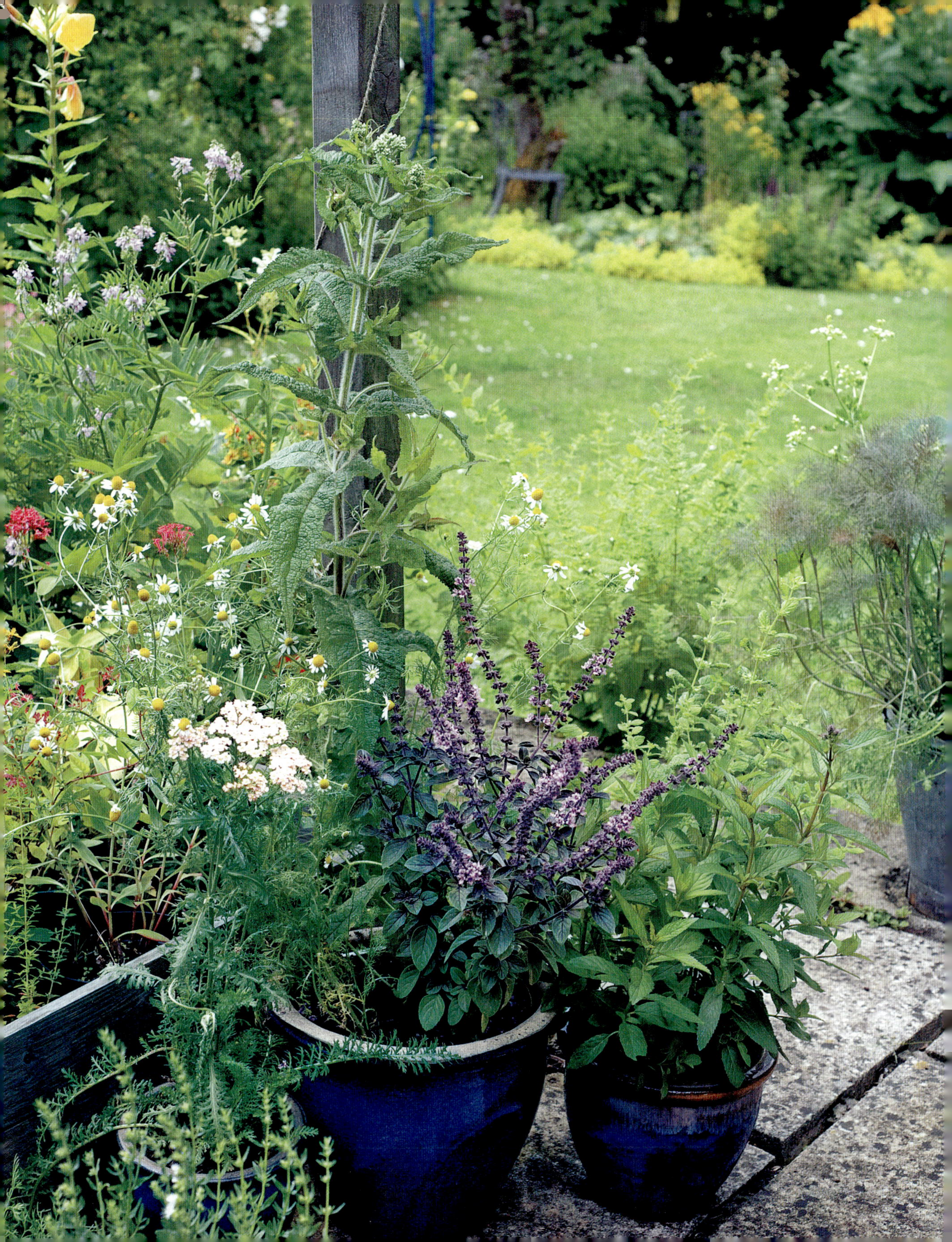

werden. Die Nutzung von Heilkräutern findet sich bei allen Kulturen auf der ganzen Welt, und das seit Anbeginn der Menschheit. Bereits der Neandertaler wusste um die Heilkraft von Pflanzen. Im Jahr 1963 fanden Archäologen in einer Höhle im Irak Kräuter in einem 60 000 Jahre alten Grab. Schon 3000 v. Chr. lehrte man in Ägypten, China, Assyrien und Indien Pflanzenheilkunde. Davon zeugen etwa Schriften, die dem »Gelben Kaiser« Huáng Dí um 2500 v. Chr. zugeschrieben werden. Und die alten Ägypter hielten die Rezepturen für Kräutermischungen teilweise auf Tontafeln und Papyrus fest.

In der Heilkunde alter Kulturen verehrte man Pflanzen nicht nur aufgrund ihres Erfolgs bei der Behandlung physischer Erkrankungen, sondern auch weil sie Gefühle, Geist und Seele ins Gleichgewicht brachten. Sie waren Bestandteil zahlreicher Mythen und religiöser Rituale und wurden bei praktisch allen Beschwerden eingesetzt: ob es um ein gebrochenes Bein oder unerfüllte Wünsche ging, oder ob jemand den Verlust seiner Seele beklagte. Man schrieb den Blumen und Kräutern symbolische Bedeutungen zu, und so verwendete man sie in China, Ägypten und Indien auch als Kommunikationsmittel. Ein schönes Beispiel dafür sind auch Shakespeares Werke mit ihren reichen Anspielungen auf Bedeutungen von Pflanzen, die dem Publikum im 16. Jahrhundert absolut geläufig waren.

Das Wissen unserer Vorfahren um den erfolgreichen Einsatz einheimischer Pflanzen als Heilmittel für Körper, Geist und Seele hat sich durch Generationen hindurch bewahrt. So können wir auf einen reichen Schatz praktischer Erfahrungen zurückgreifen und vom Wissen unserer Vorfahren profitieren. Zudem stehen uns heute zahlreiche wissenschaftlich fundierte Informationen über die erstaunliche Heilkraft der Pflanzen und viele professionelle Kräuterkundige zur Verfügung.

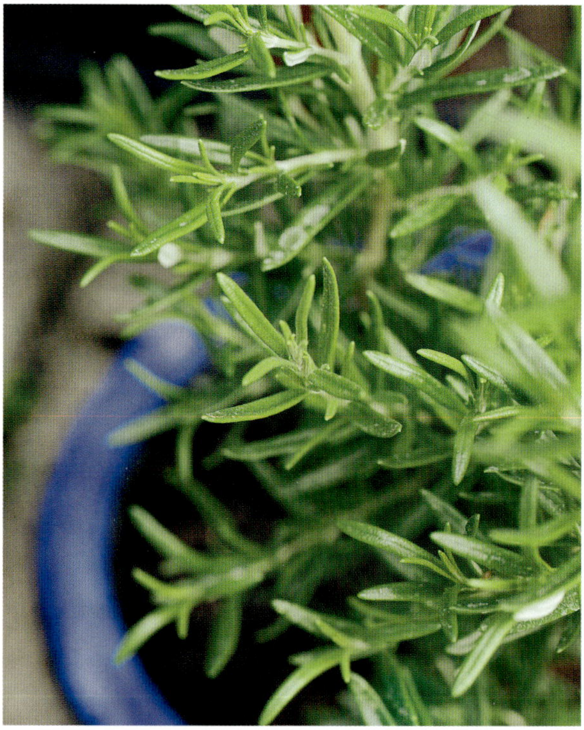

Rosmarin gehört zu den wichtigsten und vielseitigsten Heilpflanzen aus dem eigenen Garten.

Vielleicht stachelt die Pflege Ihres Kräutergartens Ihre Neugierde an, und Sie wollen mehr über die faszinierenden Gewächse erfahren. Sie werden überrascht sein, dass viele der gewöhnlichen Gartenpflanzen, Wildblumen oder gar das lästige »Unkraut« wertvolle heilende Eigenschaften und hochpotente Wirkstoffe besitzen. Dazu gehören z. B. Mohn, Veilchen, Wegerich, Stiefmütterchen, Braunelle, Rose, Löwenzahn und Quecke. Man hat viel Zeit und Geld in die Erforschung scheinbar einfacher Kräuter, die auf fast jedem Boden gedeihen, investiert, um damit gegen Virusinfektionen, Abwehrschwäche,

Depressionen, Malaria, Magengeschwüre und andere akute, degenerative oder stressbedingte Erkrankungen vorzugehen. Sonnenhut, Johanniskraut, Aloe vera, Indisches Basilikum und Gotu Kola sind nur einige dieser Pflanzen. Sie können in Ihrer Gartenapotheke Heilpflanzen aus aller Welt ansiedeln, die in gemäßigtem Klima gedeihen: indische Pflanzen wie Gotu Kola, Zitronengras, Koriander, Indisches Basilikum, Kreuzkümmel und Bockshornklee, chinesische wie Codonopsis, Baikal-Helmkraut und Braunelle oder amerikanische wie Wasserdost, Kalifornischen Mohn, Cayenne, Helmkraut und Sonnenhut.

Zurück zu den Wurzeln

Seit moderne Medikamente so leicht erhältlich geworden sind, gerieten die einfachen, noch leichter erhältlichen Heilpflanzen zwar etwas in Vergessenheit, erleben mittlerweile aber eine Renaissance. Heute machen traditionelle pflanzliche Heilmittel rund 85 Prozent aller Medikamente weltweit aus und leisten damit einen großen Beitrag zur Gesundheitsvorsorge. Sie stellen eine sichere und bewährte Alternative zur Schulmedizin dar, eignen sich hervorragend zur Prävention, steigern das allgemeine Wohlbefinden und unterstützen eine gesunde Ernährungs- und Lebensweise. Darüber hinaus bringen sie Erleichterung bei Symptomen, die etwa mit kleineren Infektionen einhergehen, womit stärkere Mittel wie Antibiotika ernsthaften Erkrankungen vorbehalten bleiben können.

Doch auch bei schwerwiegenden Krankheiten wie Herzerkrankungen und Krebs setzen Forscher immer mehr auf pflanzliche Mittel. Inzwischen hat man die chemisch aktiven Bestandteile vieler Kräuter wissenschaftlich identifiziert und ihren althergebrachten therapeutischen Gebrauch verifiziert. So fanden volkstümliche Heilmittel – Selleriesamen bei Arthritis, Knoblauch für Herz und Kreislauf, Thymian bei Infektionen und Cayennepfeffer zur Schmerzlinderung – wissenschaftliche Anerkennung. Das verwundert eigentlich nicht, verdanken wir die Entdeckung vieler hochwirksamer Medikamente doch ihrem Vorkommen in der Natur: Penicillin entdeckte Alexander Fleming, weil ihm eine Bakterienkultur verschimmelt war, Digoxin findet sich in Fingerhut und Acetylsalicylsäure – besser bekannt als Aspirin – in der Weidenrinde. Heilpflanzen aus dem eigenen Garten sind preiswert und praktisch – und vor allem wirken sie.

Wie wirken Heilpflanzen?

Die Bestandteile der Heilpflanzen sind von Natur aus mit unserem Körper kompatibel. Viele der Substanzen, die unser Körper zum Wachsen braucht und die er benötigt, um gesund zu bleiben oder zu werden, können wir nicht direkt aufnehmen. Die Pflanzen verarbeiten diese Substanzen für uns und machen sie unserem Körper zugänglich. Bei der Fotosynthese etwa nehmen Pflanzen Kohlendioxid – und durch die Wurzeln auch Mineralien und Spurenelemente – auf und geben Sauerstoff ab. Dadurch werden Stoffwechselpfade geschaffen, aus deren Bausteinen chemische Verbindungen entstehen, die für unseren Körper leicht nutzbar sind. Bei Heilpflanzen gehören zu diesen Verbindungen z. B. Mineralien, Vitamine und Spurenelemente – das Rohmaterial, das unser Körper zur Regeneration braucht – sowie zahlreiche andere Wirkstoffe wie ätherische Öle, Bitterstoffe, Tannine und Alkaloide.

Der Grat zwischen Heilpflanzen und Küchenkräutern ist schmal. Als pflanzliches Heilmittel bezeichnet man generell jede Pflanze, die therapeutisch wirksam ist – und das beinhaltet den Großteil an Obst und Gemüse, der normalerweise auf unserem Teller landet. Sellerie und seine Samen haben eine reinigende, antiseptische Wirkung auf den gesamten Harntrakt und werden bei Arthritis eingesetzt, Hafer wirkt nervenstärkend, und Himbeeren haben sich bei Halsschmerzen und Bronchitis bewährt.

Da wir schon immer Pflanzen verzehrt haben, hat die Evolution dafür gesorgt, dass der menschliche Körper auf Heilpflanzen so reagiert, wie er auf kein synthetisches Medikament reagieren könnte. Das bedeutet, dass wir mit pflanzlichen Mitteln auch ein geringeres Risiko für Nebenwirkungen eingehen. Die in den Pflanzen enthaltenen Substanzen ähneln in ihrer chemischen Struktur denen des menschlichen Körpers sehr.

Was Heilpflanzen bewirken können

Pflanzen haben je nach ihren Inhaltsstoffen und deren Wechselwirkungen diverse medizinische Effekte. Zu den Inhaltsstoffen gehören u. a. Tannine, ätherische Öle, Schleimstoffe, Alkaloide, Glykoside, Saponine, Flavonoide und Bitterstoffe. Diese finden sich in wechselnden Verhältnissen in den verschiedenen Teilen der Pflanze. Manchmal verwenden wir die Wurzeln, ein anderes Mal die Blätter, Blüten, Früchte oder die Rinde. In einigen Fällen haben die verschiedenen Teile der Pflanze sogar verschiedene therapeutische Wirkungen. Die wild wachsende Königskerze etwa ist ein wahres Multitalent. Von ihr können Blätter, Blüten, Wurzeln und Früchte verwendet werden: Als Salbe setzt man Blüten und Blätter äußerlich gegen Hämorrhoiden ein, ein Aufguss der Blüten wirkt schmerzlindernd, schlaffördernd und abführend. Ein heißer Wickel aus Königskerzenblättern hilft bei Brustdrüsenentzündung, als Aufguss und Sud helfen Wurzeln und Blätter bei Erkältungen, Husten, Asthma, Heuschnupfen, Drüsenschwellungen, rheumatischen Beschwerden und Durchfall.

Gegenüber *Die Kombination von Schafgarbe und Kamille hilft bei Fieber und Infektionen.*

Auch die Art der Zubereitung und Einnahme der Pflanzenbestandteile beeinflusst ihre Wirkung. Das ätherische Öl in Salbeiblättern z. B., das der Pflanze ihren charakteristischen Duft verleiht, wirkt keim- und pilztötend. Darüber hinaus enthalten die Blätter ein adstringierendes Tannin und den Bitterstoff Picrosalvin. Die desinfizierende Wirkung des Salbeitees ist dem kombinierten Effekt der beiden Inhaltsstoffe geschuldet und entfaltet sich am besten beim Gurgeln – gegen Halsschmerzen – und als Mundspülung bei entzündetem Rachen.

Wird der Tee getrunken, treten andere Eigenschaften der Pflanze hervor: Dann hilft Salbei bei nächtlichen Schweißausbrüchen und beim Abstillen. In der Schwangerschaft eignet sich der Tee zumindest in rauen Mengen und über einen längeren Zeitraum hinweg übrigens nicht – im ätherischen Öl des Salbeis ist Thujon enthalten, das den Menstruationsfluss fördert. Hilfreich ist diese Substanz wiederum zum Einleiten der Wehen.

Ihre persönliche Gartenapotheke

Auf den folgenden Seiten werden Ihnen rund 40 Pflanzen vorgestellt, die Sie gut in Kübeln im Garten oder auf der Terrasse anpflanzen und die Ihnen bei vielen kleineren Beschwerden helfen können. Beim Anbau der Pflanzen und Ausprobieren der Rezepte und Rezepturen gewinnen Sie rasch an praktischer Erfahrung und werden

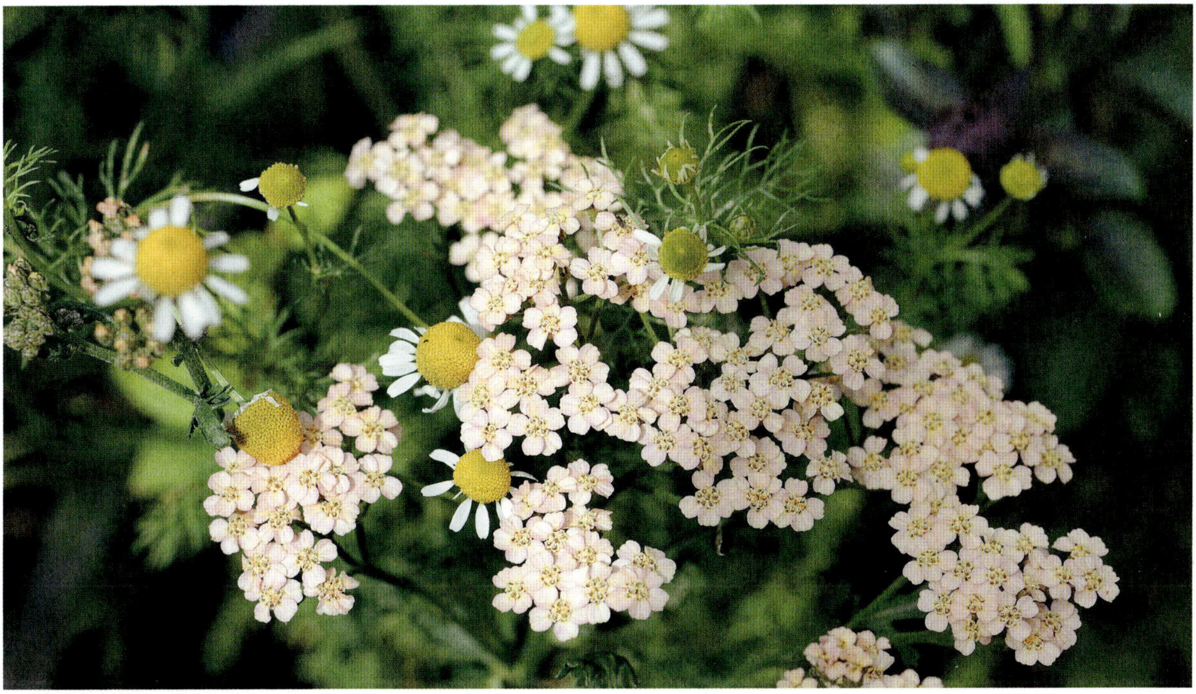

Ihre Gartenapotheke alsbald immer häufiger nutzen. Bei chronischen Beschwerden wie Reizdarm oder Arthritis müssen Sie den eigenen Bestand möglicherweise mit gekauften getrockneten Kräutern oder Tinkturen ergänzen. Der Überblick über die Heilpflanzen ab Seite 118 hilft Ihnen bei der Auswahl der Pflanzen, damit Ihre Gartenapotheke auf Ihre individuellen Bedürfnisse zugeschnitten ist.

Bei der Selbstbehandlung von Beschwerden ist immer Vorsicht geboten. Sie müssen z. B. wissen, welche Pflanzen Sie verwenden, und die Töpfe entsprechend beschriften. Wenn Sie Setzlinge kaufen, tun Sie das nur beim Händler Ihres Vertrauens. Wenn sich akute Symptome nicht innerhalb weniger Tage und chronische Beschwerden nicht innerhalb von drei bis vier Wochen bessern, sollten Sie auf alle Fälle einen Arzt aufsuchen.

Mit Ihrer individuell angelegten Gartenapotheke treten Sie in die Fußstapfen vieler berühmter Pflanzenheilkundiger und führen eine alte Tradition des Kräutergärtnerns fort.

Die Pflanzen, die Priester, Ärzte und Apotheker über die Jahrtausende hinweg angepflanzt haben, sind bis heute weitgehend unverändert geblieben. Schlüsselblumen, Immergrün, Veilchen und Rosen sind im Kräutergarten heute noch ebenso beliebt wie im mittelalterlichen Klostergarten vor mehr als 1000 Jahren.

Die Pflanzen und Gärten verbinden uns mit all den Menschen, die Gärten angelegt und mit Kräutern gekocht und geheilt haben. Sie sind lebendige Geschichte und weisen auf eine Zeit zurück, in der Pflanzen als Geschenk der Natur nicht nur für unsere Gesundheit, sondern auch für unsere Seele betrachtet wurden.

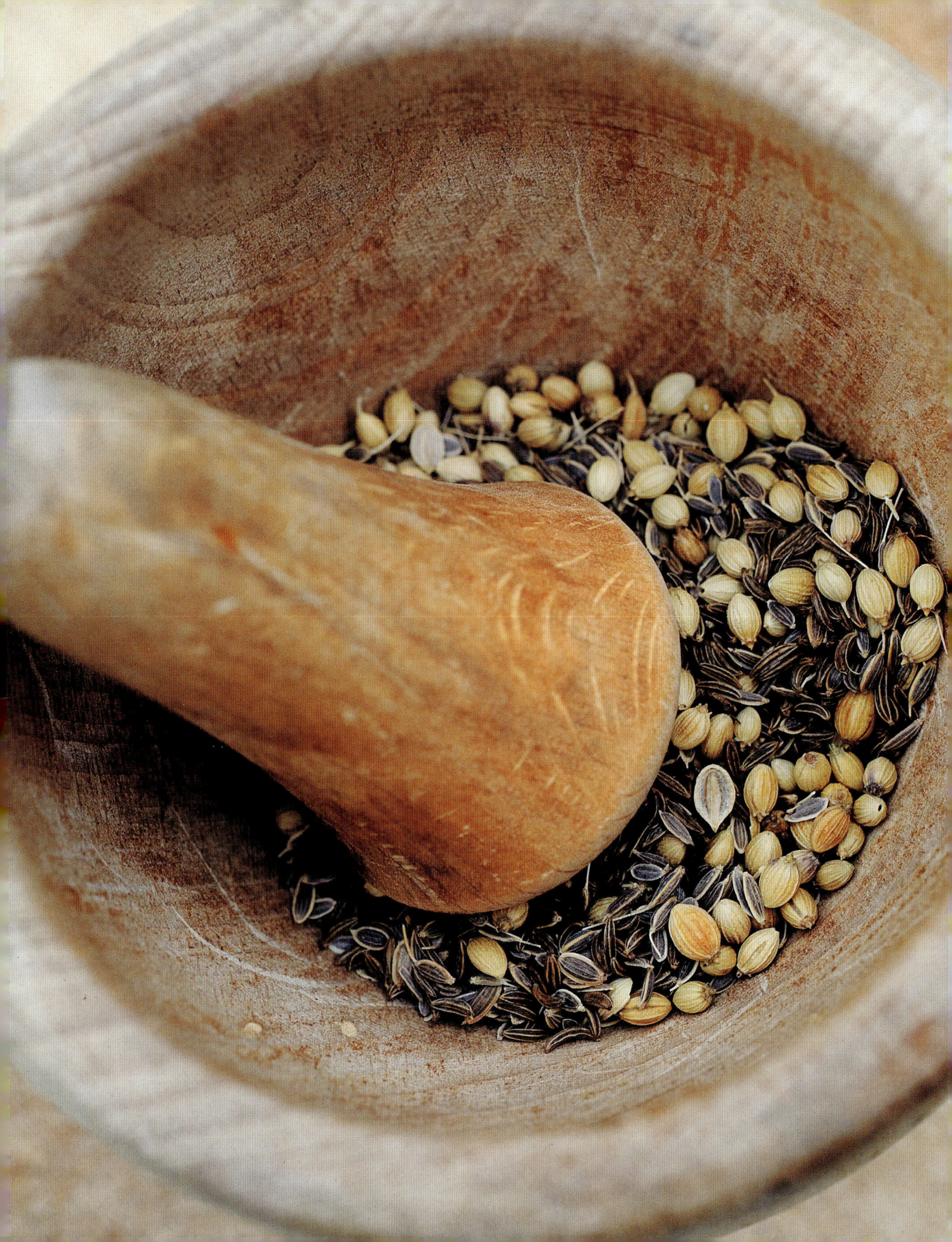

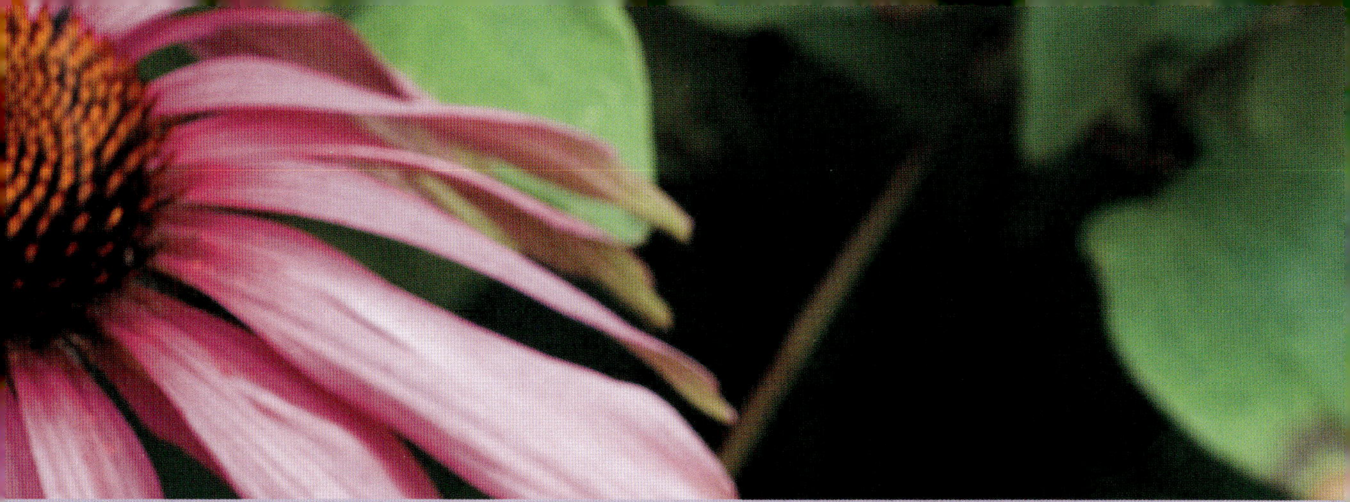

Ihre Garten- apotheke

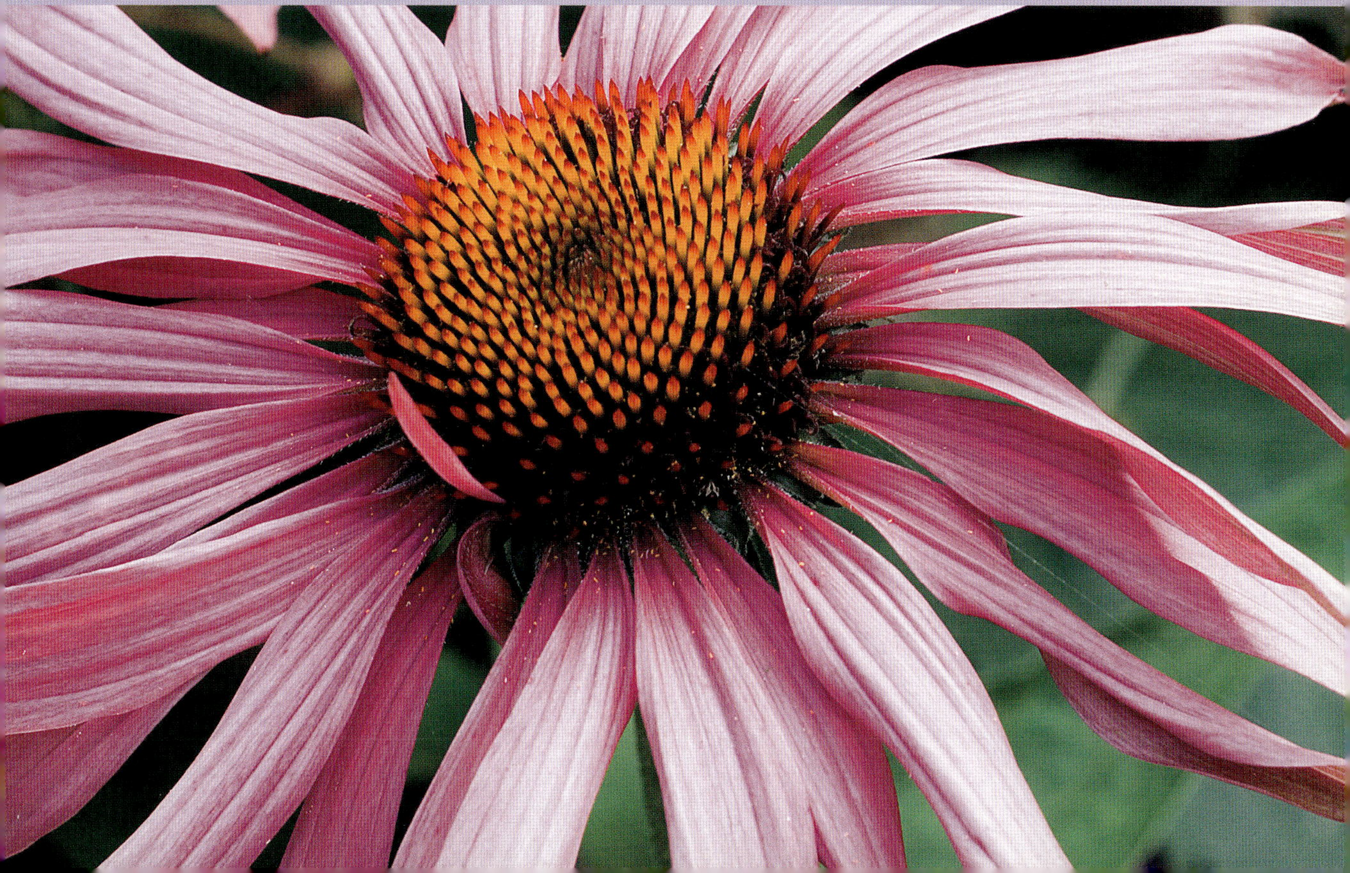

Vielfältige Verwendung

Heilmittel immer zur Hand

Heilmittel aus Pflanzen herzustellen, die im eigenen Garten gewachsen sind, macht Spaß, ist leicht und spart Geld. Am besten ernten Sie die Kräuter früh am Morgen, dann sind sie so frisch wie möglich. Wählen Sie nur unbeschädigte Pflanzenteile aus, waschen Sie sie unter fließendem kaltem Wasser und tupfen Sie sie trocken.

Es gibt viele Anwendungsmöglichkeiten, bei denen sich die gesundheitsfördernden Eigenschaften der Pflanzen entfalten. Die einfachste ist, sie zu essen oder zu trinken; viele Menschen kochen ohnehin schon mit Kräutern und trinken regelmäßig Kräutertee, ohne sich der heilenden Eigenschaften bewusst zu sein.

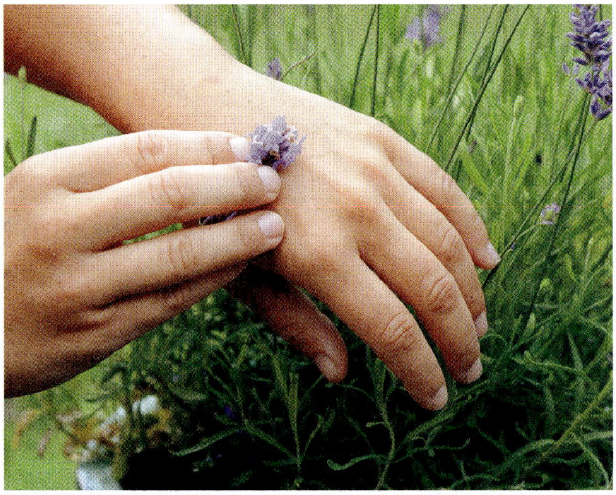

Wenn Sie die Haut direkt mit Lavendelblüten einreiben, hilft dies bei Sonnenbränden und Insektenstichen.

Salate mit Basilikum, Koriander, Rucola und Petersilie, Knoblauchvinaigrette, Fisch mit Dill oder Sauerampfer, Frühkartoffeln mit Minze, Aufläufe mit Lorbeer und Pizza mit Oregano – der Vielfalt der Rezepte sind keine Grenzen gesetzt. Nach dem Essen gelangen die Nähr- und Wirkstoffe ins Blut und zirkulieren im ganzen Körper. Zudem enthalten Küchenkräuter ätherische Öle, die ihnen ihren einzigartigen Geschmack und Duft verleihen. Diese Öle besitzen antibakterielle Eigenschaften, die uns vor Infektionen schützen. Sie können die Kräuter aber auch als Tinktur oder Sirup zubereiten, zu Kapseln verarbeiten oder auf die Haut auftragen. Über die winzigen Kapillaren des sehr aufnahmefähigen und größten Organs des Menschen gelangen die Wirkstoffe dann in den Blutkreislauf. Zu den äußerlichen Anwendungen gehören außerdem Aufgüsse für Hand- und Fußbäder, Hautmassageöle, Lotionen und Salben, Cremes, Kompressen und Wickel. Manche frische Kräuter können auch direkt aufgetragen werden: Aloe vera und Lavendelblüten helfen bei Insektenstichen und Sonnenbränden und stillen Blutungen.

Die Bindehaut des Auges nimmt Kräuterextrakte ebenfalls gut auf. Bei müden oder entzündeten Augen hilft ein Bad aus Wegerich oder Kamille. Zudem nutzen Kräuterheilkundige die sensiblen Nervenenden im Auge sowie die Nase als »Heilpfad«: Inhalieren wir mit heißem Tee oder ätherischen Ölen, gelangen die Botschaften der Kräuter über die Nase und die Augen direkt ins Gehirn und über die Atemwege in die Lunge, wo sie mit Sauerstoff ins Blut abgegeben und durch den Körper transportiert werden.

Wirkstoffe in den wichtigsten Kräutern

VITAMINE	
Vitamin A	Löwenzahn ♦ Gotu Kola ♦ Bockshornklee ♦ Rucola ♦ Wegerich ♦ Cayennepfeffer ♦ Basilikum ♦ Dill ♦ Pfefferminze ♦ Rosmarin ♦ Petersilie ♦ Salbei ♦ Koriander
Vitamin B	Bockshornklee ♦ Petersilie ♦ Minze ♦ Salbei ♦ Koriander ♦ Knoblauch ♦ Löwenzahn
Vitamin C	Knoblauch ♦ Pfefferminze ♦ Sauerampfer ♦ Löwenzahn ♦ Bockshornklee ♦ Rucola ♦ Dill ♦ Rosmarin ♦ Basilikum ♦ Petersilie ♦ Salbei ♦ Koriander ♦ Kümmel ♦ Oregano
Vitamin D	Löwenzahn ♦ Hagebutte
Vitamin E	Löwenzahn ♦ Helmkraut ♦ Petersilie ♦ Salbei
Vitamin K	Gotu Kola ♦ Basilikum ♦ Petersilie ♦ Salbei ♦ Koriander ♦ Löwenzahn
Niazin	Fieberkraut ♦ Bockshornklee ♦ Petersilie ♦ Pfefferminze
Vitamin P	Cayennepfeffer

MINERALIEN	
Kalzium	Aloe vera ♦ Cayennepfeffer ♦ Kamille ♦ Fenchel ♦ Eibisch ♦ Salbei ♦ Dill ♦ Pefferminze ♦ Rosmarin ♦ Petersilie ♦ Kümmel ♦ Knoblauch ♦ Oregano ♦ Koriander ♦ Löwenzahn
Kobalt	Löwenzahn ♦ Petersilie ♦ Cayennepfeffer ♦ Sonnenhutwurzel
Eisen	Brennnessel ♦ Pfefferminze ♦ Rosmarin ♦ Helmkraut ♦ Dill ♦ Petersilie ♦ Salbei ♦ Koriander ♦ Kümmel ♦ Knoblauch ♦ Oregano ♦ Löwenzahn
Magnesium	Gotu Kola ♦ Rosmarin ♦ Heilziest ♦ Basilikum ♦ Dill ♦ Pfefferminze ♦ Petersilie ♦ Salbei ♦ Kümmel ♦ Oregano ♦ Koriander ♦ Löwenzahn
Mangan	Basilikum ♦ Dill ♦ Rosmarin ♦ Pfefferminze ♦ Salbei ♦ Koriander ♦ Kümmel ♦ Knoblauch ♦ Oregano ♦ Löwenzahn
Kalium	Aloe vera ♦ Löwenzahn ♦ Cayennepfeffer ♦ Fenchel ♦ Petersilie ♦ Hagebutte ♦ Engelwurz ♦ Dill ♦ Rosmarin ♦ Pfefferminze ♦ Oregano
Zink	Kamille ♦ Helmkraut ♦ Löwenzahn ♦ Eibisch ♦ Rosmarin ♦ Pfefferminze ♦ Salbei ♦ Kümmel ♦ Knoblauch ♦ Koriander
Chrom	Brennnessel
Kupfer	Helmkraut ♦ Salbei ♦ Dill ♦ Rosmarin ♦ Pfefferminze ♦ Knoblauch ♦ Koriander
Selen	Knoblauch ♦ Koriander

Innerliche Anwendung

Kräuter zum Einnehmen

Aufguss

Aufgüsse, landläufig als Tees bekannt, sind die einfachste Form, die Blätter, Stängel und Blüten einer Pflanze zuzubereiten. Das heiße Wasser entzieht den Pflanzen Wirkstoffe, wenn Sie sie entsprechend lange ziehen lassen. Dafür können Sie eine Teekanne, ein Tee-Ei oder einen Teebeutel verwenden. Die übliche Dosierung beträgt 25 Gramm des getrockneten Krauts auf 600 Milliliter Wasser bzw. 1 Teelöffel pro Tasse. Bei frischen Kräutern verdoppeln Sie die Menge.

Bei der Zubereitung in der Kanne wärmen Sie diese vorher an, geben die Kräuter hinein und übergießen sie mit kochendem Wasser. Ein Deckel verhindert, dass die ätherischen Öle entweichen. Lassen Sie den Tee 10 bis 15 Minuten ziehen und gießen Sie ihn dann ab. Wenn Sie den Tee nicht sofort trinken, hält er sich im Kühlschrank bis zu zwei Tage.

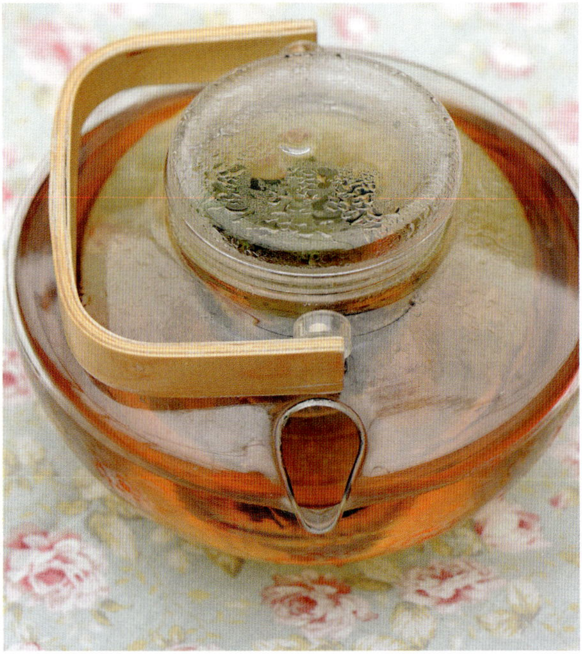

Die Kräuter sollten etwa 10 bis 15 Minuten ziehen, bevor der Tee getrunken wird.

Bei empfindlichen Kräutern werden die Wirkstoffe durch hohe Temperaturen zerstört; diese sollten als kalter Aufguss zubereitet werden. Dazu gehören Kräuter mit einem hohen Anteil an Schleimstoffen, etwa Eibisch, Wegerich und Beinwellblätter. Methode und Dosierung sind ähnlich, allerdings werden die Kräuter mit kaltem Wasser bedeckt und ziehen 10 bis 12 Stunden.

Anwendung: Bei chronischen Beschwerden nehmen Sie Aufgüsse 3-mal täglich, bei akuten Erkrankungen – Halsschmerzen, Erkältung, Bronchitis – bis zu 6-mal täglich à 200 Milliliter zu sich. Da zahlreiche Medikamente wie etwa Hustensaft süß schmecken, finden wir den Geschmack der Kräuter oft gewöhnungsbedürftig. Allerdings müssen z. B. Bitterstoffe auch geschmeckt werden, damit sie wirken. Hier schafft die Kombination mit angenehm schmeckenden Kräutern wie Pfefferminze, Fenchel, Zitronenmelisse und Lavendel Abhilfe. Die Wirkung der weniger schmackhaften Kräuter wird dadurch keineswegs geschwächt. Süßholz und Fenchel eignen sich hervorragend zur geschmacklichen Abrundung – oder Sie süßen Ihren Tee mit Honig.

Warm bis heiß trinken Sie den Tee bei Fieber, Erkältungen und Husten, lauwarm bis kalt bei Erkrankungen der Nieren und der Harnwege, etwa bei Nierenbeckenentzündung, Blasenentzündung, Harnröhrenentzündung und Bettnässen.

Sud

Die harten, holzigen Teile der Pflanze brauchen aufgrund ihrer dicken Zellwände hohe Temperaturen, damit sie in ihre einzelnen Bestandteile aufgelöst und diese ins Wasser übergehen können. Deshalb müssen Rinde, Samen, Wurzeln und Nüsse als Sud zubereitet werden. Zerkleinern Sie die Teile im Mörser, dann kann ihnen das Wasser die Wirkstoffe besser entziehen.

Verwenden Sie dieselbe Dosierung wie bei einem Aufguss, fügen Sie aber noch etwas Wasser hinzu, das beim Kochen verdunstet. Kräuter in einen Topf geben und mit Wasser bedecken. Aufkochen und zugedeckt 10 bis 15 Minuten köcheln lassen. Abgießen und als Tee trinken.

Tinktur

Eine Tinktur ist ein konzentrierter Kräuterextrakt, eine Mischung aus Wasser und Alkohol oder Glyzerin, bei der die Wirkstoffe konserviert werden. Je nach Wirkstoff, der extrahiert werden soll, ist das Verhältnis von Wasser und Alkohol zu Pflanzenbestandteil von Pflanze zu Pflanze unterschiedlich. Es reicht von 25 Prozent Alkohol für einfache Glykoside und Tannine bis 90 Prozent für Harze und Gummis wie die in Ringelblumenblüten. Für Tinkturen können Sie unverdünnten Wodka, Brandy oder Gin verwenden; mit ihren 45 Vol.-% eignen sie sich sehr gut als Konservierungsmittel.

Die Kräuter können frisch oder getrocknet, fein gehackt oder gemahlen sein. Geben Sie sie in ein

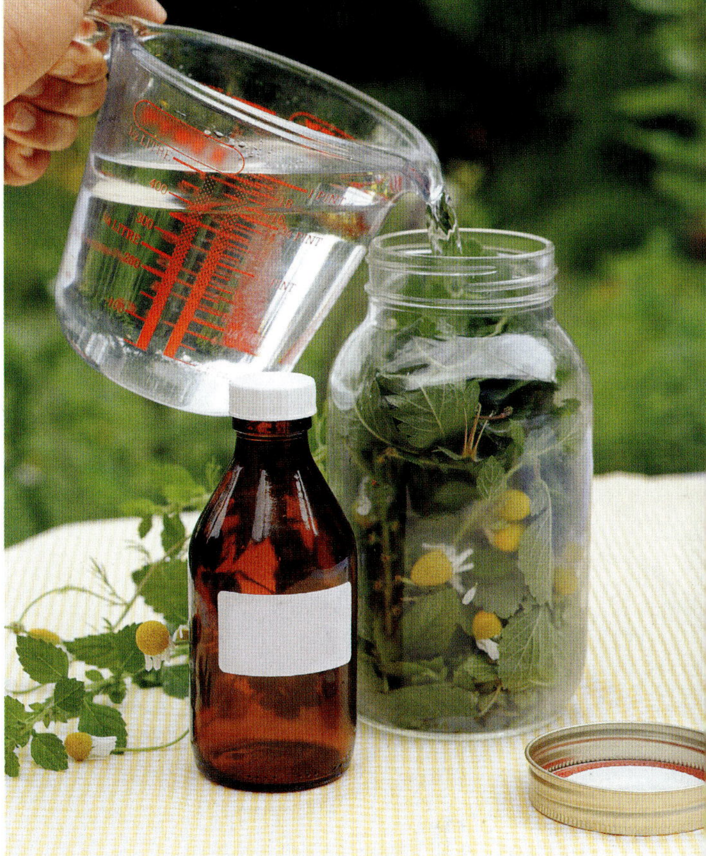

Geben Sie die Kräuter in ein großes Glas und übergießen Sie sie mit einer Glyzerin-Alkohol-Mischung.

großes Glas und übergießen Sie sie mit dem Alkohol oder der Alkoholmischung. Bei getrockneten Kräutern beträgt das Verhältnis von Pflanze zu Flüssigkeit 1:5, bei frischen Kräutern 1:2. Um z. B. 1 Liter Kamillentinktur herzustellen, übergießen Sie 200 Gramm getrocknete Kamillenblüten mit 1 Liter Flüssigkeit. Kamille braucht eine 45-prozentige Alkohollösung, wofür sich Brandy oder Wodka eignen würden. Verschließen Sie das Glas nach dem Übergießen luftdicht und mazerieren Sie die Kräuter mindestens zwei Wochen lang. Stellen Sie das Glas jedoch nicht in direktes Sonnenlicht und schütteln Sie es 1-mal täglich. Drücken Sie die Kräuter anschließend aus, gießen Sie die Tinktur in eine dunkle Flasche und bewahren Sie diese an einem kühlen Ort auf.

Sie können auch unverdünnten Obstessig für Tinkturen verwenden, da Essigsäure ebenfalls als Lösungs- und Konservierungsmittel dient. Himbeeressig z. B. hat sich als Heilmittel bei Husten und Halsschmerzen bestens bewährt.

Tinkturen auf Glyzerinbasis schmecken süß und eignen sich deshalb gut für Kinder. Geben Sie Wasser und Glyzerin zu gleichen Teilen über die Kräuter, das Verhältnis von Pflanze zu Flüssigkeit ist das gleiche wie bei Alkoholtinkturen. Für sehr wässrige frische Kräuter wie Eibisch und Huflattich brauchen Sie 80-prozentiges Glyzerin.

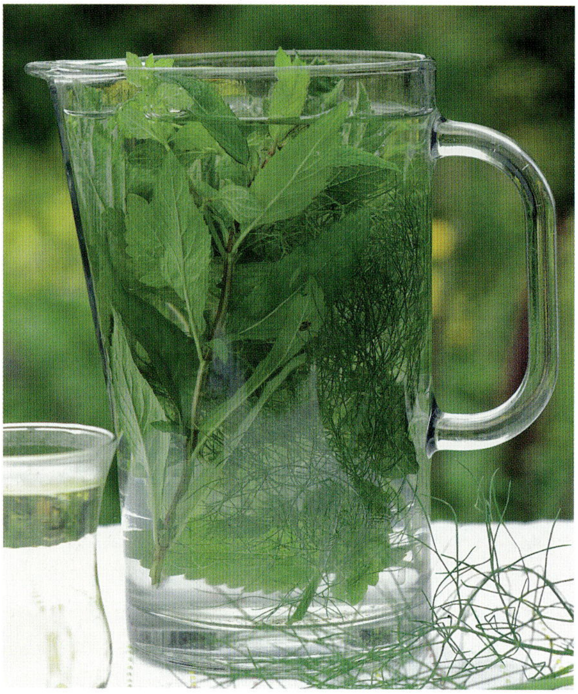

Ihr Trinkwasser bekommt Heilqualität, wenn Sie aromatische Kräuter einige Stunden lang darin einlegen.

Gegenüber *Für eine Tinktur geben Sie die Kräuter in ein Glas und übergießen sie mit Alkohol und Wasser.*

Ideal für Glyzerintinkturen sind Pfefferminze, Zitronenmelisse, Lavendel, Rose, Basilikum, Holunder und Katzenminze; wenn Sie ganz sichergehen wollen, dass die Tinktur nicht verdirbt, nehmen Sie statt Wasser 80-prozentiges Glyzerin und 20-prozentigen Alkohol.

Da Tinkturen hochkonzentriert sind, müssen Sie über den Tag verteilt jeweils nur sehr kleine Mengen davon zu sich nehmen. Lösen Sie 5 bis 10 Tropfen bis 1 Teelöffel in etwas warmem Wasser, Fruchtsaft oder Kräutertee auf und trinken Sie dies, je nachdem ob die Beschwerden chronisch oder akut sind, 3- bis 6-mal am Tag.

Tinkturen eignen sich zudem als Badezusatz, für Kompressen, Mundspülungen, Salben oder Cremes. Sie sind etwas aufwendiger in der Zubereitung, lassen sich aber gut lagern und verderben auch bei Kälte oder Feuchtigkeit nicht. Am besten verbrauchen Sie sie jedoch innerhalb von zwei Jahren.

Sirup

Als Sirup sind Kräuterzubereitungen um einiges schmackhafter, weshalb sie sich besonders für Kinder eignen und sich bei eher bitteren Kräutern wie Löwenzahn, Rosmarin, Eisenkraut und Herzspannkraut anbieten. Schleimlösende Kräuter für Husten, Asthma und Bronchitis – Thymian, Ysop und Basilikum – werden oft zu Sirup verarbeitet, häufig auch mit Honig. Als süße Beigabe verdecken sie den unangenehmen Geschmack anderer Zubereitungen.

Sie können Sirup auf verschiedene Arten herstellen. Wenn Sie eine Tinktur verwenden, übergie-

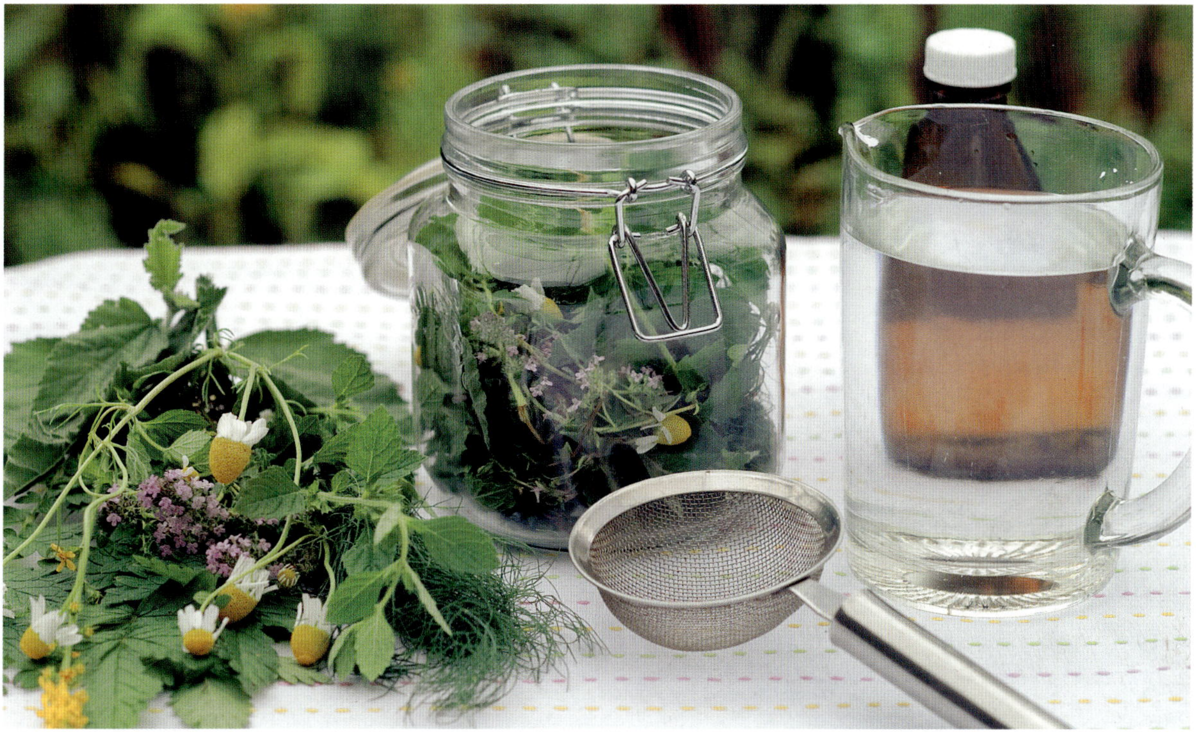

ßen Sie 1,25 Kilogramm braunen Zucker in einem Topf mit 600 Milliliter kochendem Wasser und rühren so lange bei geringer Hitze, bis sich der Zucker aufgelöst hat. Einmal aufkochen lassen, Topf vom Herd nehmen und die Mischung abkühlen lassen. Fügen Sie die ausgewählte Kräutertinktur im Verhältnis 1 Teil Tinktur und 3 Teile Sirup hinzu. In sterilisierten, verkorkten dunklen Glasflaschen hält sich der Sirup bis zu zwei Jahre. Beschriftung nicht vergessen!

Alternativ verwenden Sie einen doppelt starken Aufguss oder Sud. Lassen Sie diesen über Nacht ziehen, gießen Sie ihn ab und pressen Sie die Kräuter gut aus. Geben Sie 600 Milliliter des Aufgusses oder Suds mit 500 Gramm Zucker in einen Topf und lösen Sie den Zucker unter ständigem Rühren beim Erhitzen auf. Dabei dickt die Mischung ein. Fügen Sie nach Wunsch fünf Prozent derselben Tinktur hinzu, um den Sirup haltbar zu machen. Lagern Sie ihn in sterilisierten dunklen Flaschen gut beschriftet am besten im Kühlschrank maximal sechs Monate lang.

Sie können den Sirup auch mit Honig herstellen. Gießen Sie den Aufguss oder Sud ab und wiegen Sie die Flüssigkeit. Messen Sie ein Viertel des Gewichts an Honig ab und geben Sie beides in einen Topf. Erhitzen Sie die Mischung unter ständigem Rühren und schöpfen Sie eventuellen Schaum ab. Lagern Sie den Sirup gut beschriftet in sterilisierten Flaschen, am besten mit einem Korkverschluss, da Sirup gären kann – bei Schraubverschlüssen droht Explosionsgefahr!

Anwendung: Bei chronischen Beschwerden 1 Teelöffel 3- bis 4-mal am Tag, bei akuten Erkrankungen nehmen Sie die doppelte Menge.

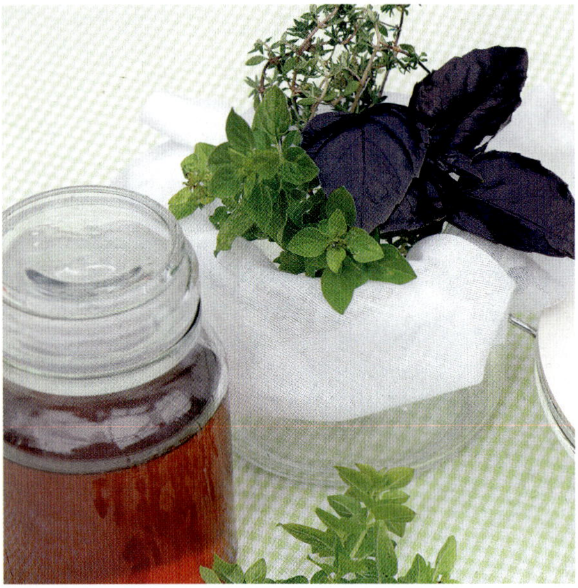

Die Süße des Honigs bringt den aromatischen Geschmack der Kräuter besonders gut zur Geltung.

Honig

Honig ist ein ideales Medium für Kräuterzubereitungen, da seine Süße das Aroma der Kräuter besonders gut zur Geltung bringt und er die Wirkstoffe gut extrahiert und konserviert. Außerdem bleiben sie mit Honig länger haltbar. Honig ist wasseranziehend, nimmt also die wasserlöslichen Bestandteile und ätherischen Öle der Pflanzen gut auf. Er wirkt u. a. antibakteriell und schleimlösend und hilft deshalb gut bei akuten Entzündungen, Halsschmerzen, Husten, Bronchitis, Asthma und – äußerlich angewendet – bei Hautverletzungen, Verbrennungen und Krampfadern. Er passt sehr gut zu antibakteriell wirkenden Kräutern wie Knoblauch, Thymian, Ysop, Oregano und Rosmarin. Er hat einen hohen Nährwert, steckt voller gut verdaulicher Zucker und stärkt das Immunsystem. Der in ihm enthaltene Pollen ist reich an Eiweiß, Vitaminen, Mineralstoffen, Fettsäuren und Bienenharz und unterstützt die Behandlung von Allergien und Asthma. Für ihre gesundheitsfördernden Eigenschaften sind besonders Thymianhonig aus Griechenland und Manukahonig aus Neuseeland bekannt.

Die einfachste Art, Honig zu verwenden, ist es, einen Teelöffel davon mit frisch gehackten oder getrockneten und gemahlenen Kräutern zu vermischen und ihn 3- bis 6-mal täglich einzunehmen. Sie können die Kräuter aber auch in Honig zubereiten, dann sind sie länger haltbar.

Geben Sie die Kräuter dafür grob gehackt in einem Stoffsäckchen in ein sterilisiertes Glas. Bedecken Sie die Kräuter mit Honig und rühren Sie gut um. Verschließen Sie das Glas luftdicht, beschriften Sie es gut und lassen Sie die Kräuter mindestens vier Wochen lang in dem Honig ziehen. Entfernen Sie das Stoffsäckchen und bewahren Sie den Honig an einem dunklen Ort am besten im Kühlschrank auf.

Schneller geht es im Wasserbad. Geben Sie 1 bis 2 Tassen gehackte Kräuter in einem verschlossenen Teebeutel und 2 Tassen Honig in eine Schüssel. Lassen Sie die Mischung im heißen Wasserbad etwa vier bis fünf Stunden köcheln, entfernen Sie den Teebeutel und gießen Sie den Honig in ein Glas. Lagern Sie ihn wie oben beschrieben. Milder wird der Honig mit Thymian, Ysop, Lavendel, Rose oder Zitronenmelisse, etwas würziger mit Cayennepfeffer.

Für Knoblauchhonig brauchen Sie 6 bis 8 Knoblauchzehen auf 1 Tasse Bio-Rohhonig. Geben Sie den Honig und die abgezogenen Knoblauchzehen in einen schweren Topf und bringen Sie die Mischung bei mittlerer Hitze zum Kochen. Gießen Sie den Honig nach dem Abkühlen in ein sterilisiertes Glas und verschließen Sie

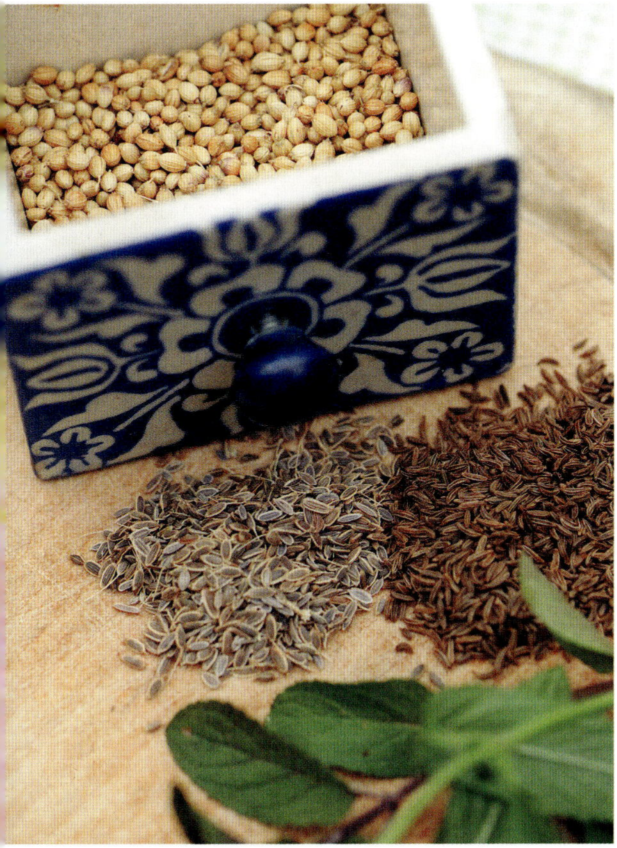

Ein Oxymel lässt sich mit Kräutern und Samen, z. B. Dill-, Koriander- und Kümmelsamen, aromatisieren.

dieses. Lagern Sie den Honig an einem kühlen Ort, nicht in direktem Sonnenlicht, und nehmen Sie bei Bedarf 1 Esslöffel davon ein. Für Kinder unter 1 Jahr ist er wegen des Rohzuckers (Botulingefahr!) nicht geeignet.

Lutschbonbons gegen Halsschmerzen stellen Sie her, indem Sie die gemahlenen Kräuter und den Honig zu einer Paste verkneten, zu Kügelchen rollen und diese noch einmal in den Kräutern wenden, damit sie nicht zu klebrig sind. Bewahren Sie sie in einer Blechdose auf. Wenn Sie Honig und Kräuter zu Mus einkochen, bezeichnet man die Mischung auch als Latwerge.

Oxymel

Unter Oxymel versteht man eine Mischung aus aufgegossenem Obstessig und Honig. Sie stammt aus dem Nahen Osten und kam mit den Kreuzfahrern nach England.

Damals tranken die Kreuzritter und ihre Damen heißen Oxymel zum Frühstück, um sich für den Tag zu stärken. Sowohl Honig als auch Essig dienen als Konservierungsmittel für die Kräuter und schmecken auch noch hervorragend.

Probieren Sie es aus: Geben Sie 50 Milliliter mit Kräutern versetzten Essig und 100 Gramm Honig in einen schweren Topf und erhitzen Sie die Mischung langsam. Lassen Sie sie auf 100 Milliliter einreduzieren und gießen Sie sie dann ab. Nach dem vollständigen Abkühlen lagern Sie sie in sterilisierten, verkorkten, gut beschrifteten Flaschen.

Anwendung: Nehmen Sie 2 Teelöffel der Mischung 3- bis 6-mal täglich ein.

Elixier

Zusammen mit Brandy können Sie aus Honig und Kräutern auch ein Elixier herstellen. Der Vorteil dieser Art, Kräuter als Medizin einzunehmen, besteht darin, dass Sie nur sehr geringe Mengen brauchen, was den Blutzuckerspiegel so wenig wie möglich beeinflusst. Im Gegensatz zu Tinkturen, bei denen Sie einzelne Kräuter extrahieren und die Extrakte kombinieren, kommen bei Elixieren gemischte Kräuter zum Einsatz. Diese mazerieren Sie in Honig und Brandy zu gleichen Teilen, und zwar in demselben Verhältnis wie bei Tinkturen.

Anwendung: Nehmen Sie alle zwei bis drei Stunden 15 Tropfen des Elixiers ein.

Äußerliche Anwendung

Kräuter zum Auftragen

Die meisten pflanzlichen Wirkstoffe werden gut von der Haut absorbiert. Im Folgenden finden Sie eine Vielzahl von äußerlichen Anwendungsmöglichkeiten: Bäder, Salben und Wickel.

Kräuterbäder

Zu den einfachsten Anwendungen gehören duftende heiße Kräuterbäder. Dafür können Sie ätherische Öle verwenden – 1 Tropfen ätherisches Öl kommt auf 1 Tropfen Basisöl, z. B. Sesam –, einen Stoffbeutel mit frischen oder getrockneten Kräutern in die Badewanne hängen oder 600 Milliliter eines starken Kräuteraufgusses – 2- bis 3-mal so stark wie sonst – ins Badewasser geben. Baden Sie nicht länger als 10 bis 20 Minuten darin.

Die Kräuter wirken, indem das ätherische Öl über die Haut aufgenommen wird, deren Poren sich durch das warme Wasser öffnen. Zudem inhalieren Sie das Öl über den Wasserdampf; über die Atemwege gelangt es in die Lunge und den Blutkreislauf, über die Nase und die Nervenbahnen auch ins Gehirn.

Auf diese Weise werden die Wirkstoffe schnell und direkt absorbiert. Der Umweg über den Verdauungstrakt wie bei der oralen Einnahme muss nicht genommen werden. Kräuterbäder wirken besonders bei psychischem und emotionalem Stress entspannend und beruhigend auf das Nervensystem. Lavendel, Basilikum, Rose und Kamille duften nicht nur wunderbar, sondern bauen auch Ängste und nervöse Spannungen ab und fördern einen gesunden Schlaf. Probieren Sie es einmal mit Kamille, wenn Ihre Kinder krank sind: Die Pflanze hat nicht nur antibakterielle Eigenschaften, sie wirkt auch schlaffördernd und ist die beste natürliche Waffe gegen Infektionen. Rosmarinbäder dagegen regen den Blutfluss zum Gehirn an und erhöhen die Aufmerksamkeit und die Konzentrationsfähigkeit.

Hand- und Fußbäder

Schon unsere Großmütter kämpften mit Senffußbädern gegen alle negativen Folgen von Kälte und Feuchte, von Schnupfen und Grippe bis zu

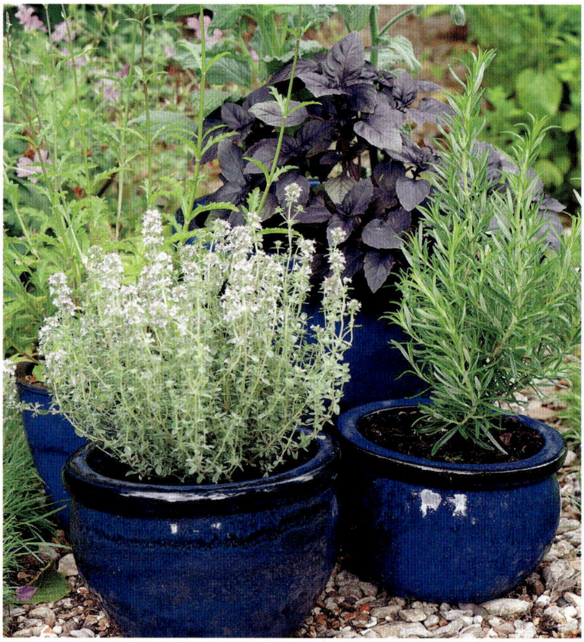

Kräuter wie Thymian und Rosmarin als Badezusätze verwandeln Ihr Bad in eine Wellnessoase.

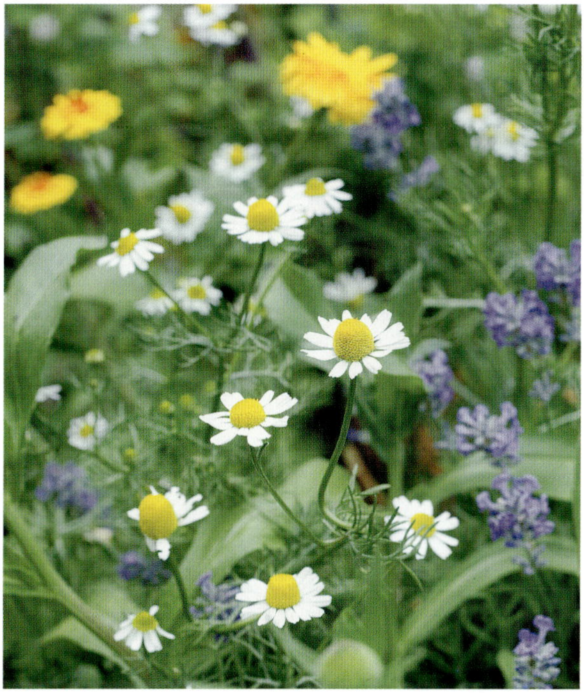

Cremes und Salben aus Kamille eignen sich hervorragend zur Behandlung von Hautproblemen.

Kreislaufschwäche und Arthritis. In der Moderne bekannt wurde die alte Tradition der Hand- und Fußbäder vor allem durch den französischen Kräuterarzt Maurice Messegue: Er empfahl achtminütige Fußbäder abends und achtminütige Handbäder morgens. An den Händen und Füßen, so Messegue, besitze der Mensch höchst sensible Hautbereiche mit vielen Nervenenden, weshalb trotz der Hornhaut an diesen Stellen die pflanzlichen Wirkstoffe bestens in den Körper gelangten.

Je nach ausgewählter Pflanze können Sie für die Bäder einen Aufguss oder einen Sud verwenden. Alternativ fügen Sie der Schüssel für Ihr Hand- oder Fußbad 2 bis 3 Teelöffel des gemahlenen Krauts oder die gleiche Menge der entsprechenden Kräutertinktur hinzu.

Salben und Cremes

Mit Salben und Cremes können Sie Hautprobleme und tiefer liegende Beschwerden wie entzündete Gelenke und Kopfschmerzen behandeln.

Mit dem folgenden einfachen Rezept können Sie aus jeder frischen oder getrockneten Pflanze eine Salbe zubereiten: Geben Sie eine möglichst große Menge des Krauts mit 450 Milliliter Olivenöl und 50 Gramm Bienenwachs oder 500 Milliliter reinem Kokosnussöl in einen Topf und erwärmen Sie die Mischung bei geringer Hitze einige Stunden lang. Dann hat das Öl die Pflanzenwirkstoffe absorbiert. Gießen Sie es durch ein Stoffsieb und füllen Sie es noch warm in Gläser ab, wo es schnell fest wird.

Für eine Creme geben Sie eine Tinktur, einen doppelt starken Aufguss oder Sud oder ein paar Tropfen ätherisches Öl in eine wasserhaltige Basiscreme. 2 bis 3 Tropfen Kamillenöl *(Matricaria chamomilla)* in 50 Gramm Creme hilft bei vielen Arten von Ekzemen.

Kompressen

Je nach Symptomen können Kompressen heiß oder kalt angewendet werden. Kalte Kompressen reduzieren Schwellungen und lindern Schmerzen bei Prellungen, Verspannungen, Verstauchungen oder schmerzenden Gelenken; heiße Kompressen lösen Stauungen auf, reduzieren die Muskelspannung, wirken schmerzlindernd und regen Kreislauf und Lymphfluss an. Sie eignen sich bei Grippe, Erkältung und Husten.

Weichen Sie ein sauberes Handtuch in einem heißen oder kalten Aufguss oder Sud, in einer verdünnten Tinktur oder in Wasser mit einigen Tropfen ätherischen Öls ein. Wringen Sie es aus und legen Sie es auf die betroffene Stelle. Dies

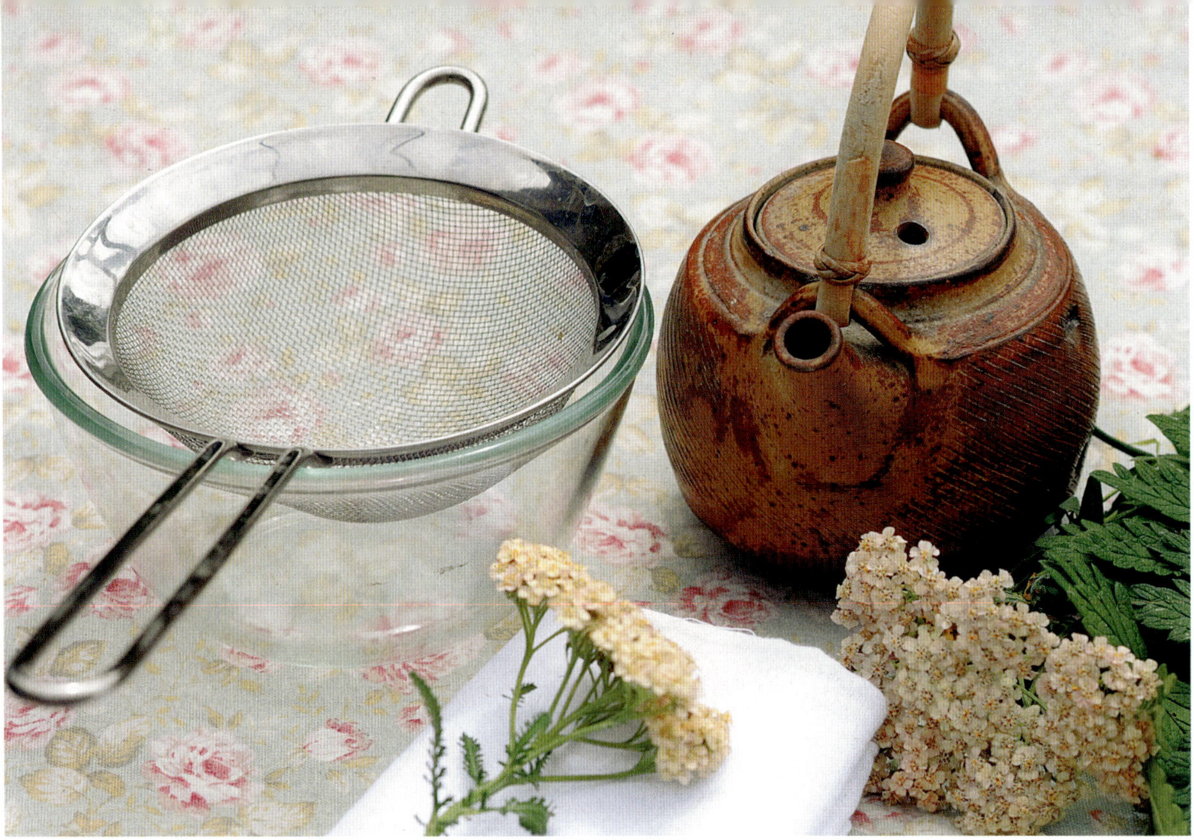

hilft bei Kopfschmerzen, Koliken, Rückenschmerzen, Furunkeln und Gelenkschmerzen. Um effektiv zu sein, müssen Kompressen mehrmals täglich angewendet werden.

Sie können Kompressen auch feucht anwenden. Heiß-feuchte Umschläge helfen bei Schwellungen, Schmerzen und Schnupfen. Am einfachsten tränken Sie ein Tuch in Kräutertee und legen es anschließend so heiß wie möglich auf die betroffene Stelle auf. Bedecken Sie das Tuch mit einem trockenen Handtuch und wiederholen Sie die Anwendung bei Bedarf.

Wickel und Auflagen

Wickel und Auflagen ähneln Kompressen, enthalten aber das Kraut selbst. Sie ziehen Giftstoffe aus dem Körper, etwa bei Geschwüren, Spreißeln, Entzündungen oder geschwollenen, schmerzenden Gelenken. Zudem regen sie den Blutkreislauf an. Unterstützt werden sie dabei von bestimmten Kräutern wie z. B. Wegerich und Eibisch; geeignet sind auch Cayennepfeffer, Knoblauch und Rosmarin. Legen Sie das frische oder getrocknete Kraut zwischen zwei Schichten Gaze oder in ein Mulltuch. Frische Blätter, Stängel oder Wurzeln hacken oder zerdrücken Sie und weichen sie in etwas heißem Wasser ein. Getrocknete Kräuter verarbeiten Sie mit wenig heißem Wasser zu einer Paste. Legen Sie die Gaze auf die betroffene Stelle auf und halten Sie sie mit einer Wärmflasche oder einem heißfeuchten Handtuch warm. Entfernen Sie die Auflage, wenn sie abgekühlt ist, und wiederholen Sie die Anwendung bei Bedarf.

Wenn Sie für den Wickel oder die Auflage eine hautreizende Substanz wie z. B. gemahlene Senfsamen oder Cayennepfeffer verwenden, sollten Sie die Haut vor direktem Kontakt schützen und die Pflanzenbestandteile in ein doppeltes Innentuch legen.

Gegenüber *Für Kompressen und Umschläge tränken Sie ein Tuch in Kräutertee und legen es auf den Körper auf.*

Zum Einreiben

Zum Einreiben verwenden Sie am besten Kräuterextrakte in einer Öl- oder Alkoholbasis bzw. einer Mischung aus beidem. Dies eignet sich vor allem für Massagen, um Muskeln und Bänder zu entspannen oder Schmerzen bei Entzündungen, Verstauchungen oder Prellungen zu lindern.

Die Substanz muss beim Einreiben von der Haut absorbiert werden, weshalb sich anregende Kräuter und ätherische Öle wie Cayennepfeffer, Ingwer oder schwarzer Pfeffer besonders gut dafür eignen. Babyhaut ist für solche Anwendungen zu sensibel.

Basiert die Anwendung auf Alkohol, kühlt sie gleichzeitig; die Substanz verdunstet rasch, anschließend dringen die Pflanzenwirkstoffe in die Haut ein. Bei einer – wärmenderen – Ölbasis verbleibt die Substanz viel länger auf der Haut.

Hacken Sie die Kräuter grob und geben Sie sie in ein Glas. Begießen Sie sie mit Alkohol, z. B. mit Wodka oder Brandy. Stellen Sie das verschlossene Glas für sieben bis zehn Tage an einen warmen, dunklen Ort und schütteln Sie es mindestens 1-mal täglich. Gießen Sie die Mischung in einen luftdichten und gut beschrifteten Behälter ab.

Wenn Sie eine Ölbasis verwenden wollen, bedecken Sie die gehackten Kräuter im Glas mit Sesam-, Jojoba- oder Mandelöl. Verschließen Sie das Glas und lassen Sie die Mischung drei Tage ziehen, wobei Sie sie 1-mal täglich gut schütteln. Fügen Sie ätherische Öle Ihrer Wahl – 2 Tropfen pro Teelöffel Basisöl – hinzu.

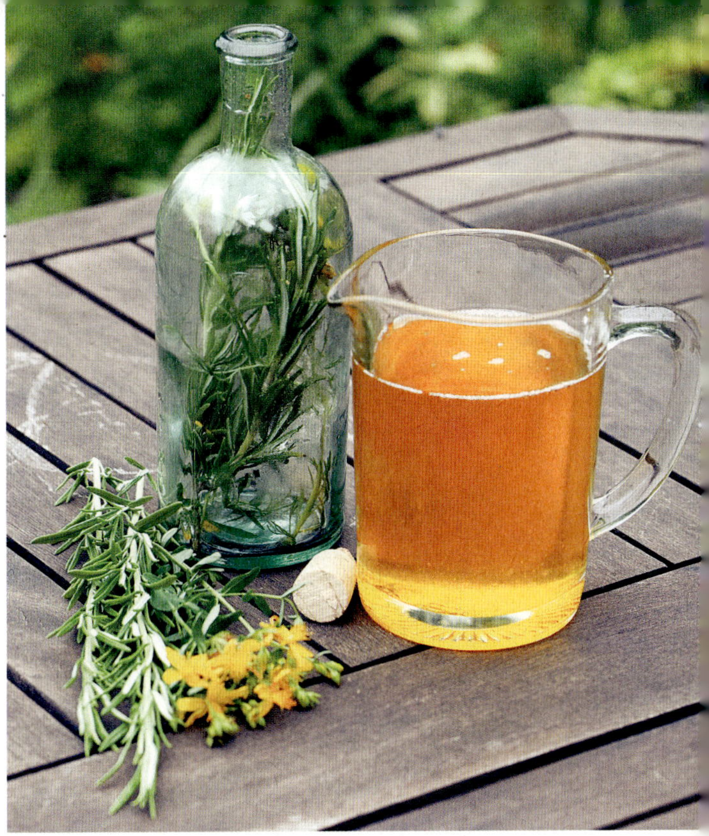

Zur Herstellung eines Ölaufgusses geben Sie die Kräuter in eine Glasflasche und gießen Oliven- oder Sesamöl auf.

Öle

Ätherische Öle werden mittels Dampfdestillation aus besonders aromatischen Pflanzen hergestellt. Einen Ölaufguss können Sie leicht selbst zubereiten. Geben Sie fein gehackte Kräuter in ein Glas und bedecken Sie sie mit Oliven- oder Sesamöl. Stellen Sie das verschlossene Glas etwa zwei Wochen an einen sonnigen Ort. Das Öl nimmt die Pflanzenwirkstoffe allmählich auf.

Wenn Sie dafür Johanniskraut verwenden, verfärbt sich das Öl rasch dunkelrot. Damit lassen sich sehr gut Schnitte und andere Wunden behandeln; wenn Sie es in die betroffene Stelle einmassieren, lindert dies Nervenschmerzen. Gießen Sie das Öl nach etwa zwei Wochen durch ein Stoffsieb ab und lagern Sie es in einer luftdicht verschlossenen dunklen Flasche; darin bleibt es besonders lange wirksam.

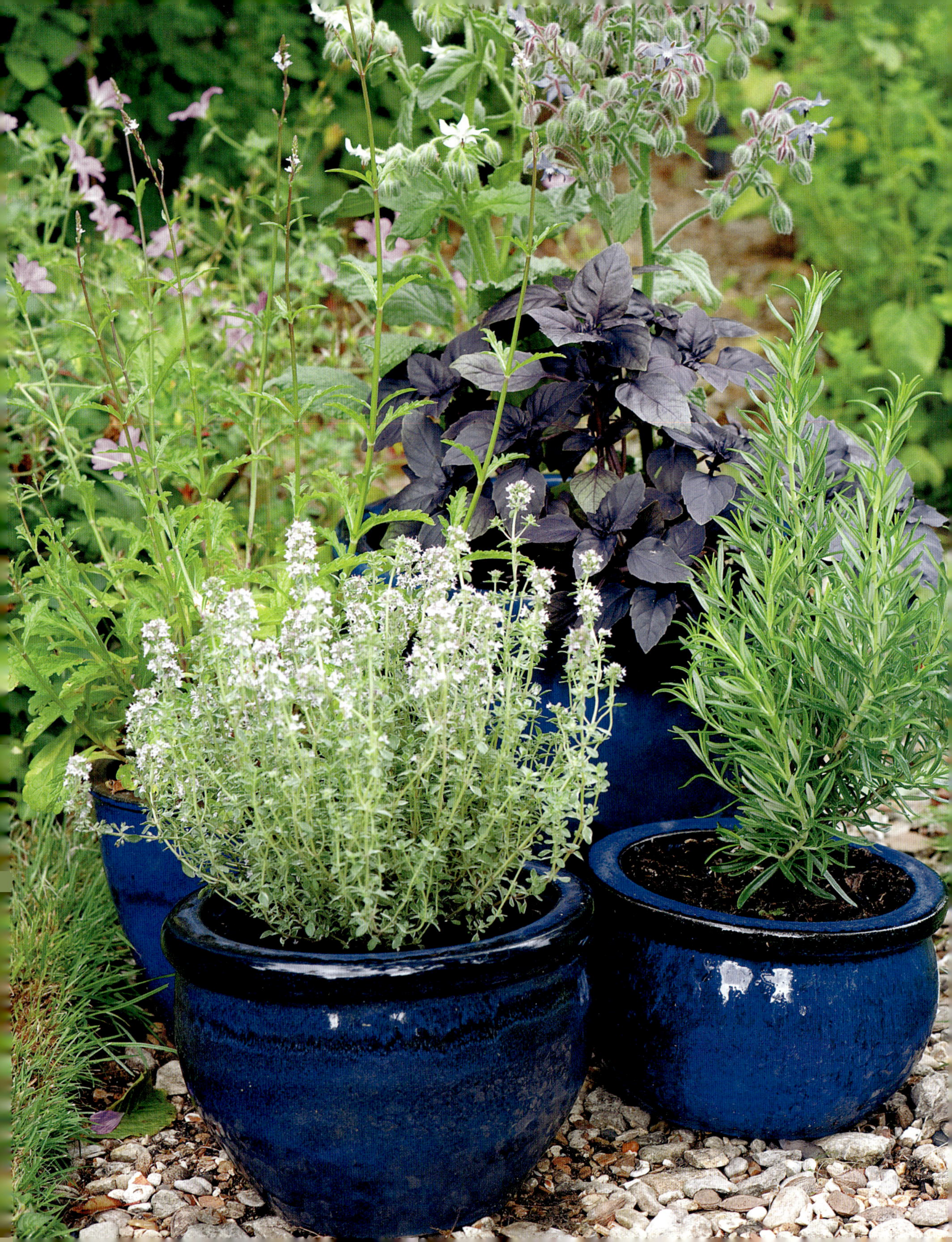

Heilpflanzen selbst ziehen

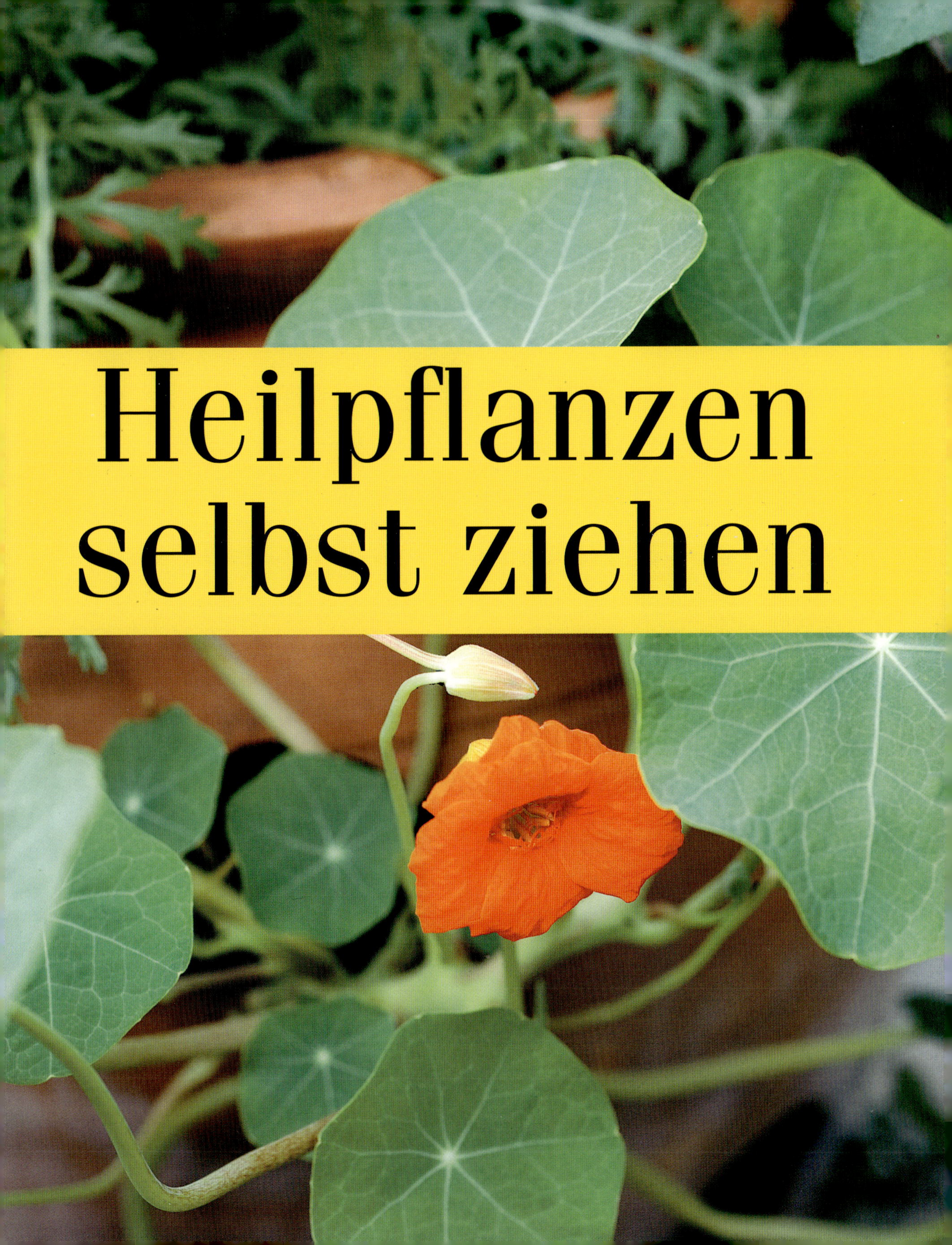

Anbau der Kräuter

In Topf oder Kübel gleich zur Hand

Kräuter schmecken nicht nur gut und können heilen, sie bringen auch Farbe in jeden Garten und duften wunderbar. Alles, was sie brauchen, sind der passende Boden und Schutz vor Wind. Wenn Sie keinen Garten haben, reicht auch ein Kübel auf der Terrasse, ein Spalier, an dem sie sich emporranken können, oder ein Topf auf dem Fensterbrett. Sie können sie einzeln, in Gruppen oder mit Gemüse und Blumen anpflanzen.

Kräuter auf wenig Platz

Kräuter geben sich auch mit wenig Platz zufrieden und gedeihen in Kübeln, auf dem Fensterbrett, in Trögen, alten Waschbecken, Urnen oder anderen dekorativen Töpfen, ja sogar in Teekannen, wo sie allerdings etwas mehr Pflege als im Beet benötigen. Bei Kübeln ist die Bewässerung etwas problematisch, da sich das Wasser leicht staut bzw. die Pflanze schnell austrocknet, wenn es sehr heiß ist. Die Erde sollte immer leicht feucht sein, zudem muss die Pflanze regelmäßig gedüngt werden. Für welchen Topf Sie sich auch entscheiden: Sorgen Sie dafür, dass das Wasser immer gut abfließen kann. Dafür müssen Sie eventuell Löcher in den Boden bohren. Gut abfließen kann das Wasser durch Kies, Sand, Granulat oder klein geschnittenes Styropor, mit dem Sie den Boden des Topfs bedecken.

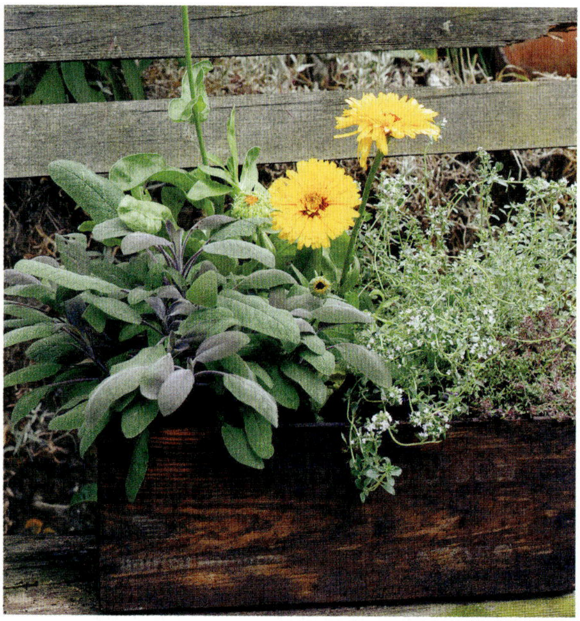

Salbei, Ringelblumen und Thymian machen sich gut in einer Holzkiste im Garten oder auf der Terrasse.

Gegenüber *Sie können Kräuter in fast jedem Behälter ziehen – vorausgesetzt, das Wasser kann gut abfließen.*

Für Balkon, Fensterbrett oder Terrasse eignen sich Kübel, Töpfe und Hängekörbe besonders gut. Es sollte allerdings ein helles Plätzchen sein – die meisten Kräuter brauchen mindestens fünf bis sechs Stunden Sonnenlicht pro Tag. Terrakottatöpfe sollten entweder frostsicher sein oder nicht im Freien überwintern.

Für größere Behälter brauchen Sie Gartenerde oder Blumenerde auf Erdbasis, für kleinere Töpfe reicht leichtere Blumenerde, die Sie allerdings jährlich ersetzen müssen. Sie bekommen Sie in Gärtnereien und Gartencentern. Verwenden Sie zum Bepflanzen kleine Kräutersetzlinge oder Wurzelstecklinge und lassen Sie genügend Platz zwischen den Pflanzen. Infor-

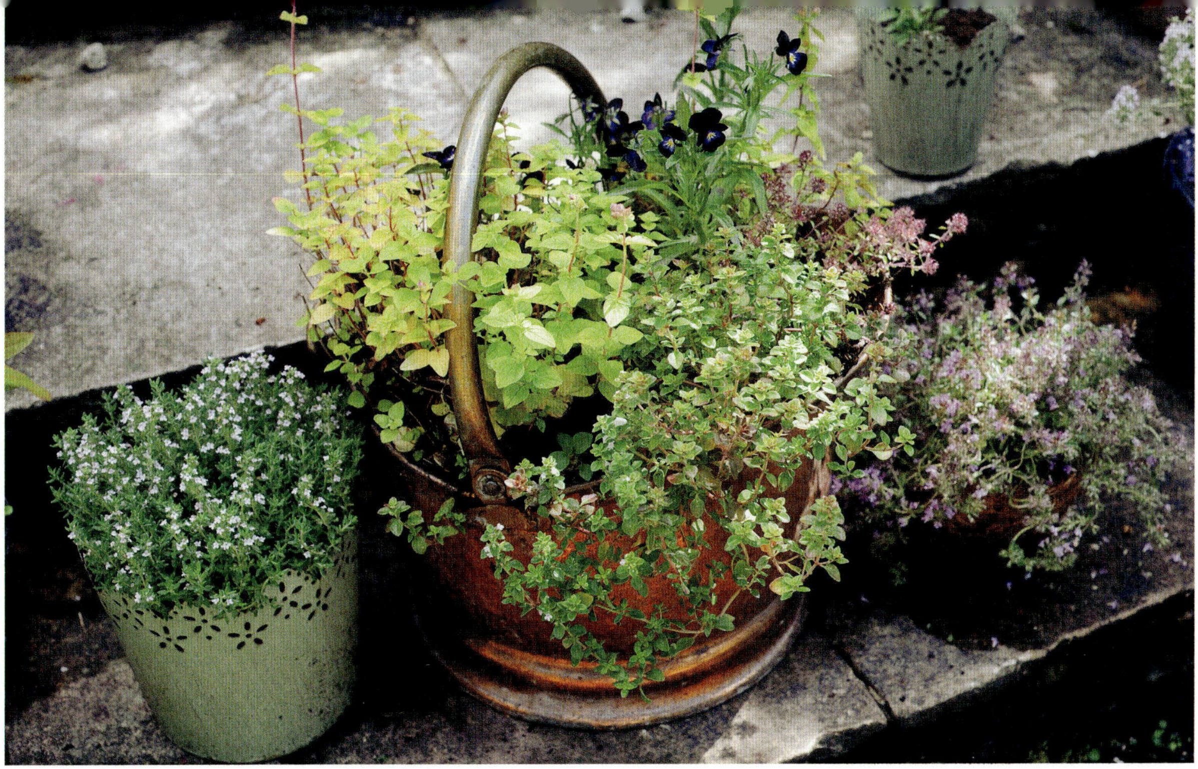

mieren Sie sich darüber, wie groß die Pflanzen werden – Liebstöckel, Engelwurz, Beinwell, Alant und Meerrettich eignen sich kaum fürs Fensterbrett. Für wuchernde Pflanzen wie Minze, Estragon, Schafgarbe und Zitronenmelisse gibt es inzwischen zahlreiche langsamer wachsende Kulturvarietäten. Für Kriechpflanzen wie Walderdbeeren, Langhaarigen Thymian, Kapuzinerkresse und Minze eignen sich Erdbeertöpfe besonders gut: Sie sind mit Löchern an der Seite versehen, durch die sich die Pflanzen ihren Weg bahnen können.

Das Anpflanzen

Die Größe einer Pflanze entscheidet auch darüber, wo im Kübel Sie sie anpflanzen sollten. Beginnen Sie mit der größten, die Sie in die Mitte oder hintere Mitte setzen. Befüllen Sie den Behälter bis kurz unter den Rand mit Blumenerde. Graben Sie ein Loch in der Größe des Wurzelballens Ihrer Pflanze, setzen Sie die Pflanze vorsichtig hinein und häufen Sie Erde um die Wurzeln herum auf. Klopfen Sie diese dabei immer wieder sanft fest, ohne die Wurzeln zu beschädigen; die Pflanze sollte einen sicheren Stand haben. Die Erde sollte bis knapp unter die ersten Triebe reichen, der Behälter sollte annähernd voll sein.

Im Laufe der Zeit können die Pflanzen ihren Pflanztöpfen auch entwachsen und müssen umgetopft werden. Manche Pflanzen brauchen den Winter über einen speziellen Schutz, bei anderen – vor allem schnell wachsenden wie Minze – muss das Wurzelwerk regelmäßig überprüft werden. Damit sich dieses nicht mit den Wurzeln anderer Pflanzen vermischt, können Sie sie auch samt Behälter in einen größeren Topf einpflanzen. Das erleichtert das Umtopfen enorm.

Bewässern und Düngen

Nach dem Anpflanzen sollten Sie die Erde gut wässern. Am besten gießen Sie die Pflanzen immer unten am Stängel, nicht über die Blätter. Auf diese Weise vermeiden Sie, dass die Pflanze

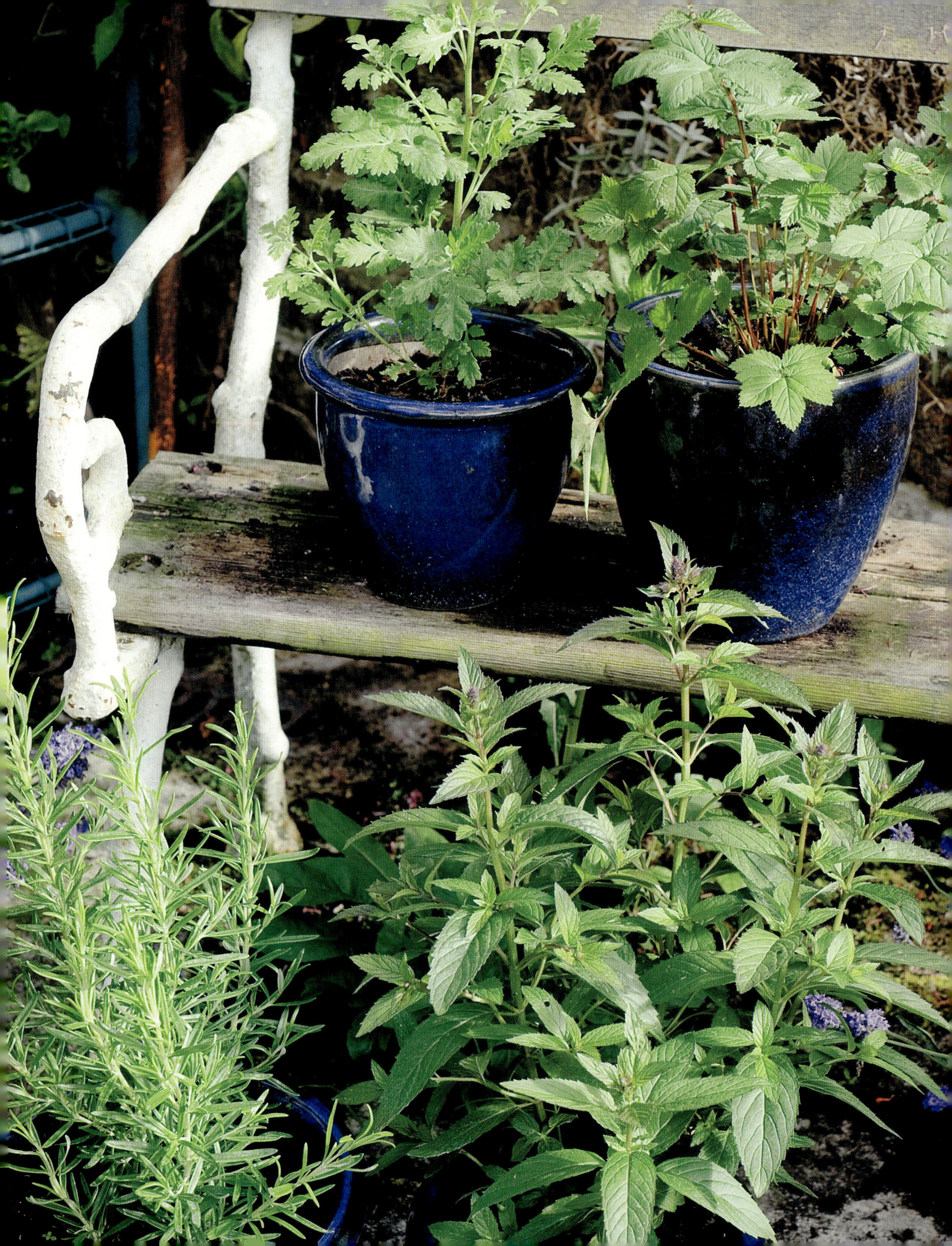

Gegenüber *Schnell wachsende mehrjährige Pflanzen wie Rosmarin, Pfefferminze und Mädesüß brauchen mehr Platz und damit größere Behälter.*

fault oder bei großer Hitze verbrennt. Beim Gießen komprimiert sich die Blumenerde, füllen Sie sie also gegebenenfalls wieder bis zum Rand auf. Ist es sehr warm und trocken, sollten Sie täglich gießen. Außerdem brauchen Ihre Pflanzen regelmäßig einen organischen Dünger. Den gibt es flüssig, als Pulver oder in Stäbchenform. Letztere stecken Sie in die Erde, Erstere fügen Sie dem Gießwasser hinzu. Im Sommer sollten Sie etwa 1-mal pro Woche düngen.

Kräuter auf der Terrasse

Viele Kräuter sehen sehr hübsch aus, wenn man sie direkt zwischen Steine oder Steinplatten auf die Terrasse, an Wegen oder in Kies pflanzt. Dafür eignen sich niedrige Kriechpflanzen am besten – zudem geben sie einen wunderbaren Duft ab, wenn man beim Gehen darüberstreift.

Sollten Sie also gerade Ihre Terrasse neu verlegen, lassen Sie zwischen den Platten ab und zu etwas Platz frei, den Sie später mit Kräutern bepflanzen können. Sie können auch ein regelrechtes Schachbrettmuster entwerfen. Für diese Art der Terrassenbepflanzung eignen sich am besten Langhaariger Thymian, Poleiminze, Majoran, Kamille und Korsische Minze.

Heilkräuter

Wenn Sie Heilkräuter in Kübeln anpflanzen, mischen Sie am besten einjährige, zweijährige und mehrjährige Pflanzen miteinander. Zu den einjährigen Pflanzen gehören Dill, Koriander, Basilikum, Kamille, Borretsch und Ringelblume; sie lassen sich gut aussäen. Zweijährige Pflanzen brauchen zwei Sommer, um zu blühen; im ersten Jahr weisen sie lediglich eine hübsche Blattrosette auf. Dazu gehören Kümmel, Königskerze und Nachtkerze. Mehrjährige Kräuter sterben im Herbst ab, kommen im Frühjahr aber wieder. Auch sie lassen sich in der Regel gut aussäen; leichter tun Sie sich allerdings mit Wurzelteilung, Stecklingen oder Ablegern.

In Töpfen vorgezogene Pflanzen können Sie fast das ganze Jahr über ins Freie setzen, außer die Erde ist gefroren oder mit Schnee bedeckt. Außerdem sollten die Pflanzen robust genug sein, um Kälteeinbrüche zu überstehen. Wählen Sie deshalb nur gesunde Pflanzen ohne Schädlingsbefall aus, deren Wurzeln nicht schon unten aus dem Pflanztopf ragen. Beschriften Sie die Pflanzen außerdem immer gut. Schnell wachsende mehrjährige Pflanzen müssen vielleicht umgesetzt werden, wenn sie mehr Platz brauchen. Pflanzen Sie neue Kräuter nicht bei sehr heißem, trockenem Wetter an und gießen Sie sie nach dem Anpflanzen gut.

Den Kräutergarten planen

Viele Heilkräuter stammen aus Gegenden mit mildem Klima und brauchen in gemäßigtem Klima deshalb einen geschützten Standort. Wenn es in Ihrem Garten ohnehin warm und wenig windig ist, brauchen Sie kein Gewächshaus und können die Pflanzen einfach ins Beet setzen. Überlegen Sie sich vorher allerdings genau, was Sie wo anpflanzen wollen, und ziehen Sie dabei auch Aspekte wie Sonne und Schatten in Betracht. Einige Kräuter brauchen viel direktes Sonnenlicht, andere bevorzugen Halbschatten.

Das direkte Sonnenlicht lieben Lavendel, Basilikum, Wacholder, Lorbeer, Rosmarin, Koriander, Salbei, Ysop, Thymian und Majoran, den Halbschatten ziehen Engelwurz, Liebstöckel, Walderdbeere, Borretsch, Minze, Schnittlauch, Petersilie, Fenchel, Poleiminze, Zitronenmelisse und Erdefeu vor. Ganz schattig mögen es Beinwell, Baldrian, Lungenkraut, Veilchen und Gänsefingerkraut. Gegebenenfalls müssen Sie einen Windschutz errichten.

Wählen Sie die Kräuter sorgfältig aus und fertigen Sie eine Liste davon an. Platzieren Sie sie je nach Höhe und Jahreszeit, in der sie attraktiv aussehen. Damit haben Sie idealerweise das ganze Jahr über etwas von ihren Pflanzen. Ganz nach vorne in den Behälter gehören niedrige Pflanzen wie Majoran, Thymian, Ringelblume, Basilikum und Heilziest; größere, etwa Lavendel, Rosmarin, Rose, Borretsch und Fenchel, kommen nach hinten. Besonders Salbei, Thymian, Rosmarin und Majoran passen sich erstaunlich gut an ihre neue Umgebung an.

Aussaat von Samen

Samen bekommen Sie entweder im Gartencenter, oder Sie heben sie von den Pflanzen aus dem Vorjahr auf. Frühblüher säen Sie im frühen Frühjahr in Töpfen aus, die Sie anschließend noch in eine beheizte Aufzuchtstation stellen. Streuen Sie die Samen gleichmäßig auf speziell dafür vorgesehene Aussaaterde oder in Pflanzrillen. Bedecken Sie die Samen mit etwas Erde und wässern Sie sie gut. Beschriften Sie die Töpfe und decken Sie sie mit Glas oder Zeitungspapier ab, bis die Samen keimen.

Haben die Setzlinge eine handhabbare Größe erreicht, dünnen Sie sie aus oder setzen sie in größere Töpfe um. Im Frühsommer sind sie bereit fürs Freie. Sie können die Aussaat auch direkt in Kübeln im Freien vornehmen; damit sollten Sie allerdings bis zum späten Frühjahr oder Frühsommer warten, die Frostgefahr muss

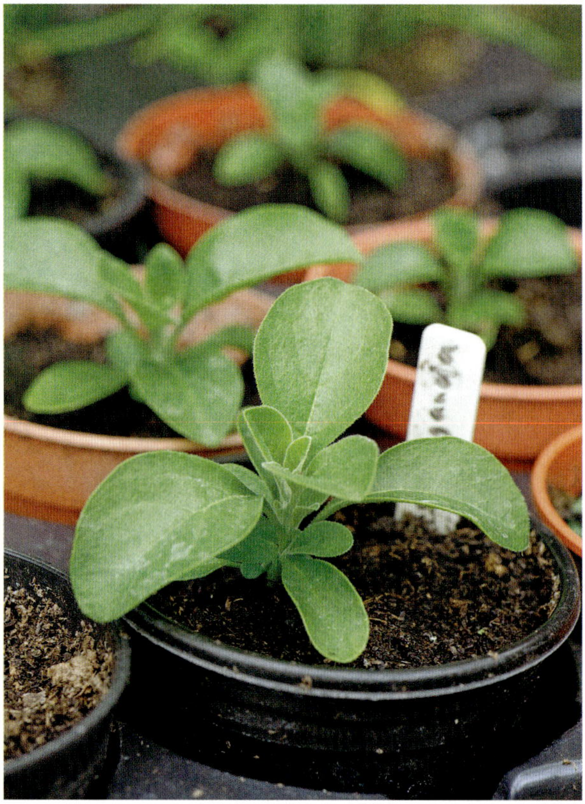

Sind die Setzlinge robust genug, können die Töpfe in größere Kübel im Freien umgesetzt werden.

auf jeden Fall gebannt sein. Die eigene Aussaat lohnt sich vor allem dann, wenn Sie die Samen aus dem Vorjahr aufgehoben haben. Diese keimen in der Regel auch besser als gekaufte. Bei ausreichend Platz können Sie ein Frühbeet anlegen und die Töpfe mit Plastikfolie abdecken, bis die Samen keimen – was allerdings einige Zeit dauern kann.

Bei einigen Kräutern, darunter verschiedene Salbeiarten, ist die eigene Aussaat hingegen nicht erfolgreich; diese sollten durch Stecklinge oder Wurzelteilung vermehrt werden. Viele Pflanzen säen sich auch selbst aus, wenn man die Samenköpfe stehen lässt. Dazu gehören

Nachtkerze, Frauenmantel, Kamille, Koriander, Ringelblume und Herzspannkraut. Unter den richtigen Bedingungen keimen die Samen und entwickeln sich zu starken, gesunden Pflanzen. Geschieht dies an Orten, wo Sie es nicht wollen, reißen Sie die Pflanzen einfach aus.

Wurzelteilung

Pflanzen, die Wurzelballen bilden, eignen sich hervorragend zur Wurzelteilung. Teilweise müssen sie dieser Prozedur alle drei bis vier Jahre unterzogen werden, damit sie gesund bleiben – dies ist z. B. bei Schnittlauch, Bergamotte, Katzenminze, Baldrian, Estragon und Schafgarbe der Fall. Führen Sie die Wurzelteilung immer im Herbst oder frühen Frühjahr durch. Graben Sie die Pflanze aus, teilen Sie den Wurzelballen und setzen Sie die einzelnen Pflanzen wieder in die Erde.

Vermehrung durch Stecklinge

Durch Stecklinge lassen sich Pflanzen sehr einfach vermehren. Je nach Pflanze nehmen Sie dafür Kopf- oder Stammstecklinge. Die Stecklinge von der Spitze der Pflanze sind bei mehrjährigen Kräutern am erfolgreichsten, Stammstecklinge nehmen Sie am besten von Sträuchern wie Salbei oder Rosmarin.

Zupfen Sie einen kleinen Seitentrieb vom Stamm, sodass ein Auge übrig bleibt, oder schneiden Sie den Stängel des Triebs knapp unterhalb eines Blattgelenks ab. Entfernen Sie die unteren Blätter und stecken Sie den Steckling in einen Topf mit Blumenerde oder einer Mischung aus Torf und Sand. Klopfen Sie die Erde um den Steckling fest und gießen Sie die Pflanze gut. Entwickelt sich neues Wachstum an der Spitze, graben Sie die einzelnen Stecklinge aus und topfen sie in jeweils eigene Behälter um.

Kopfstecklinge

Kopfstecklinge nehmen Sie am besten im Frühjahr und Frühsommer von gesund aussehenden Pflanzen. Besprühen Sie sie in ihrem neuen Zuhause mit Wasser und bedecken Sie sie mit Plastikfolie, um die Feuchtigkeit zu speichern. Kopfstecklinge bilden schnell neue Wurzeln aus, meist innerhalb von drei bis sechs Wochen; allzu warm haben sie es dabei allerdings nicht gern. Die Entwicklung der Wurzeln regt das Wachstum der Blätter an; wenn Sie also neue Blätter bemerken, wissen Sie, dass sich auch Wurzeln gebildet haben. Dann können Sie den Steckling in einen größeren Topf setzen. Stellen Sie diesen im ersten Winter an einen geschützten Standort und erst im nächsten Frühjahr ins Freie.

Sommerstecklinge

Sie können den Steckling auch später, im Sommer, entfernen, wenn die Stängel schon robuster, aber noch biegsam sind. Entfernen Sie Seitentriebe so vom Haupttrieb, dass ein kleines Auge stehen bleibt. Stecken Sie auch diese in Töpfe, wässern Sie sie gut und bedecken Sie sie mit Plastikfolie. Stellen Sie die Töpfe in ein Frühbeet, aber nicht in direktes Sonnenlicht, bis die neuen Pflanzen im folgenden Frühjahr zu wachsen beginnen.

Stammstecklinge

Stammstecklinge nehmen Sie am besten von Sträuchern wie Lorbeer, Eberraute, Rosmarin und Salbei, und zwar während der Keimruhe der Pflanze im Herbst. Entfernen Sie einen etwa 30 Zentimeter langen diesjährigen Seitentrieb und stecken Sie ihn an einem geschützten Standort im Garten ohne die unteren Blätter zur Hälfte in ein Beet mit Kompost. Im nächsten Jahr hat sich ein gutes Wurzelsystem entwickelt.

Wurzelstecklinge oder Ableger

Diese Methode ist ideal zur Vermehrung von Pflanzen mit ausgeprägten Wurzeln, etwa Schafgarbe, Kamille, Minze, Poleiminze und Baldrian. Schneiden Sie den Wurzelausläufer gegen Ende des Sommers oder im Frühherbst von der Mutterpflanze und diesen wiederum in kleine, etwa 5 Zentimeter lange Stücke. Legen Sie die Stücke in einen Topf mit Blumenerde und etwas Sand und bedecken Sie sie mit Plastikfolie. Stellen Sie die Töpfe in ein Frühbeet oder in ein Gewächshaus. Bilden sich neue Triebe, sind die Pflanzen bereit fürs Freie.

Sonstige Methoden

Niedrige, strauchartige Pflanzen wie Salbei, Thymian, Lavendel und Immergrün können Sie auch vermehren, indem Sie einen niedrigen Zweig in Kontakt mit der Erde fixieren. Hat dieser Wurzeln gebildet, können Sie die neue Pflanze abspalten, ausgraben und umsetzen. Pflanzen wie Kamille, Thymian und Poleiminze können Sie auch in der Mitte mit Erde bedecken, damit sie neue Wurzeln bilden. Auf diese Weise erhalten Sie zahlreiche neue Pflanzen.

Kräuter ernten

Bei der Ernte ist es wichtig, welchen Teil der Pflanze Sie brauchen – Blätter, Blüten, Wurzeln oder Samen – und wann dieser am besten geerntet werden sollte. Die Blätter aromatischer Kräuter wie Basilikum, Thymian, Salbei, Minze und Zitronenmelisse ernten Sie, kurz bevor sich die Blüten öffnen; dann ist der Gehalt an ätherischen Ölen am höchsten. Ernten Sie an einem trockenen Tag, sobald der Morgentau verschwunden ist. Während der Vegetationsperiode verwenden Sie Blätter und Blüten am besten frisch, gleich nach der Ernte. Die Blüten von Johanniskraut, Odermennig, Goldrute, Schafgarbe, Helmkraut und Ysop ernten Sie, kurz bevor sie sich öffnen. Legen Sie sie nebeneinander in einen flachen Korb, damit sie nicht zerdrückt werden. Kräuter, die gegen Erkältung und Husten helfen – Ysop, Thymian, Oregano, Erdefeu und Königskerze –, und Kräuter, die fiebersenkend wirken – Kamille, Schafgarbe und Holunder –, können Sie für den Winter auch trocknen oder einfrieren. Für die frische Verwendung in der Küche bieten sich vor allem Koriander, Minze, Salbei, Rosmarin, Petersilie, Schnittlauch, Basilikum und Fenchel an.

Die Samen von Dill, Koriander, Fenchel und Kümmel müssen reif geerntet werden. Schneiden Sie den ganzen Blütenkopf ab, geben Sie ihn in einen Stoff- oder Papierbeutel und hängen Sie diesen in einem gut durchlüfteten und trockenen Raum auf. Wenn der Blütenkopf trocknet, fallen die Samen in den Beutel. Bewahren Sie die Samen in verschlossenen Briefumschlägen, in Folie oder in kleinen Schachteln auf und notieren Sie Name der Pflanze und Erntezeitpunkt.

Die Wurzeln von Baldrian, Löwenzahn, Alant und Klette ernten Sie, wenn die anderen Teile der Pflanze im Herbst abgestorben sind oder bevor das Wachstum im Frühjahr erneut beginnt. Dann enthalten sie die meisten Nährstoffe. Wählen Sie bei jeder Ernte nur gesund aussehende Pflanzen aus, die in einer möglichst schadstofffreien Umwelt gewachsen sind. Ernten Sie nur das, was Sie unmittelbar brauchen, und nur so viele Blätter und Blüten, dass die Pflanze überlebt.

Kräuter trocknen

Das Ziel beim Trocknen besteht darin, der Pflanze rasch die Feuchtigkeit zu entziehen, bevor sie abstirbt; dann hält sie sich mehrere Monate, ohne zu verderben. Die Blüten und

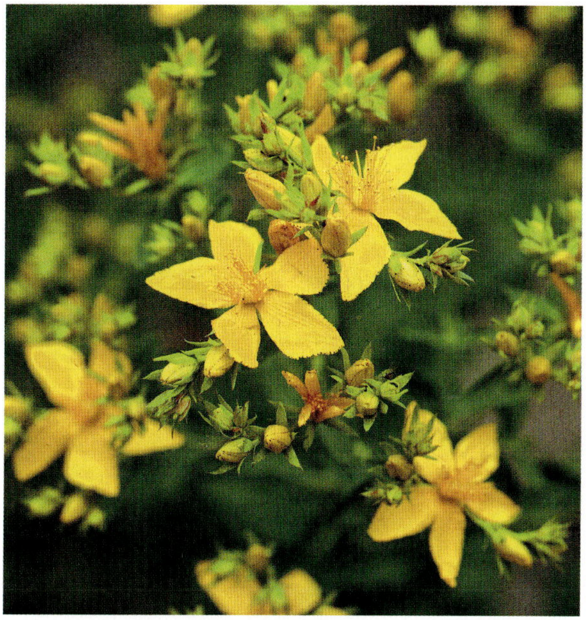

Das heilkräftige Johanniskraut ernten Sie am besten, kurz bevor sich die Blüten öffnen.

Blätter sollten bei der Ernte trocken sein und möglichst früh am Morgen geerntet werden. Tun Sie das von Hand und ohne Werkzeug, es sei denn, die Pflanze hat – wie Odermennig oder Schafgarbe – einen sehr harten Stängel. Vermeiden Sie es, die Pflanze zu beschädigen. Geerntete Wurzeln waschen Sie; dann entfernen Sie alle restlichen Blätter und schneiden die Wurzeln in kleine Stücke, damit sie schneller trocknen.

Der geeignete Ort

Bei sachgemäßem Trocknen sind selbst getrocknete Kräuter hinsichtlich Farbe, Geschmack und Wirkstoffen von erheblich besserer Qualität als gekaufte. Das Trocknen muss schnell und gleichmäßig vonstatten gehen. Dunkelheit, eine gute Belüftung und eine konstante Wärme sind essenziell. Ein gut belüfteter Dachboden oder Schrank, auch ein trockener Schuppen bieten sich dafür an. Die Küche, das Badezimmer oder die Garage sind keine geeigneten Orte, da hier die Kräuter aufgrund der hohen Feuchtigkeit schnell verderben. Ideal wäre eine konstante Temperatur von 32 °C. Liegt sie unter 22 °C, nimmt die Pflanze wiederum Feuchtigkeit auf und braucht zu lange zum Trocknen.

Aufhängen und Lagern

Sie können die Kräuter zu kleinen Bündeln zusammenbinden und im Haus zum Trocknen aufhängen. Wohnen Sie in einer warmen, trockenen Gegend, können Sie die Kräuter auch draußen in den Schatten oder in ein warmes Zimmer mit geöffneten Fenstern hängen, obwohl die Temperatur darin nicht konstant ist. Verlässlichere Ergebnisse erzielen Sie, wenn Sie die Kräuter auf einem Tablett ausbreiten. Wenden Sie sie am ersten Tag 1- oder 2-mal, an den folgenden Tagen nur jeweils 1-mal. Großblättrige Kräuter trocknen schneller, wenn Sie die Blätter von den Stängeln zupfen. Trocknen Sie Kräuter immer getrennt.

Prüfen Sie vor der Lagerung, ob die Kräuter auch wirklich trocken sind. Sie sind dann spröde und brechen leicht. Feucht gelagerte Kräuter reabsorbieren die Feuchtigkeit und verderben. Die meisten Kräuter brauchen drei bis sieben Tage zum Trocknen. Bewahren Sie sie in gut beschrifteten, luftdicht verschlossenen dunklen Behältern aus Holz oder Karton, in Papiertüten oder Gläsern auf. Plastik fördert die Kondensation. Brechen Sie Wurzeln und Rinde in kleinere Teile. Samen heben Sie am besten in kleinen Paketen im Kühlschrank oder in luftdicht verschlossenen Gläsern auf. Kräuter mit kleinen Blättchen – etwa Majoran, Borretsch, Beinwell und Koriander – eignen sich ideal zum Einfrieren. Zupfen Sie die Blättchen ab, waschen Sie sie und legen Sie sie in kleinen Plastiktüten ins Gefrierfach.

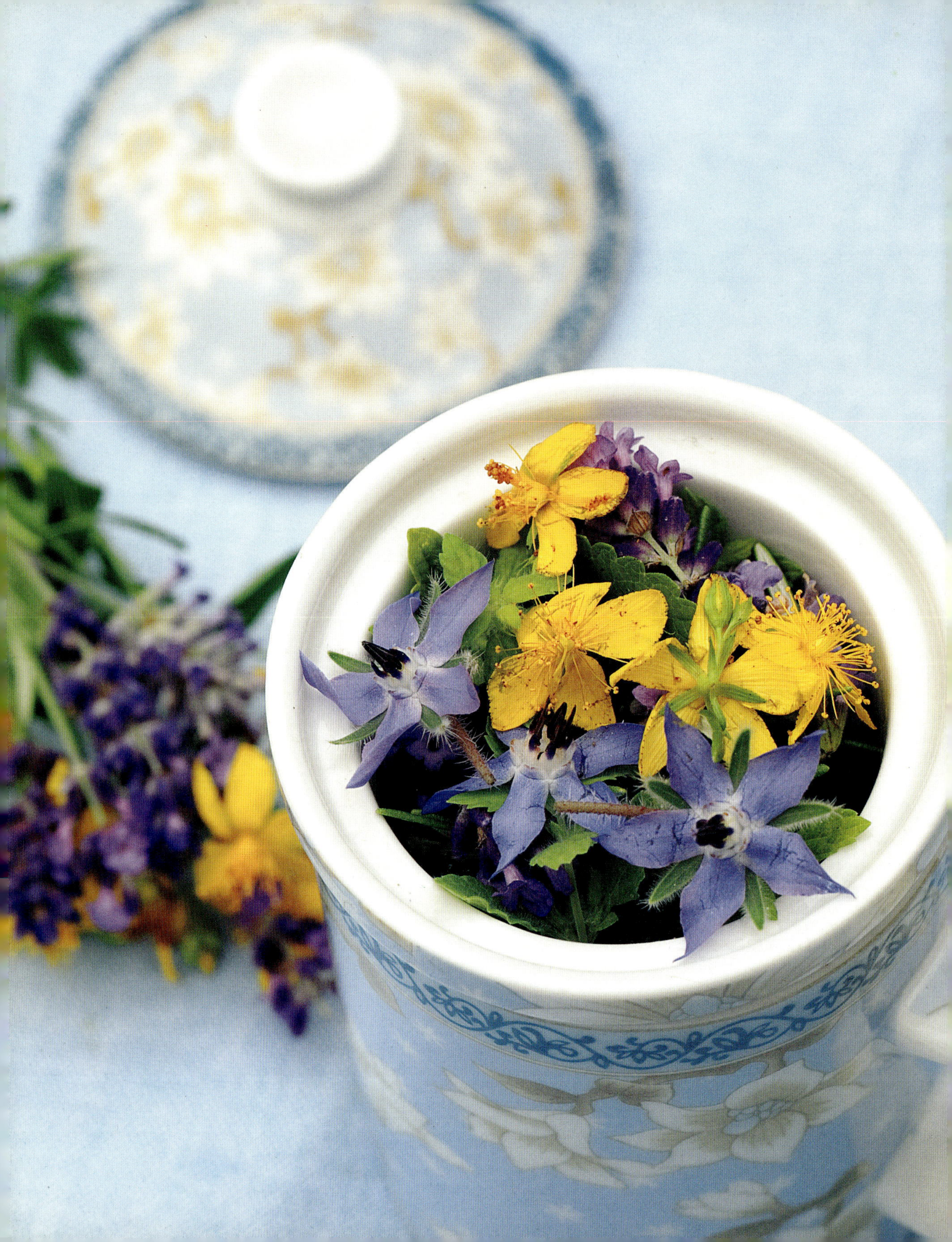

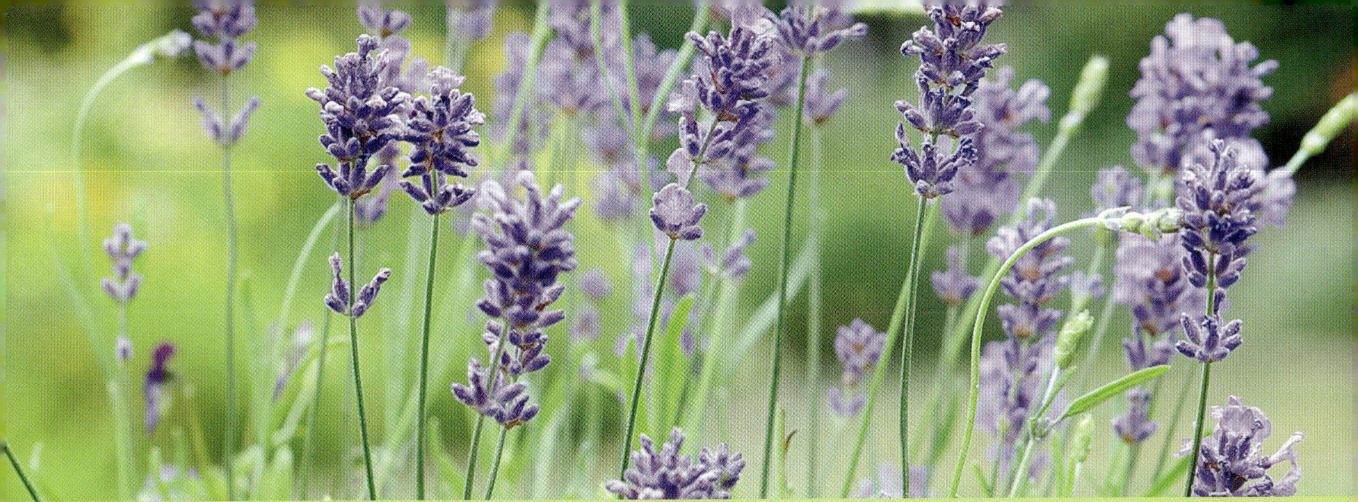

Die Anwendungen

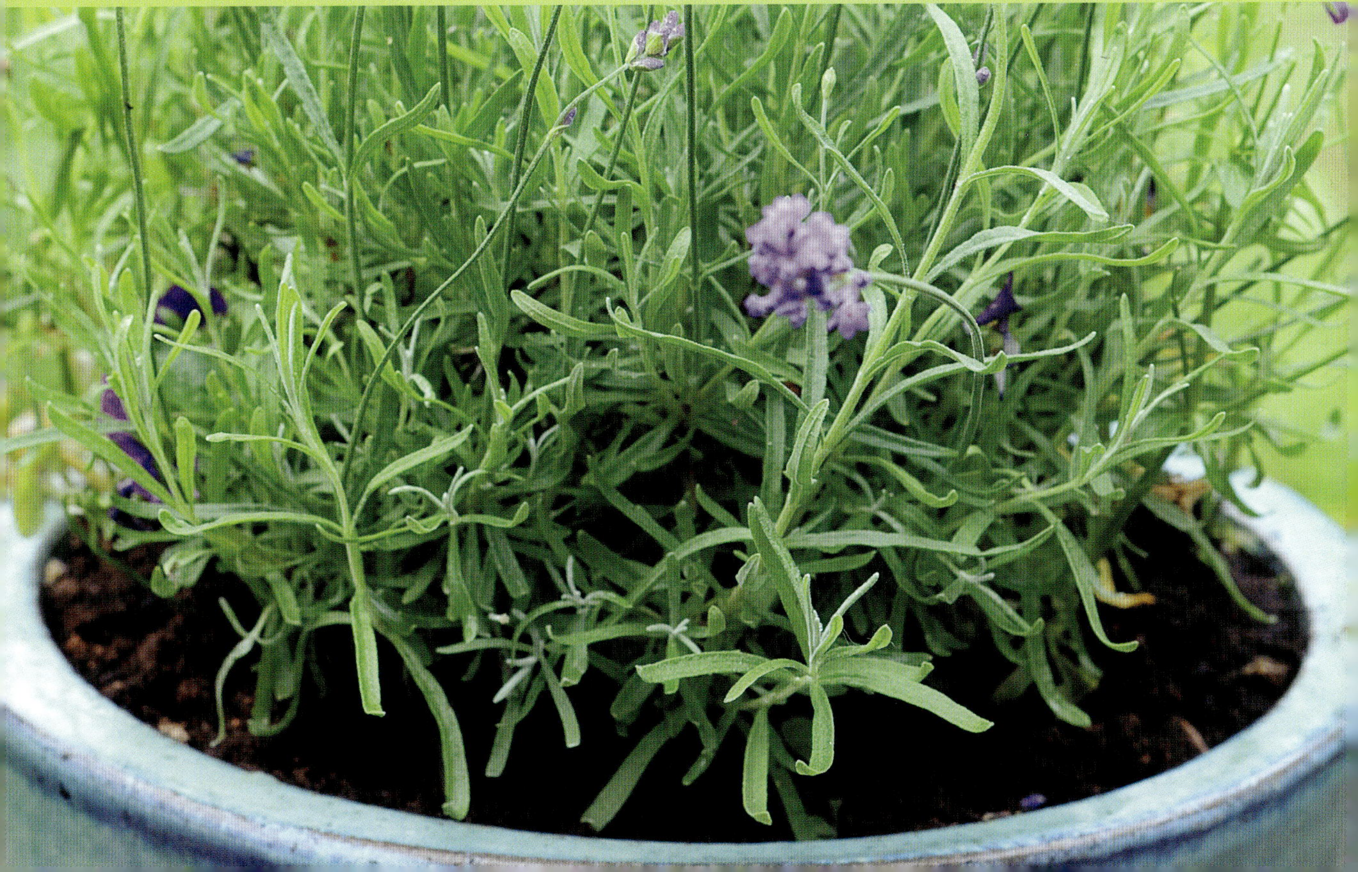

Wärmendes Fußbad

Bei Erkältung und Grippe

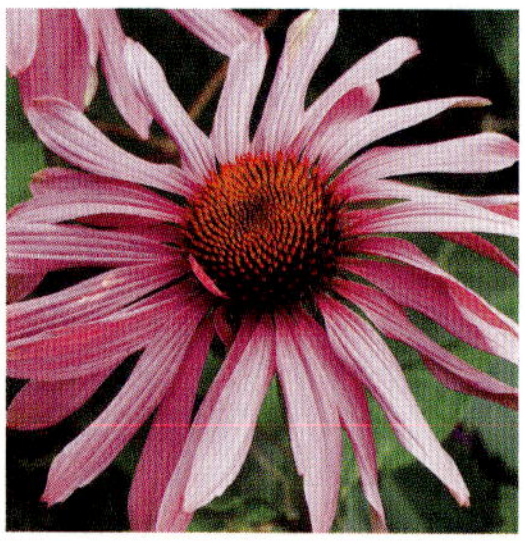

Ein heißes Kräuterfußbad gehört zu den besten Mitteln bei den ersten Anzeichen eines Infekts: Es lindert Schmerzen, senkt Fieber und befreit die Atemwege. Diese aromatische Kombination hilft bei den meisten Schnupfensymptomen und wirkt schleimhautabschwellend.

Sie brauchen:

- Je 3 TL frische oder 2 TL getrocknete Blätter von Pfefferminze, Schafgarbe, Knoblauch, Sonnenhut und Kapuzinerkresse
- 1 ¼ l kochendes Wasser

Ergibt 1 ¼ l Aufguss

Zubereitung

1 Das kochende Wasser über die Kräutermischung gießen.

2 Zugedeckt mindestens 30 Minuten ziehen lassen, anschließend abgießen.

Anwendung

Aufguss in eine Schüssel umgießen; ist er ausreichend abgekühlt, die Füße 10 bis 15 Minuten darin baden. 3-mal täglich anwenden.

Sie können den Aufguss auch alle 1 bis 2 Stunden als Tee trinken.

DER ANBAU

Bedecken Sie den Boden eines Erdbeertopfs mit wasserdurchlässigem Material. Füllen Sie den Topf bis zu den ersten Löchern mit Blumenerde und setzen Sie 2 Pfefferminz- und 2 Kapuzinerkressepflanzen in die Löcher. Füllen Sie den Topf bis zu den nächsten Löchern auf und setzen Sie je 2 weitere Pfefferminz- und Kapuzinerkressepflanzen hinein. Schafgarbe, Knoblauch und Sonnenhut kommen ganz nach oben. Wässern und wöchentlich düngen.

Benötigte Pflanzen

- 4 *Mentha piperita* (Pfefferminze)
- 4 *Tropaeolum majus* (Kapuzinerkresse)
- 1 *Achillea millefolium* (Schafgarbe)
- 3 *Allium sativum* (Knoblauch)
- 1 *Echinacea angustifolia* (Sonnenhut)

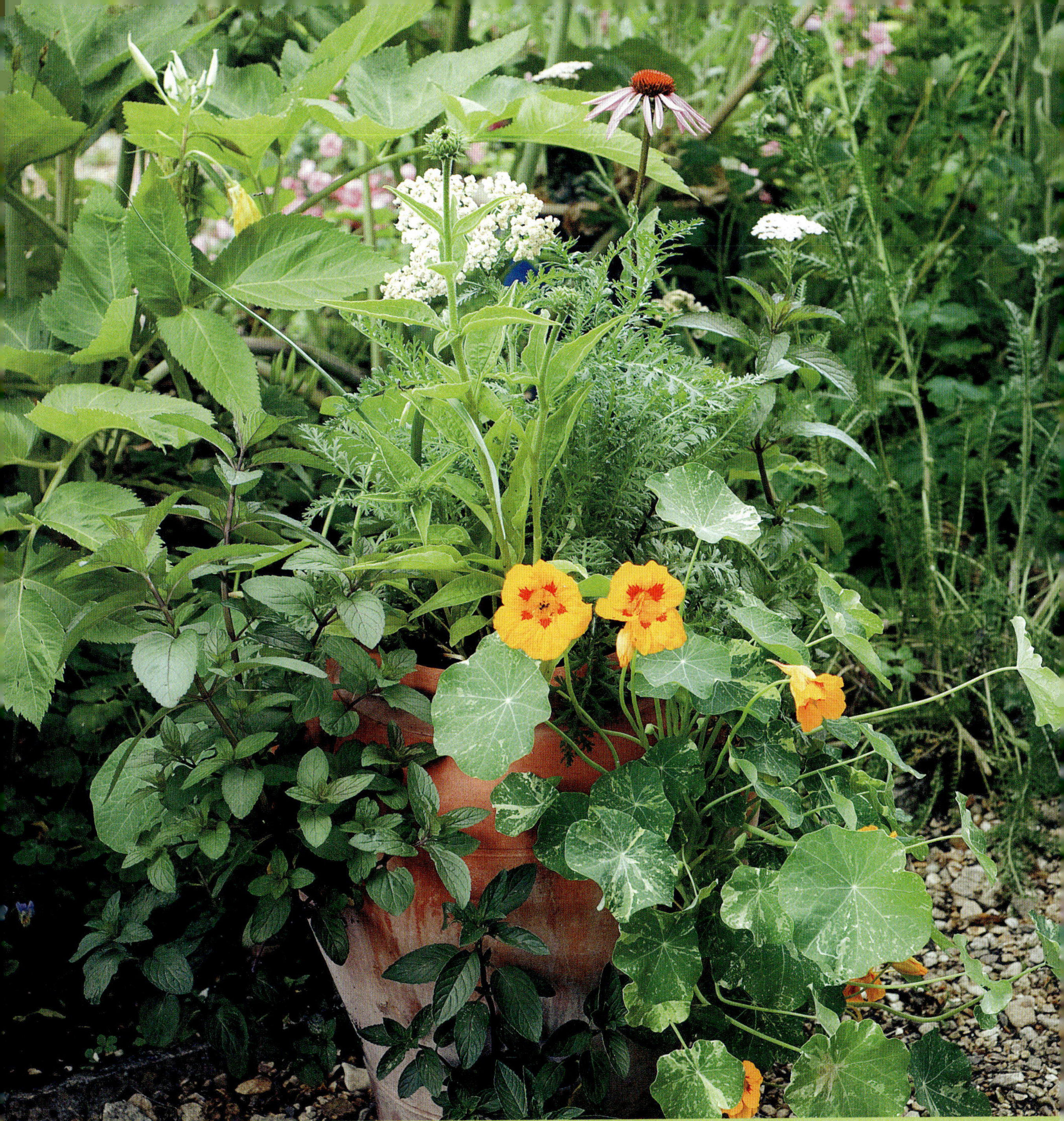

Alternativen

Fußbad mit den Blättern der Senfpflanze ♦ Heißer Ingwertee oder heiße Zitrone mit Honig 3- bis 4-mal täglich ♦ Vitaminpräparate: 500 mg Vitamin C alle 2 Stunden und 15 mg Zink täglich ♦ Tee eines anderen abwehrstärkenden und abschwellenden Krauts, etwa Dill, Zitronenmelisse, Kamille, Lavendel, Thymian, Rosmarin, Holunder, Zimt, Kardamom, Gelbwurz oder Koriander über den Tag verteilt

Befreiende Inhalation

Bei Schnupfen

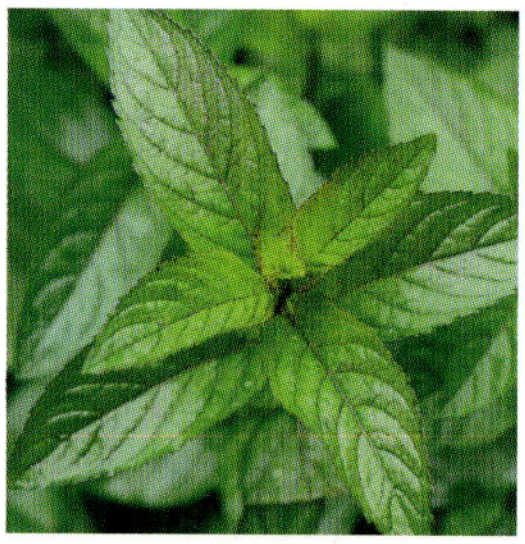

Den aromatischen Dampf eines heißen Tees mit Pfefferminze, Thymian und Kapuzinerkresse einzuatmen, befreit die Atemwege besonders effektiv. Pfefferminze wirkt abschwellend, Thymian und Kapuzinerkresse wärmen und stärken. So haben Infekte und Schnupfen keine Chance.

Sie brauchen:

- Je 3 TL frischer oder 2 TL getrockneter Thymian, Pfefferminze und Kapuzinerkresse
- 1¼ l kochendes Wasser

Ergibt 1¼ l Tee

Zubereitung

1 Kräuter in eine Teekanne geben.

2 Mit kochendem Wasser übergießen und 15 Minuten ziehen lassen.

3 Durch ein Sieb ab- und in eine Schüssel gießen.

Anwendung

Ein Handtuch über Kopf und Schüssel legen und die Aromen etwa 10 Minuten lang 2- bis 3-mal täglich inhalieren.

Info
Pfefferminze enthält Menthol und wirkt effektiv abschwellend.

DER ANBAU

Legen Sie einen Hängekorb mit Moos oder einem ähnlichen wasserdurchlässigen Material aus. Füllen Sie den Korb anschließend bis zum Rand mit Blumenerde. Setzen Sie die Pfefferminzpflanze in die Mitte und die Kapuzinerkresse- und Thymianpflanzen abwechselnd darum herum. Regelmäßig gießen und wöchentlich düngen.

Benötigte Pflanzen

- 1 *Mentha piperita* (Pfefferminze)
- 4 *Tropaeolum majus* (Kapuzinerkresse)
- 3 *Thymus vulgaris* (Thymian)

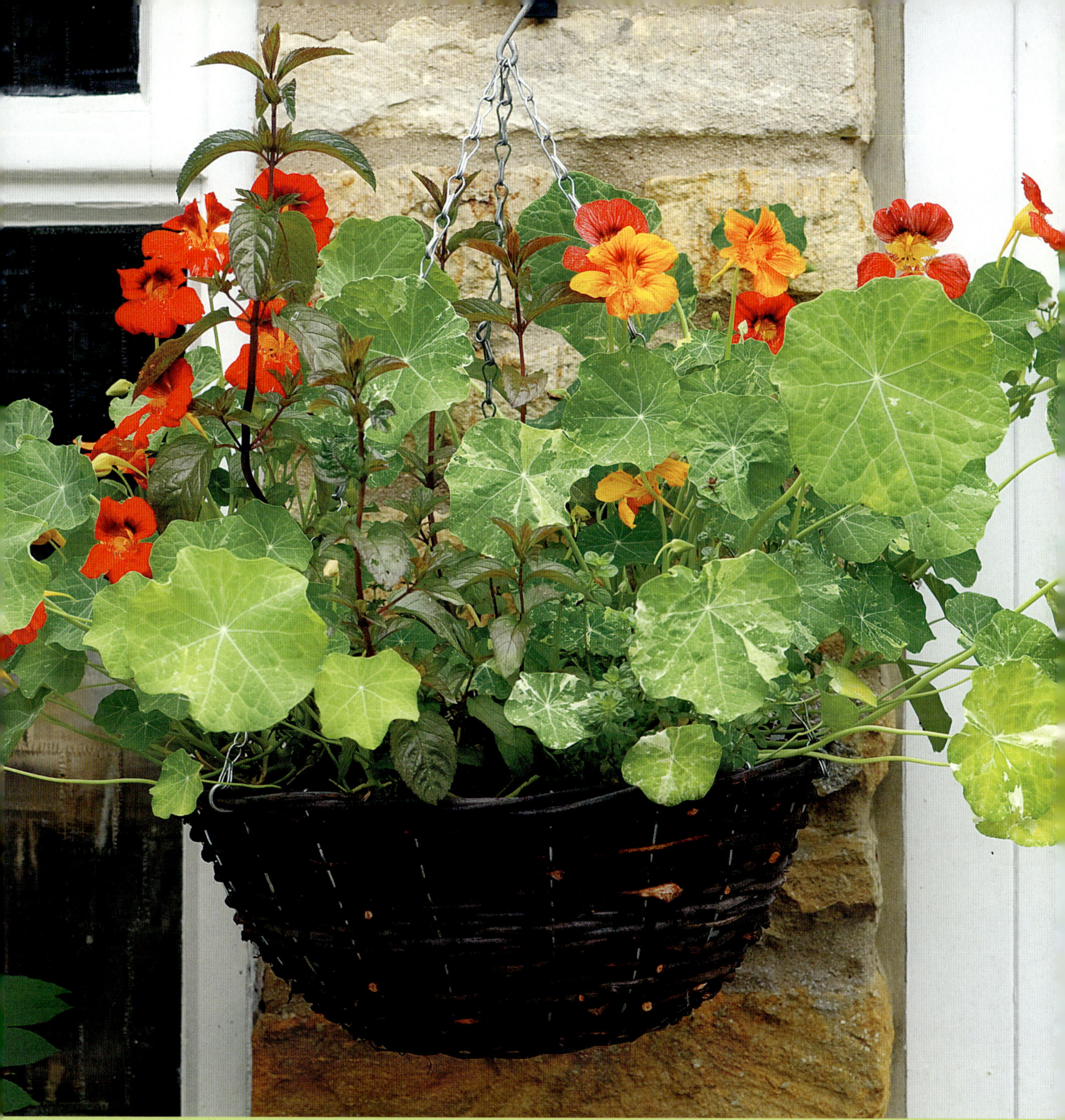

Alternativen

Lavendel-, Rosmarin-, Ingwer-, Zimt- oder Kamillenöl als Badezusatz oder zur Massage der Nasenneben- und Stirnhöhlengegend ♦ Nasenspülungen mit Salzwasser ♦ Vorübergehender Verzicht auf Weizen, Milchprodukte und Zucker ♦ Tees mit den genannten Kräutern oder mit Sonnenhut, Thymian, Ingwer, Zimt, Schafgarbe, Kamille, Odermennig oder Mädesüß, 3- bis 6-mal täglich

Milder Kräuterhonig

Bei Husten

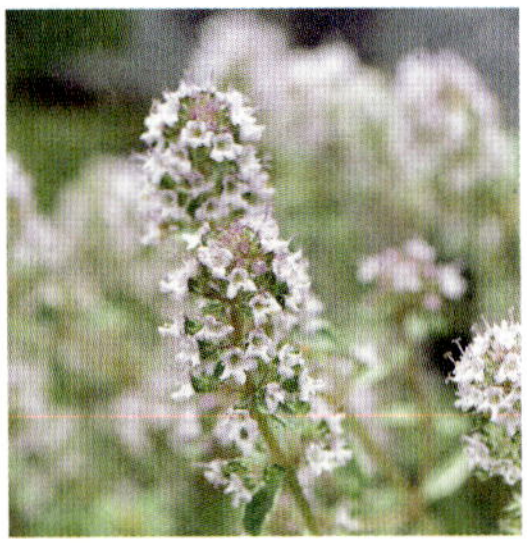

Honig hat antibakterielle, schleimlösende und heilende Eigenschaften, weshalb sich Kräuterhonig – vor allem mit Thymian, Oregano und Indischem Basilikum – besonders bei Husten und Bronchitis bewährt hat. Doch die Kräuter wirken nicht nur – sie schmecken auch ausgezeichnet.

Sie brauchen:

- 500 g flüssiger Bio-Honig
- Je 4 TL frisches oder 2 TL getrocknetes violettes Basilikum, Thymian und Majoran

Ergibt 500 g Kräuterhonig

Zubereitung

1 Kräuter in ein Stoffsäckchen geben und dieses in ein ausreichend großes Glas legen.

2 Mit Honig bedecken, luftdicht verschließen, mit Namen der Kräuter und Datum beschriften und mindestens 4 Wochen ziehen lassen.

3 Kräuter entfernen und Honig kühl und dunkel lagern, am besten im Kühlschrank.

Anwendung

Zur Vorbeugung 1 TL Honig täglich in einer Tasse heißem Wasser oder Ingwertee auflösen; bei akuten Beschwerden 3- bis 6-mal täglich. Kinder lieben den Kräuterhonig!

DER ANBAU

Legen Sie einen Metallkorb am Boden schräg ansteigend mit Moos aus und füllen Sie ihn mit Blumenerde auf. Setzen Sie die Thymianpflanze in den tiefsten Bereich, den Oregano darüber und das Basilikum ganz nach oben. Regelmäßig, aber nicht zu viel gießen – die Mittelmeerpflanzen mögen es trocken – und wöchentlich düngen.

Benötigte Pflanzen

- 3 *Thymus vulgaris* (Thymian)
- 2 *Origanum majorana* (Majoran)
- 5 *Ocimum basilicum »Purpurascens«* (violettes Basilikum)

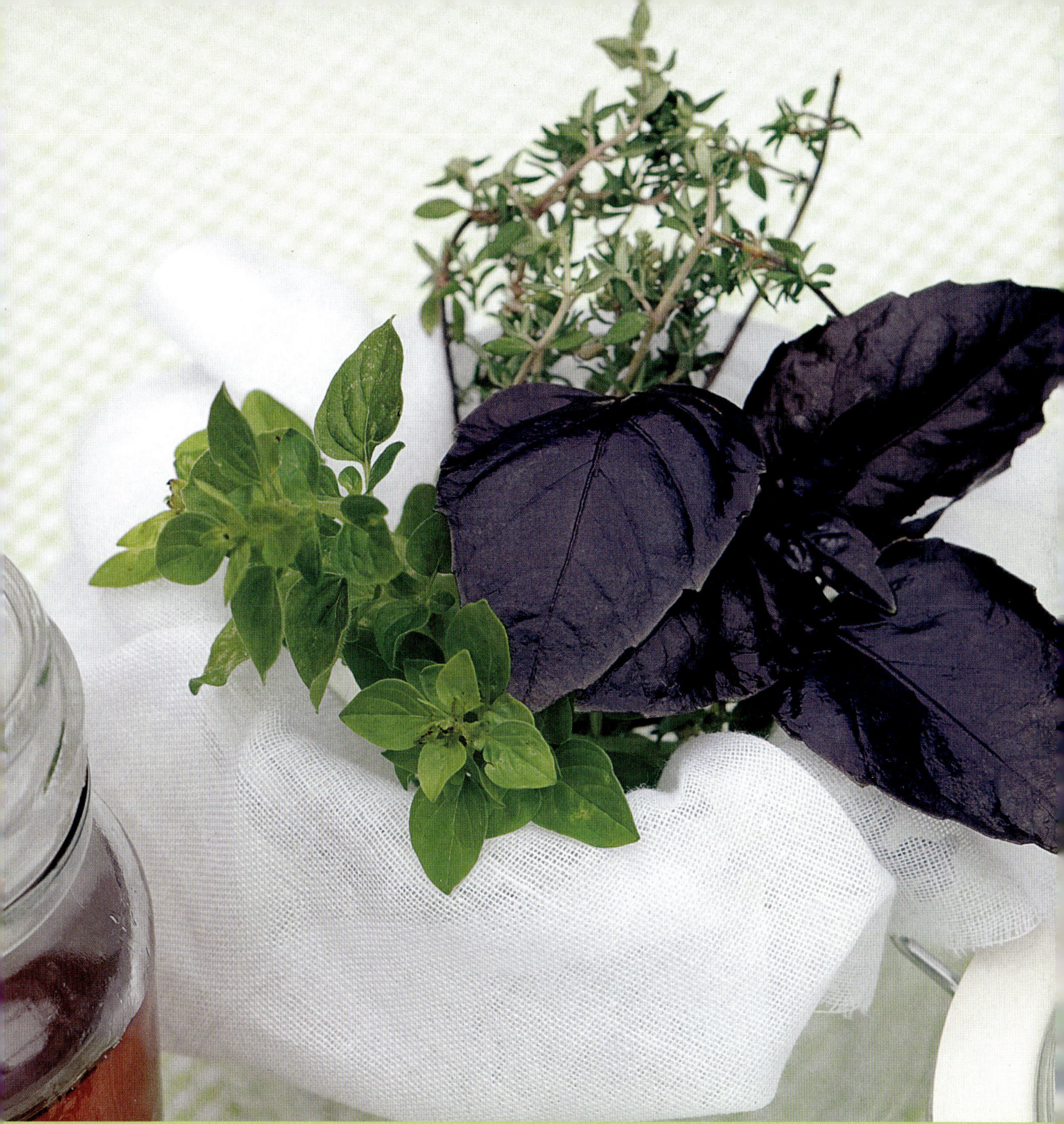

Alternativen

Tee mit den gleichen Kräutern, 3- bis 6-mal täglich ♦ Tee mit anderen beruhigenden, antibakteriellen und schleimlösenden Kräutern wie Königskerze, Wegerich, Süßholz, Huflattich, Alant, Erdefeu, Ingwer oder Rosenblüten ♦ Vitamin-C-Präparat und Verzehr von Knoblauch, Holunder- und Heidelbeeren (schleimlösend, entzündungshemmend) ♦ Rosmarin-, Rosen-, Thymian-, Ingwer- oder Zimtöl als Badezusatz

Feurige Rachenspülung

Bei Halsschmerzen

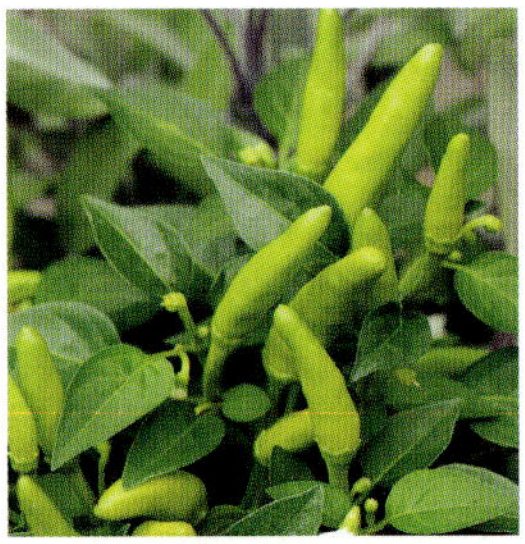

Roter Salbei und Cayennepfeffer sind nicht nur gute Heilmittel, sie zieren auch Garten oder Terrasse. Das Gurgeln mit Salbei hilft bei Halsschmerzen und Rachenentzündungen, Cayennepfeffer wirkt antiseptisch und schmerzstillend – ein unschlagbares Duo.

Sie brauchen:

- 4 TL frische oder 2 TL getrocknete Salbeiblätter
- 1 Prise gemahlener Cayennepfeffer oder 1 Stückchen Chilischote
- 1 Prise Meersalz
- 200 ml kochendes Wasser
- Je 2 EL Honig und Apfelessig

Ergibt 200 ml Gurgellösung

Zubereitung

1 Salbei und Cayennepfeffer in ein Gefäß geben und mit kochendem Wasser übergießen.

2 Zugedeckt 10 bis 15 Minuten ziehen lassen und das Meersalz hinzufügen, das den Infekt ebenfalls bekämpft.

3 Apfelessig und Honig dazugeben und gut umrühren.

Anwendung

Mit einer halben Tasse der Lösung 3- bis 6-mal täglich gurgeln oder in einen Zerstäuber füllen und als Spray verwenden.

Info

Apfelessig bietet sich als Trägermedium aufgrund seiner antiviralen und antibakteriellen Eigenschaften besonders an.

DER ANBAU

Bedecken Sie den Boden eines mittelgroßen runden Topfs mit wasserdurchlässigem Material. Füllen Sie mit Blumenerde auf. Den roten Salbei pflanzen Sie im Frühsommer hinten im Topf, den Cayennepfeffer nach dem letzten Frost vorn. Regelmäßig gießen und wöchentlich düngen.

Benötigte Pflanzen

- 1 *Salvia officinalis* (roter Salbei)
- 1 *Capsicum frutescens* (Cayennepfeffer)

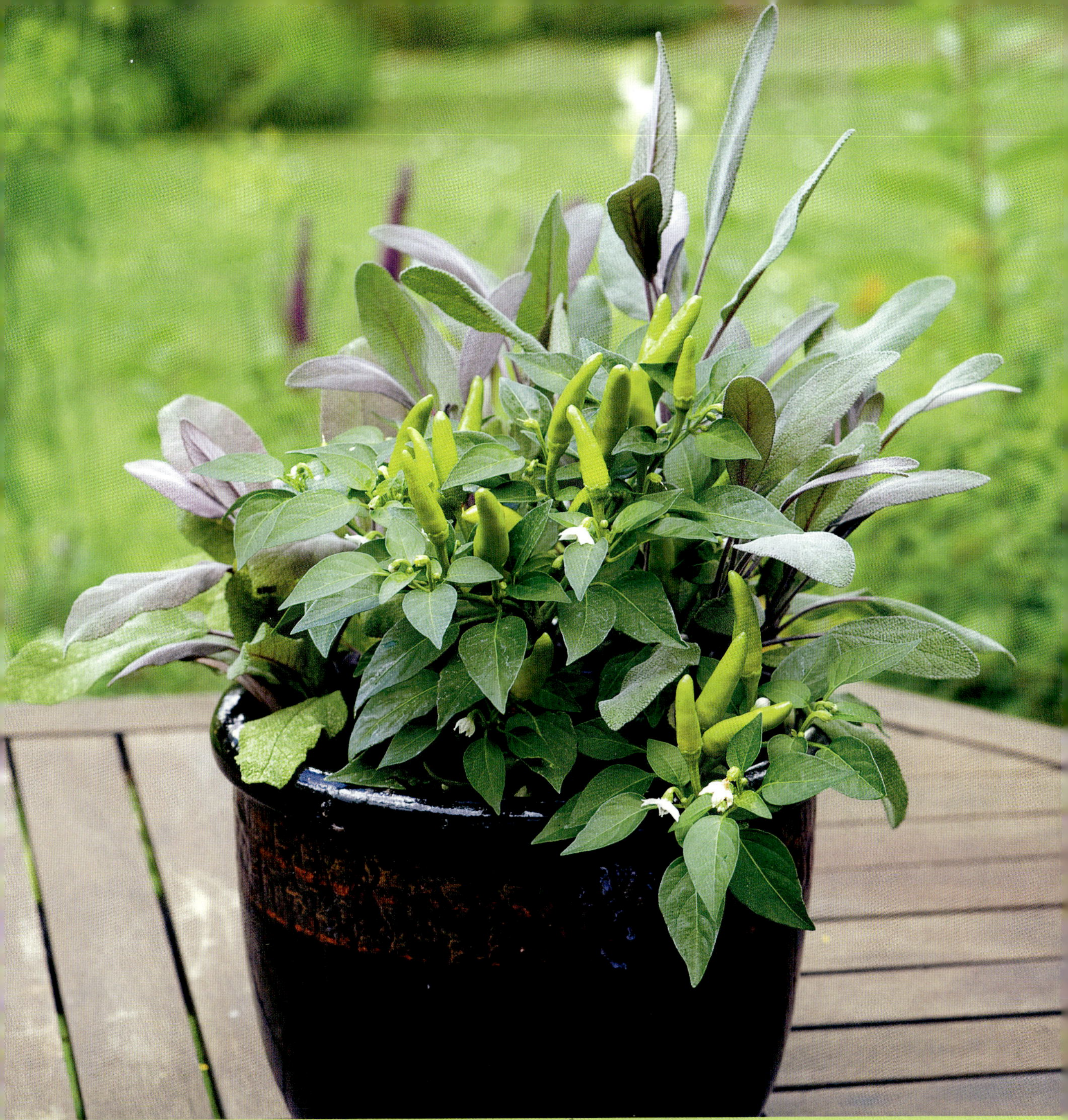

Alternativen

Heiße Halskompresse mit einem kräftigen Aufguss aus roten Salbeiblättern, Ringelblumenblütenblättern und Wegerichblättern zu gleichen Teilen ♦ Tees mit antibakteriell wirkenden Kräutern wie Sonnenhut *(Echinacea)*, Gelbwurz, Katzenkralle, Lapacho, Süßholz, Ringelblume, Klette oder Rotem Klee alle 2 Stunden ♦ Nahrungsergänzungspräparate: Knoblauch, Lebertran, Vitamin C und Zink

Kühlender Kräutertee

Bei Fieber

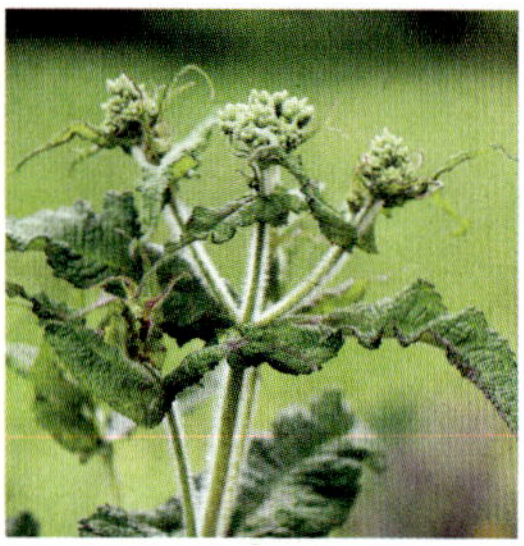

Diese köstliche Kräuterkombination können Sie als Tee zu sich nehmen oder als Fußbad bzw. lauwarme Waschung für den Körper verwenden. Die Kräuter stärken die Abwehr, bekämpfen Infektionen, senken Fieber und fördern den Schlaf. Zudem wirken sie abschwellend.

Sie brauchen:

- Je 2 TL frische oder 1 TL getrocknete Kamille, violettes Basilikum, Wasserdost, Schafgarbe, Pefferminze und Zitronenmelisse
- 1 ¼ l kochendes Wasser

Ergibt 1¼ l Tee

Zubereitung

1 Kräuter in eine Teekanne geben und mit kochendem Wasser übergießen.

2 Zugedeckt 10 bis 15 Minuten ziehen lassen.

Anwendung

1 Tasse Tee alle 1 bis 2 Stunden trinken. Alternativ die Füße alle 2 bis 3 Stunden 10 Minuten darin baden.

Info

Wasserdost stärkt die Abwehr, wirkt schweißtreibend und fiebersenkend und befreit den Körper von Giftstoffen.

DER ANBAU

Bedecken Sie den Boden dreier Töpfe mit wasserdurchlässigem Material und füllen Sie die Töpfe mit Blumenerde. Setzen Sie den Wasserdost in die Mitte des größten Topfes, die Kamille darum herum und das violette Basilikum ganz nach vorn. In den zweiten Topf setzen Sie Zitronenmelisse und Pfefferminze, in den dritten die Schafgarbe. Regelmäßig gießen und wöchentlich düngen.

Benötigte Pflanzen

- 1 *Eupatorium perfoliatum* (Wasserdost)
- 4 *Matricaria recutita* (Kamille) oder *Anthemis nobilis*/ *Chamaemelum nobile* (Duftkamille / Römische Kamille)
- 1 *Ocimum basilicum »Purpurascens«* (violettes Basilikum)
- 1 *Melissa officinalis* (Zitronenmelisse)
- 3 *Mentha piperita* (Pfefferminze)
- 1 *Achillea millefolium* (Schafgarbe)

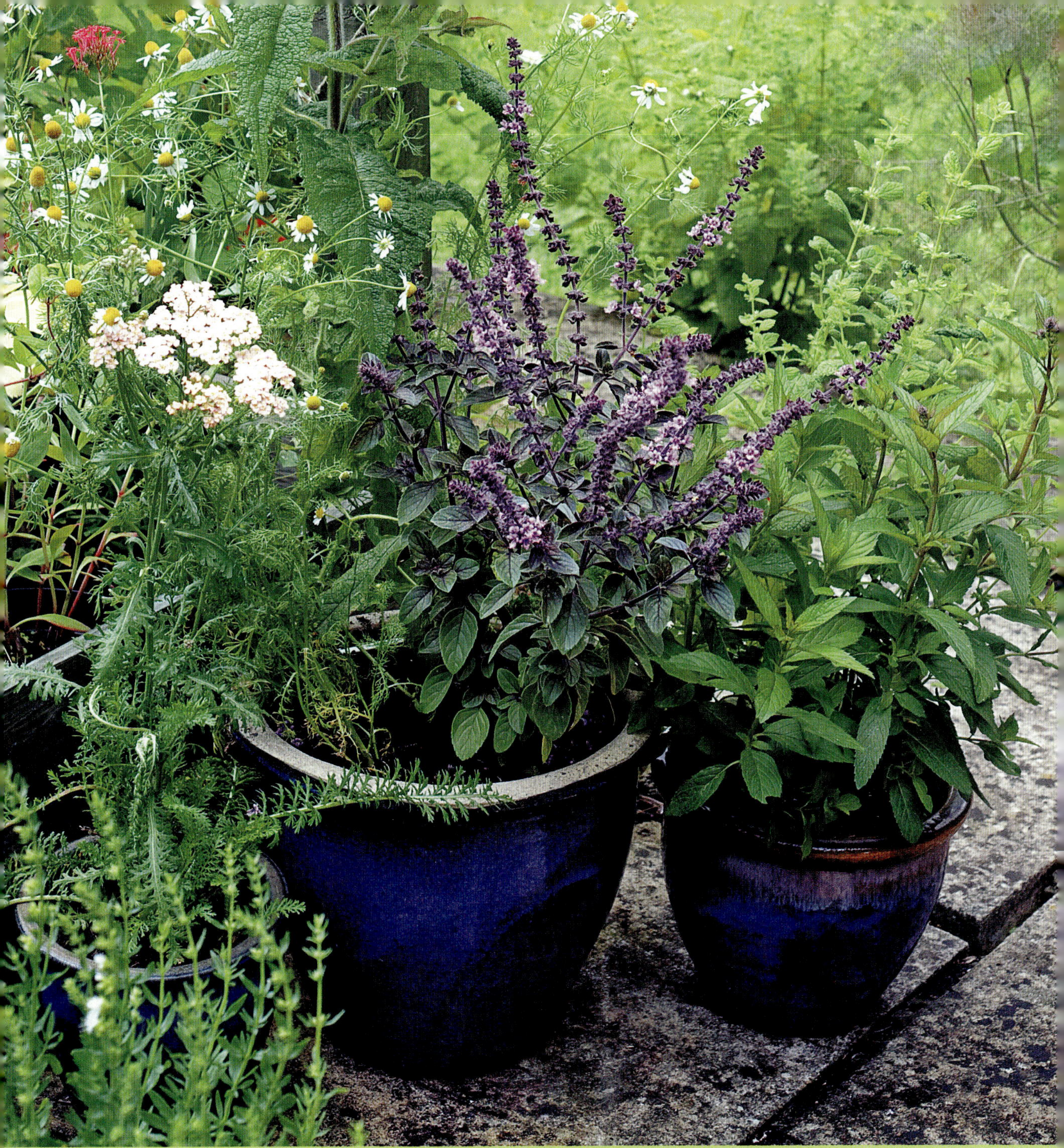

Alternativen

Fasten zur Stärkung des Immunsystems ♦ Große Flüssigkeitszufuhr, um die Giftstoffe aus dem Körper zu transportieren ♦ Tee mit Lindenblüten, Mädesüß, Eisenkraut, Rose, Holunderblüte, Lavendel oder Ingwer 3- bis 6-mal täglich ♦ ½ TL Sonnenhut *(Echinacea)* alle 2 Stunden gegen die Infektion

Antihistaminmischung

Bei Heuschnupfen

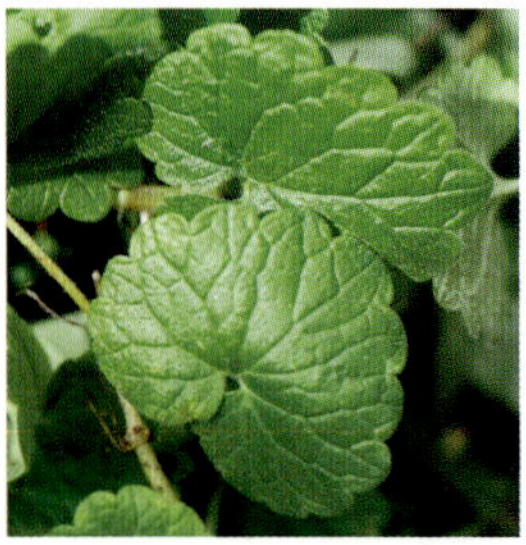

Die bunte Mischung hilft, wenn Ihnen der Heuschnupfen mal wieder den Sommer zu verderben droht. Sonnenhut, Kamille und Zitronenmelisse mildern die allergische Reaktion, die die Symptome auslöst, ab; Odermennig und Erdefeu wirken entzündungs- und sekrethemmend.

Sie brauchen:

- 400 ml pflanzliches Glyzerin
- 100 ml Alkohol (Wodka oder Brandy)
- Je 250 g frischer oder 100 g getrockneter Odermennig, Kamille, Sonnenhut, Zitronenmelisse und Erdefeu

Ergibt 500 ml Arzneimischung

Zubereitung

1 Glyzerin und Alkohol mischen.

2 Kräuter in ein weites Gefäß geben und mit der Alkoholmischung übergießen.

3 Mindestens 2 bis 3 Wochen ziehen lassen, dabei täglich umrühren. Durch ein feines Sieb abgießen, dabei die Kräuter gut ausdrücken.

4 Die Flüssigkeit in dunkle, sterilisierte, sorgfältig beschriftete Flaschen füllen und an einem kühlen, dunklen Ort lagern.

Anwendung

3- bis 6-mal täglich 1 TL der Mischung in etwas Wasser auflösen und trinken, je nach Stärke der Symptome.

DER ANBAU

Bedecken Sie den Boden eines Blumenkastens mit wasserdurchlässigem Material und füllen Sie den Kasten mit Blumenerde auf. Setzen Sie Erdefeu und Kamille am weitesten auseinander. Die Zitronenmelisse kommt in die Mitte; auf die eine Seite setzen Sie den Sonnenhut, auf die andere den Odermennig. Regelmäßig gießen und wöchentlich düngen.

Benötigte Pflanzen

- 1 *Glechoma/Nepeta hederacea* (Erdefeu)
- 3 *Matricaria recutita* (Kamille) oder *Anthemis nobilis/ Chamaemelum nobile* (Duftkamille/Römische Kamille)
- 1 *Melissa officinalis* (Zitronenmelisse)
- 1 *Echinacea angustifolia* (Sonnenhut)
- 1 *Agrimonia eupatoria* (Odermennig)

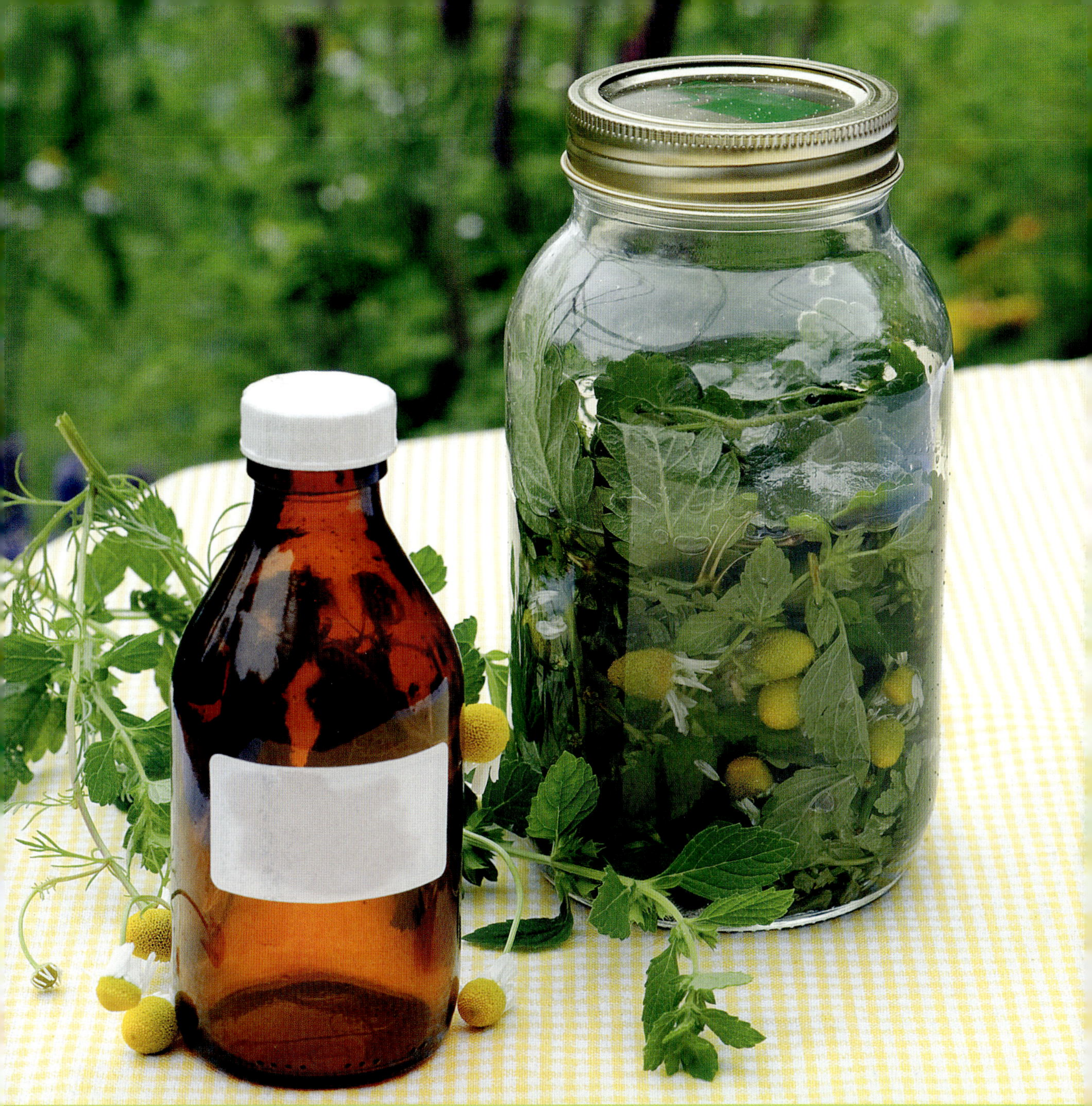

Alternativen

Abwehrstärkende Kräuter wie Ashwagandha, Sibirischer Ginseng und Sonnenhut zur Vorbeugung 2 bis 4 Monate vor der Heuschnupfensaison ♦ 1 bis 2 EL Honig aus der Region in der Wabe zu jeder Mahlzeit, 2 bis 4 Monate vor der Heuschnupfensaison ♦ Verzicht auf Weizen und Milchprodukte ♦ Inhalationen mit den oben genannten Kräutern ♦ Holunderblüten-, Wegerich- und Augentrosttee ♦ Nahrungsergänzungspräparate: Nachtkerzenöl, Vitamin C, Magnesium ♦ Sonnenbrille

Aromatischer Honig

Bei Asthma

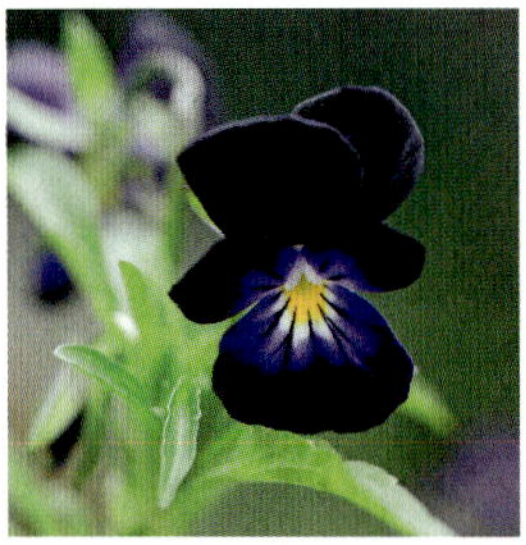

Dieser Honig lindert Husten und Asthma. Thymian und Majoran entspannen die Bronchialmuskulatur, lösen den Schleim, hemmen die Entzündung und öffnen die Atemwege. Basilikum beruhigt und löst Stauungen, Wildes Stiefmütterchen hilft bei Bronchitis, Asthma und Schnupfen.

Sie brauchen:

- Je 1 bis 2 Tassen frische oder ½ bis 1 Tasse getrocknete violette Basilikumblätter, Thymianblüten und -blätter, Majoranblätter sowie Blüten und Blätter des Wilden Stiefmütterchens
- 400 g Thymian- oder Manukahonig

Ergibt 400 g Honig

Zubereitung

1 Kräuter entweder direkt in den Honig geben oder in einem Stoffsäckchen in den Honig hängen.

2 Honig und Kräuter 4 bis 5 Stunden im Wasserbad erhitzen, dann Kräuter entfernen. Honig in ein Glas gießen.

3 An einem kühlen und dunklen Ort, am besten im Kühlschrank, lagern.

Anwendung

3-mal täglich 1 bis 2 TL Kräuterhonig in etwas Wasser auflösen oder unverdünnt einnehmen, in akuten Phasen alle 2 Stunden. Bei chronischem Asthma Kräuter mehrere Monate lang einnehmen.

DER ANBAU

Bedecken Sie den Boden eines großen Topfs mit wasserdurchlässigem Material und füllen Sie den Topf mit Blumenerde auf. Setzen Sie die Pflanzen in attraktiven Gruppen hinein. Zupfen Sie die welken Blüten des Wilden Stiefmütterchens ab, damit es neu blüht. Regelmäßig, aber nicht zu viel gießen und wöchentlich düngen.

Benötigte Pflanzen

- 1 *Viola tricolor* (Wildes Stiefmütterchen)
- 2 *Thymus vulgaris* (Thymian)
- 1 *Origanum majorana* (Majoran)

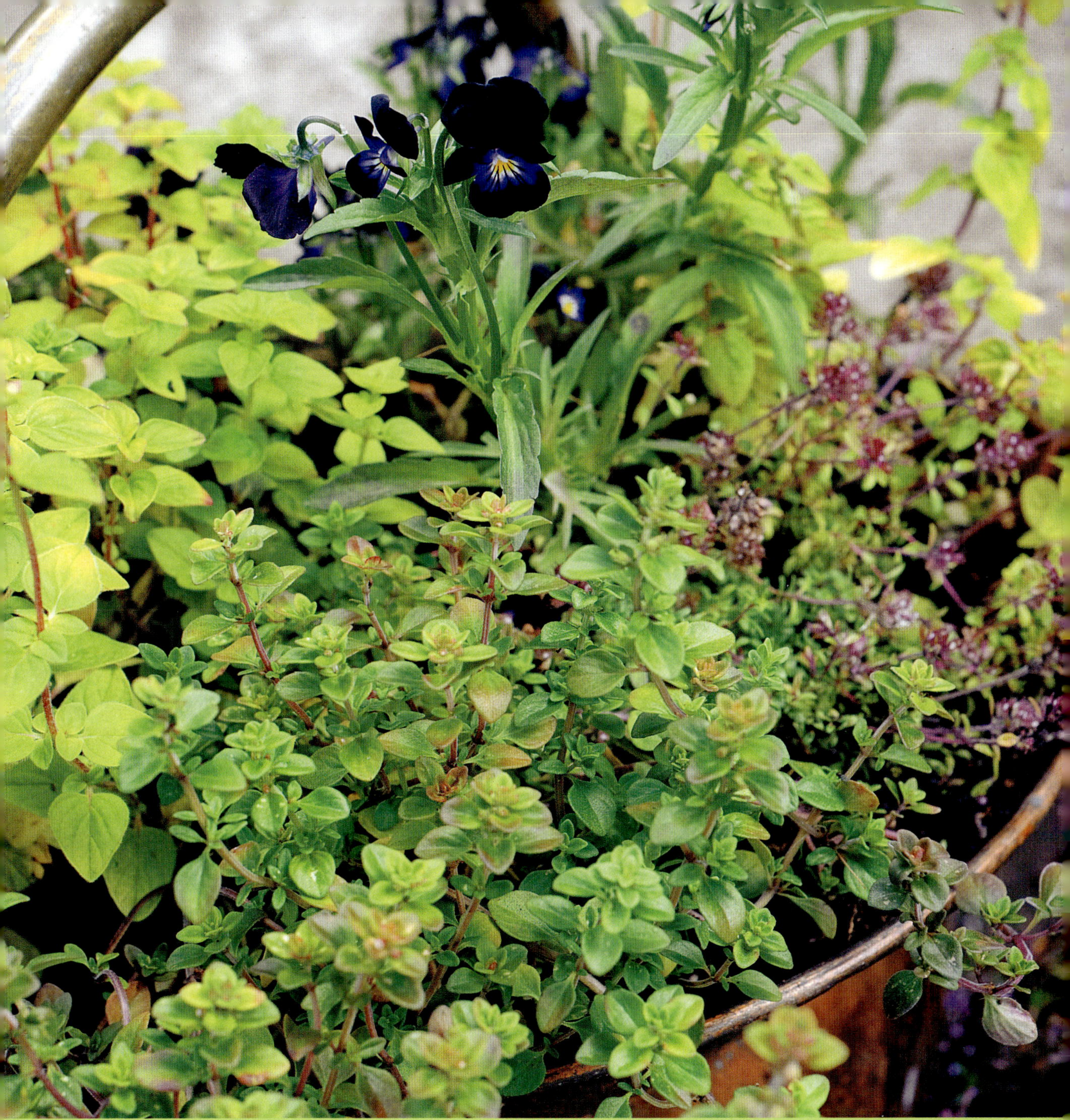

Alternativen

3-mal täglich Tee mit schleimlösenden Kräutern wie Alant, Huflattich, Ingwer, Süßholz oder Königskerze ♦ Ashwagandha, Süßholz, Kamille, Brennnessel, Indisches Basilikum sowie Shiitake- oder Reishipilze zur Stärkung der Abwehrkraft und zur Abschwächung der allergischen Reaktion ♦ Lutschpastillen aus den oben genannten Kräutern: Kräuter mahlen, mit Honig zu einer Paste verrühren und diese zu Kügelchen rollen

Duftende Salbe

Bei Ekzemen

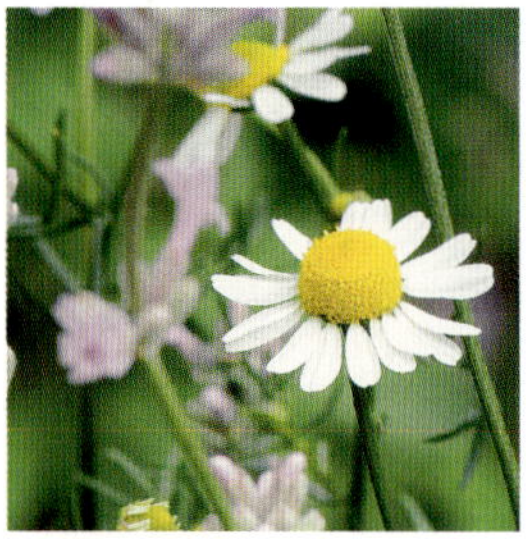

Die geschmeidige Creme aus Kamille, Ringelblume und Lavendel beruhigt und heilt die Haut. Kamille hat entzündungshemmende Eigenschaften, die Ringelblume kühlt, fördert die Heilung und beugt Infektionen vor. Auch Lavendel wirkt antiseptisch und vermindert die Narbenbildung.

Sie brauchen:

- 300 ml Kokosnussöl
- Frische oder getrocknete Ringelblumenblütenblätter sowie Kamillen- und Lavendelblüten; die Menge bemisst sich daran, was noch vom Öl bedeckt werden kann

Ergibt 300 g Salbe

Zubereitung

1 Das Kokosnussöl im Wasserbad erwärmen.

2 Kräuter grob hacken und ins Öl geben.

3 Die Kräuter einige Stunden im warmen Wasserbad bei geringer Hitze ziehen lassen, dann sind die Wirkstoffe ins Öl übergegangen. Durch ein Stofftuch abseihen.

4 Das Öl noch warm in sterilisierte, gut beschriftete Salbengefäße gießen; dort wird es schnell fest. An einem kühlen Ort lagern.

Anwendung

Creme morgens und abends auf die betroffenen Hautstellen auftragen, die vorher mit Rosenwasser gereinigt wurden.

DER ANBAU

Bedecken Sie den Boden eines großen runden Topfs mit wasserdurchlässigem Material und füllen Sie den Topf mit Blumenerde. Setzen Sie im Frühsommer den Lavendel in die Mitte und Ringelblumen sowie Kamille abwechselnd darum herum. Lassen Sie zwischen den einzelnen Pflanzen etwas Platz. Welke Ringelblumenblüten abzupfen, dann blühen sie erneut. Regelmäßig gießen und wöchentlich düngen.

Benötigte Pflanzen

- 1 *Lavandula officinalis* (Lavendel)
- 4 *Calendula officinalis* (Ringelblume)
- 4 *Matricaria recutita* (Kamille) oder *Anthemis nobilis/ Chamaemelum nobile* (Duftkamille/Römische Kamille)

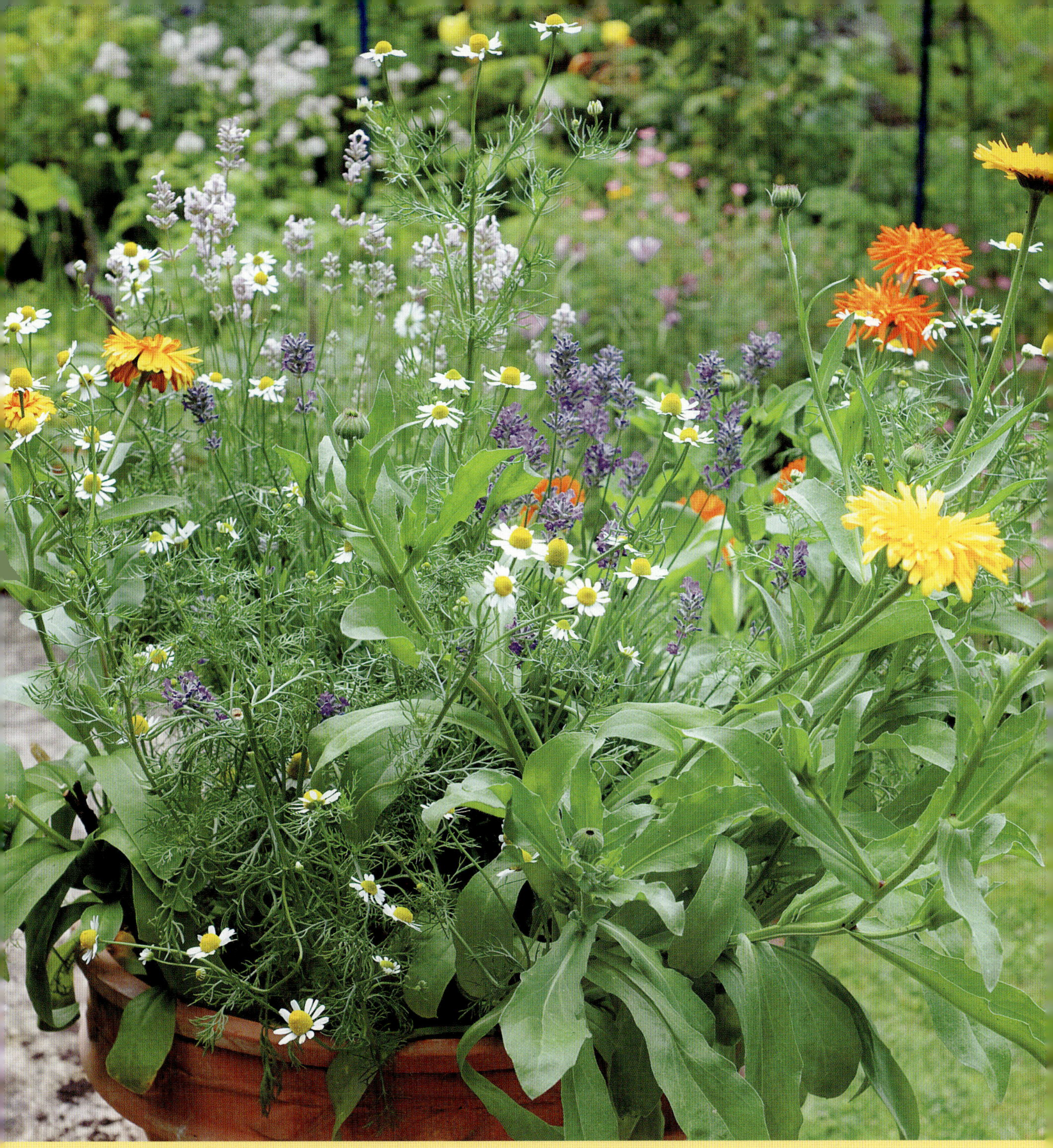

Alternativen

3- bis 4-mal täglich Tee der gleichen Kräuter ♦ 3- bis 4-mal täglich Tee mit Kletten-Labkraut, Klette, Gotu Kola, Löwenzahnwurzel oder Rotem Klee ♦ Möglichst wenig Milchprodukte, Weizen, Fast Food und Zucker ♦ Nahrungsergänzungspräparate: Nachtkerzenöl, Vitamin-B-Komplex und Zink

Gesichtswasser

Bei Akne

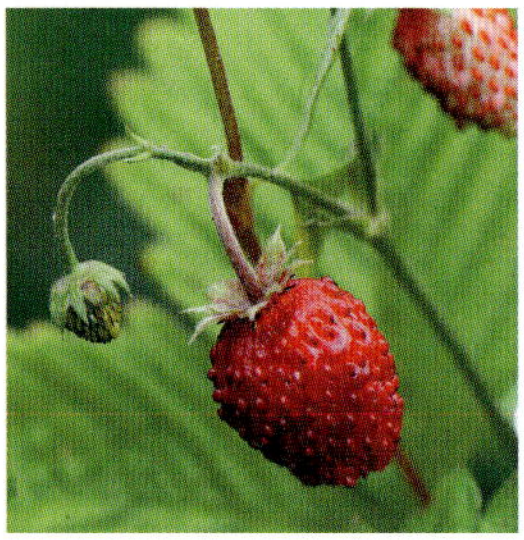

Die hellblauen Blüten des Borretsch und die hübschen Wilden Stiefmütterchen machen den Anbau der Pflanzen auch optisch interessant. Beide reinigen, junge Löwenzahnblätter klären zudem die Haut. Die schwefelreichen Blätter der Kapuzinerkresse wirken entzündungshemmend.

Sie brauchen:

- Je 2 TL frische oder 1 TL getrocknete Blätter und Blüten von Wildem Stiefmütterchen, Kapuzinerkresse und Borretsch, Löwenzahn- und Walderdbeerblätter sowie Lavendelblüten
- 1 ¼ l kochendes Wasser

Ergibt 1 ¼ l Aufguss

Zubereitung

Kräuter in eine Teekanne geben und mit kochendem Wasser übergießen. Abkühlen lassen, abseihen.

Anwendung

Abends und morgens als entzündungshemmendes, klärendes Gesichtswasser auftragen.

Info

Lavendel fördert die Heilung. Erdbeerblätter wirken entzündungshemmend, erhöhen die Spannkraft der Haut und mindern die Talgbildung.

DER ANBAU

Bedecken Sie den Boden dreier Töpfe mit wasserdurchlässigem Material und füllen Sie die Töpfe mit Blumenerde. Setzen Sie den Borretsch in die Mitte des größten Topfs und die Kapuzinerkresse darum herum. Der Lavendel kommt in die Mitte des zweitgrößten Topfs, die Wilden Stiefmütterchen darum herum. In den dritten Topf setzen Sie Walderdbeeren und Löwenzahn. Regelmäßig gießen und wöchentlich düngen.

Benötigte Pflanzen

- 1 *Borago officinalis* (Borretsch)
- 4 *Tropaeolum majus* (Kapuzinerkresse)
- 1 *Lavandula officinalis* (Lavendel)
- 4 *Viola tricolor* (Wilde Stiefmütterchen)
- 1 *Fragaria vesca* (Walderdbeeren)
- 3 *Taraxacum officinale* (Löwenzahn)

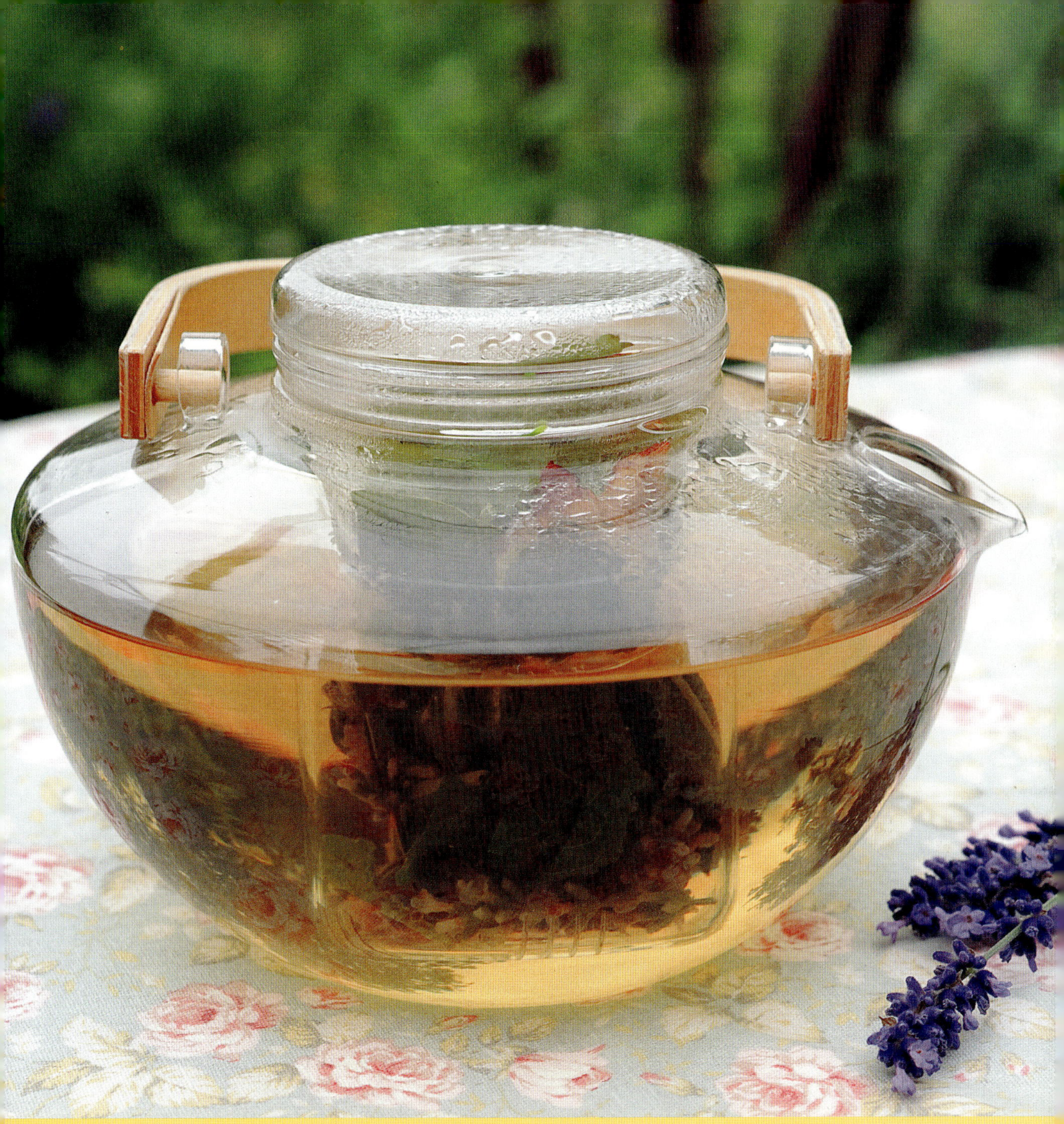

Alternativen

3 bis 4 Tassen Kräuterwasser täglich: genannte Kräuter zu gleichen Teilen in einen Krug geben, mit Quellwasser aufgießen und über Nacht ziehen lassen ♦ 4- bis 5-mal täglich Tee mit Mariendistel, Löwenzahnwurzel, Klette, Rose, Gotu Kola, Brennnessel oder Rotem Klee ♦ Reichlich frisches Obst und Gemüse ♦ Nahrungsergänzungspräparate: Lebertran, Vitamin-B-Komplex und Zink

Schöllkrautsaft

Bei Warzen und Hühneraugen

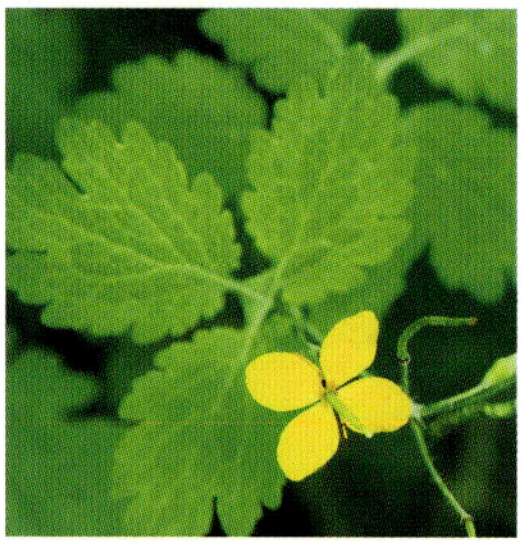

Schöllkraut ist ein altes Volksheilmittel gegen Warzen – und es funktioniert wirklich! Schöllkraut gehört zu den Mohngewächsen und trägt im Sommer hübsche Blüten. Die erstaunlichen Wirkstoffe sind in dem hellorangen Pflanzensaft der Blattstiele und Blüten enthalten.

Sie brauchen:

- Blätter, Stängel und Blüten des Schöllkrauts

Zubereitung

Stängel der frischen Pflanze aufschneiden und austretenden Pflanzensaft auffangen.

Info

Der Pflanzensaft enthält eiweißspaltende Enzyme, was die warzenheilenden Eigenschaften der Pflanze erklärt.

Anwendung

Frischen Pflanzensaft 1- bis 2-mal täglich direkt auf Warzen oder Hühneraugen auftragen. Geben Sie Acht, dass der ätzende Saft nur mit betroffenen Hautstellen in Kontakt kommt. Die Warzen sollten innerhalb von 3 Wochen verschwunden sein.

DER ANBAU

Bedecken Sie den Boden eines mittelgroßen Topfs mit wasserdurchlässigem Material und füllen Sie den Topf mit Blumenerde auf. Setzen Sie die Schöllkrautpflanze im Frühjahr in die Mitte des Topfs; bis zum Ende des Sommers wird sie ihn ganz ausfüllen. Welke Blüten abzupfen, regelmäßig gießen und wöchentlich düngen.

Benötigte Pflanzen

- *Chelidonium majus* (Schöllkraut)

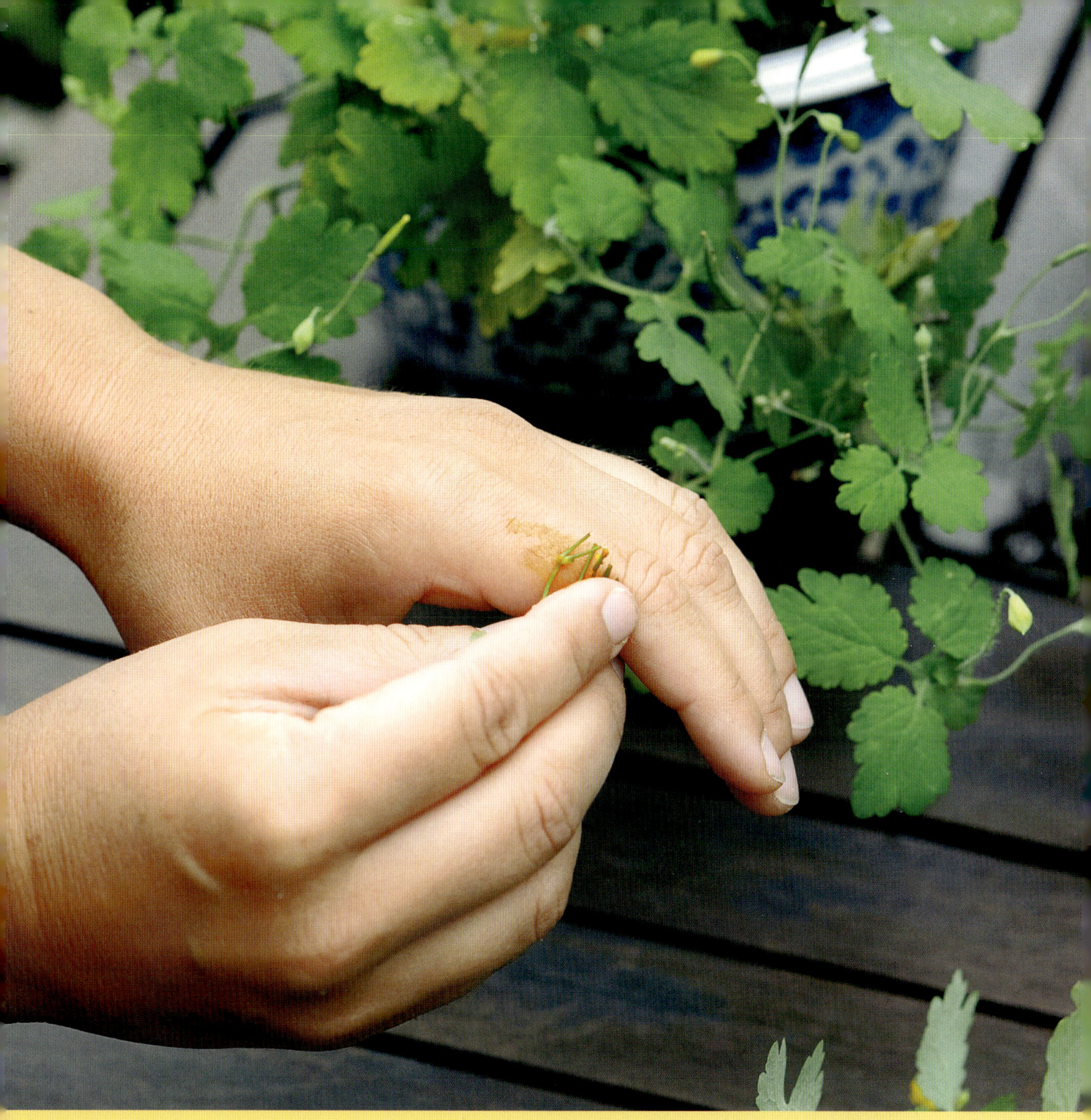

Alternativen

Täglich Zitronensaft, frischen Knoblauch, Löwenzahnpflanzensaft oder frischen Holunderbeerensaft direkt auf die Warze auftragen ♦ 3- bis 4-mal täglich Tee mit Klette, Löwenzahnwurzel, Sonnenhut *(Echinacea)* und Rotem Klee sowie etwas Süßholz, um Immunität gegen das Warzenvirus zu erhöhen und Giftstoffe aus dem Körper zu transportieren ♦ Täglich Knoblauch, entweder frisch oder als Kapsel ♦ Reichlich frisches Obst und Gemüse ♦ Nahrungsergänzungspräparate: Lebertran, Vitamin C und B, Zink

Augenspülung

Bei müden Augen und Bindehautentzündung

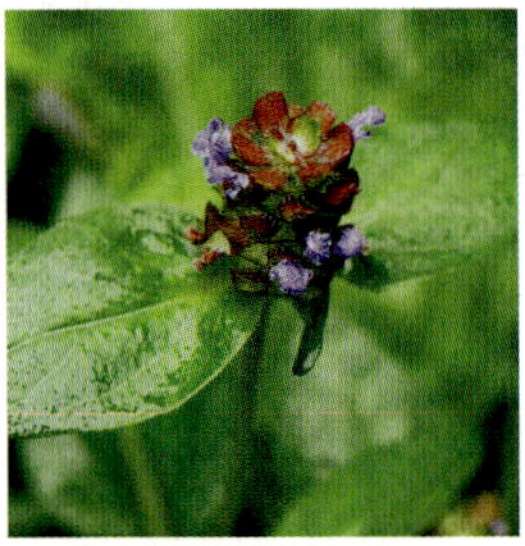

Eine Spülung mit diesen Kräutern eignet sich ideal für gereizte, entzündete Augen. Wegerich kühlt, Kamille und Ringelblume wirken desinfizierend und entzündungshemmend – auch bei allergischen Beschwerden. Braunelle und Koriander reduzieren Schwellungen und fördern die Heilung.

Sie brauchen:

- Je 25 g frische oder 15 g getrocknete Ringelblumen- und Kamillenblüten, Wegerich- und Korianderblätter sowie Braunellenblüten und -blätter
- 600 ml Wasser

Ergibt 600 ml Aufguss

Zubereitung

1 Kräuter und Wasser in einen Topf geben und zum Kochen bringen. Topf vom Herd nehmen.

2 Auf lauwarm abkühlen lassen und abseihen.

Anwendung

3- bis 6-mal täglich die Augen mit der Spülung auswaschen. Dafür die vorgesehene Menge in zwei Portionen teilen und die Augen getrennt waschen, damit keine Keime vom einen Auge ins andere gelangen. Die Spülung hält sich im Kühlschrank 2 Tage, sollte vor Gebrauch jedoch leicht erwärmt werden.

DER ANBAU

Bedecken Sie den Boden eines großen rechteckigen Kübels mit wasserdurchlässigem Material und füllen Sie den Kübel mit Blumenerde auf. Pflanzen Sie die Ringelblumen gemeinsam in eine Ecke, den Wegerich in eine andere, die Braunelle in die dritte, die Kamille in die vierte und den Koriander in die Mitte. Welke Ringelblumenblüten abzupfen, dann blüht die Pflanze erneut. Regelmäßig gießen und wöchentlich düngen.

Benötigte Pflanzen

- 3 *Calendula officinalis* (Ringelblume)
- 1 *Plantago major/minor/lanceolata* (Breit-/Spitzwegerich)
- 1 *Prunella vulgaris* (Braunelle)
- 4 *Matricaria recutita* (Kamille)
- 4 *Coriandrum sativum* (Koriander)

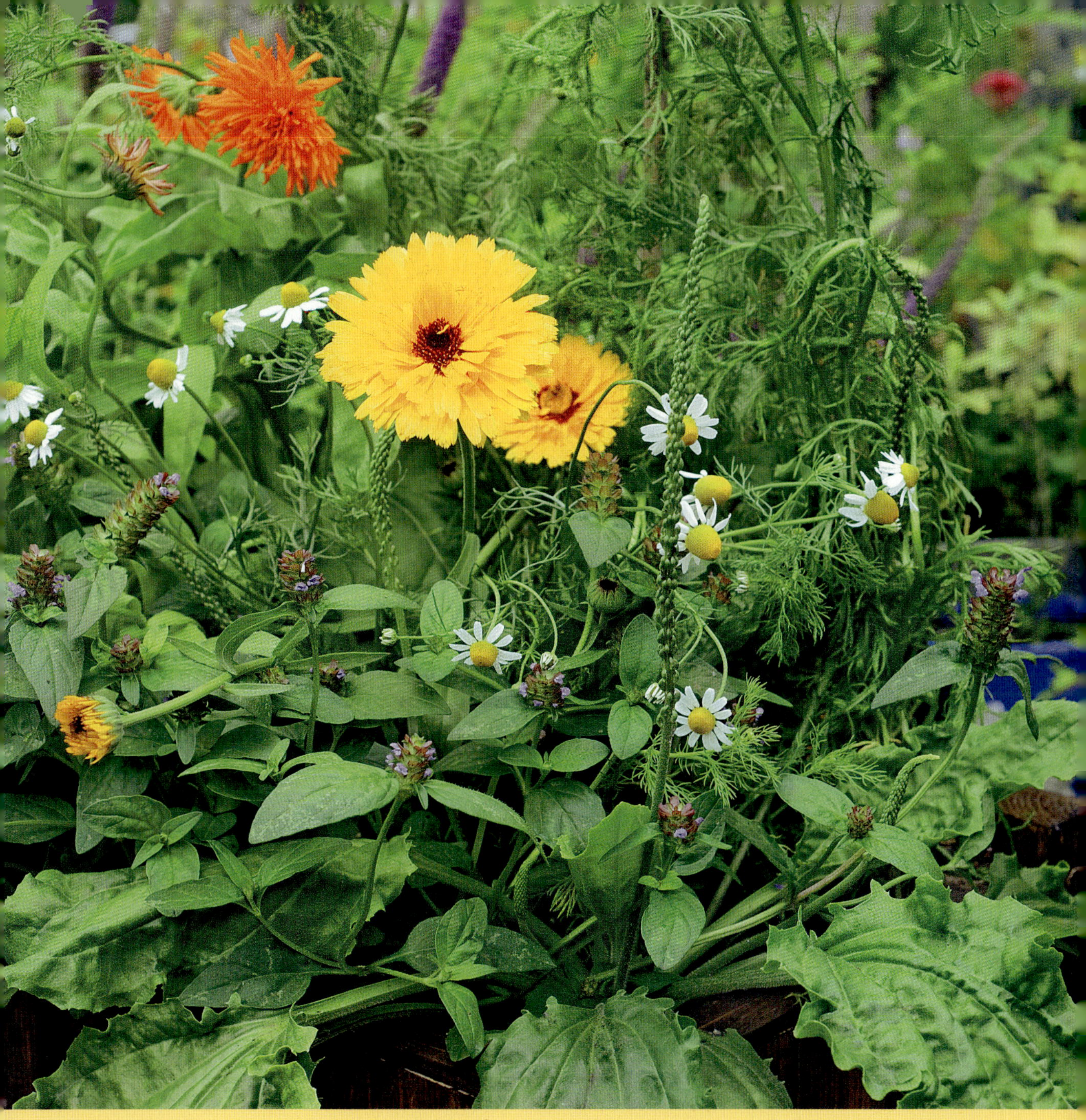

Alternativen

Warme Augenkompresse mit den genannten Kräutern ♦ 3-mal täglich 10 bis 15 Minuten ruhen, um die Augen zu entspannen ♦ Augenspülung mit schwarzem Tee ♦ Auf jedes Auge für 10 bis 15 Minuten einen warmen Kamillenteebeutel legen ♦ Tee mit Sonnenhut *(Echinacea)*, Kamille, Brennnessel, Zitronenmelisse, Rotem Klee oder Süßholz, um Infektionen zu bekämpfen ♦ Nahrungsergänzungspräparate: Borretschsamen oder Nachtkerzenöl und Vitamin C sowie Vitamin B bei chronischen Augenbeschwerden

Magenberuhiger

Bei Übelkeit und Erbrechen

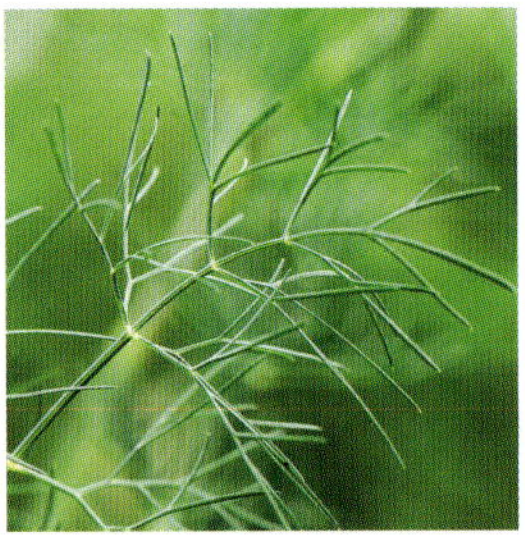

Das aromatische Getränk hilft bei Übelkeit und beugt Erbrechen vor. Zitronenmelisse und Dill eignen sich hervorragend bei stressbedingten Verdauungsproblemen, Pfefferminze beruhigt den Magen speziell bei Übelkeit, und Eibisch hilft bei gereizter Magenschleimhaut.

Sie brauchen:

- Je 3 TL frische oder 2 TL getrocknete Zitronenmelisse, Pfefferminze, Dill und Eibisch
- 1 ¼ l kochendes Wasser

Ergibt 1 ¼ l magenberuhigendes Getränk

Zubereitung

1 Kräuter in eine Kanne geben und mit dem kochenden Wasser übergießen.

2 Zugedeckt über Nacht ziehen lassen.

Anwendung

Über den Tag verteilt in kleinen Schlucken trinken, bis die Symptome verschwunden sind. Bis zu 6 Tassen täglich.

Info

Pfefferminze ist eines der besten Heilmittel für den Magen. Sie wirkt krampflösend, schmerzstillend und entzündungshemmend.

DER ANBAU

Bedecken Sie den Boden zweier mittelgroßer Töpfe mit wasserdurchlässigem Material und füllen Sie die Töpfe mit Blumenerde auf. Setzen Sie den Eibisch in die Mitte des einen Topfs, er wird recht groß. Setzen Sie zwei Dillpflanzen daneben. Zitronenmelisse und Pfefferminze kommen in den zweiten Topf, der restliche Dill davor. Regelmäßig gießen und düngen.

Benötigte Pflanzen

- 1 *Althaea officinalis* (Eibisch)
- 5 *Anethum graveolens* (Dill)
- 1 *Melissa officinalis* (Zitronenmelisse)
- 1 *Mentha piperita* (Pfefferminze)

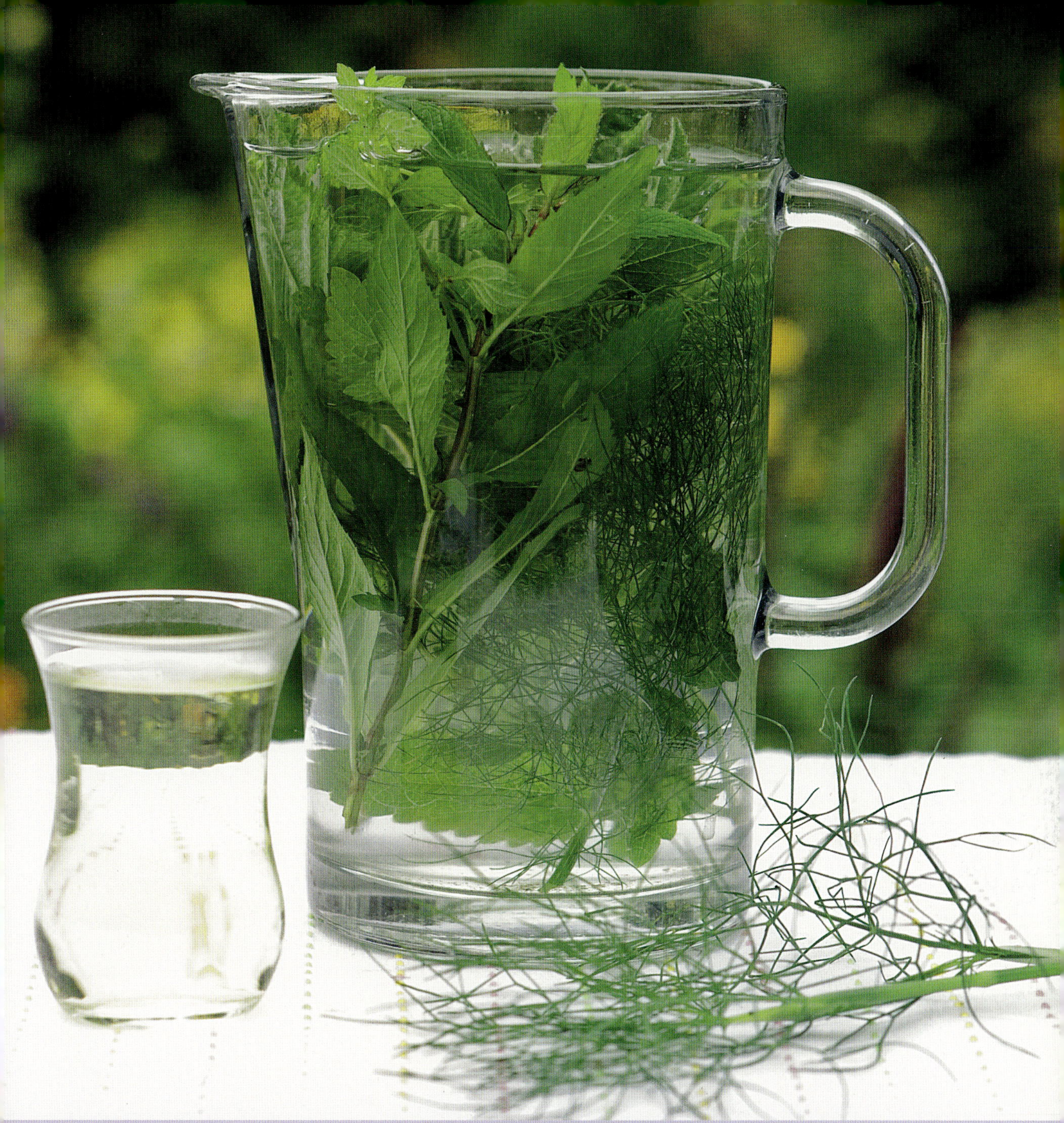

Alternativen

Frischer Ingwertee oder frische Ingwerwurzel kauen ♦ Mehrmals täglich 1 bis 2 TL Rotulme mit warmer Reismilch vermischt ♦ Bei akuten Beschwerden alle 2 Stunden Knoblauch-, Gelbwurz-, *Echinacea-,* Zimt- oder Lapachopräparate ♦ Kamillen-, Fenchel-, Lavendel- oder Thymiantee über den Tag verteilt ♦ Bei Übelkeit mit Kopfschmerzen oder Migräne Mutterkraut, Heilziest oder Rosmarin

Kühlende Latwerge

Bei Sodbrennen und Übersäuerung

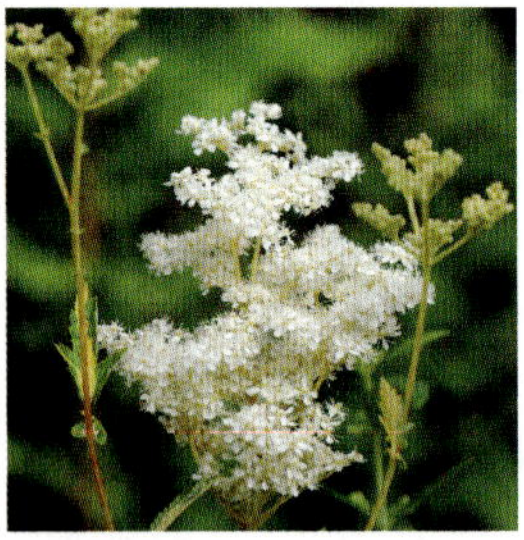

Ist der Magen übersäuert, sind diese beruhigenden Kräuter die erste Wahl. Mädesüß kühlt und hemmt Entzündungen, Eibisch lindert Reizungen. Zitronenmelisse, Kamille und Eisenkraut helfen insbesondere dann, wenn das Sodbrennen stressbedingt ist.

Sie brauchen:

- Je 250 g frisches oder 100 g getrocknetes Mädesüß, Eibisch, Zitronenmelisse und Kamille
- 125 g frisches Eisenkraut
- 500 g Manuka- oder Thymianhonig

Ergibt 500 ml Latwerge

Zubereitung

1 Kräuter grob gehackt in ein Stoffsäckchen und dieses in ein sterilisiertes Glas geben.

2 Mit Honig bedecken, luftdicht verschließen und gut beschriften. Mindestens 4 Wochen ziehen lassen, danach das Kräutersäckchen entfernen.

3 Kühl und dunkel, am besten im Kühlschrank, lagern.

Anwendung

3- bis 6-mal täglich 1 TL Latwerge in ein Glas heißes Wasser rühren und trinken.

Info

Die Süße des Honigs unterstreicht den Geschmack der Kräuter. Die Kombination wirkt entzündungshemmend.

DER ANBAU

Bedecken Sie den Boden dreier Töpfe mit wasserdurchlässigem Material und füllen Sie die Töpfe mit Blumenerde auf. Pflanzen Sie das Mädesüß im größten Topf an, Eibisch nach dem letzten Frost im mittleren und die Zitronenmelisse im kleinsten. Regelmäßig gießen und wöchentlich düngen.

Benötigte Pflanzen

- 1 *Filipendula ulmaria* (Mädesüß)
- 1 *Althaea officinalis* (Eibisch)
- 1 *Melissa officinalis* (Zitronenmelisse)

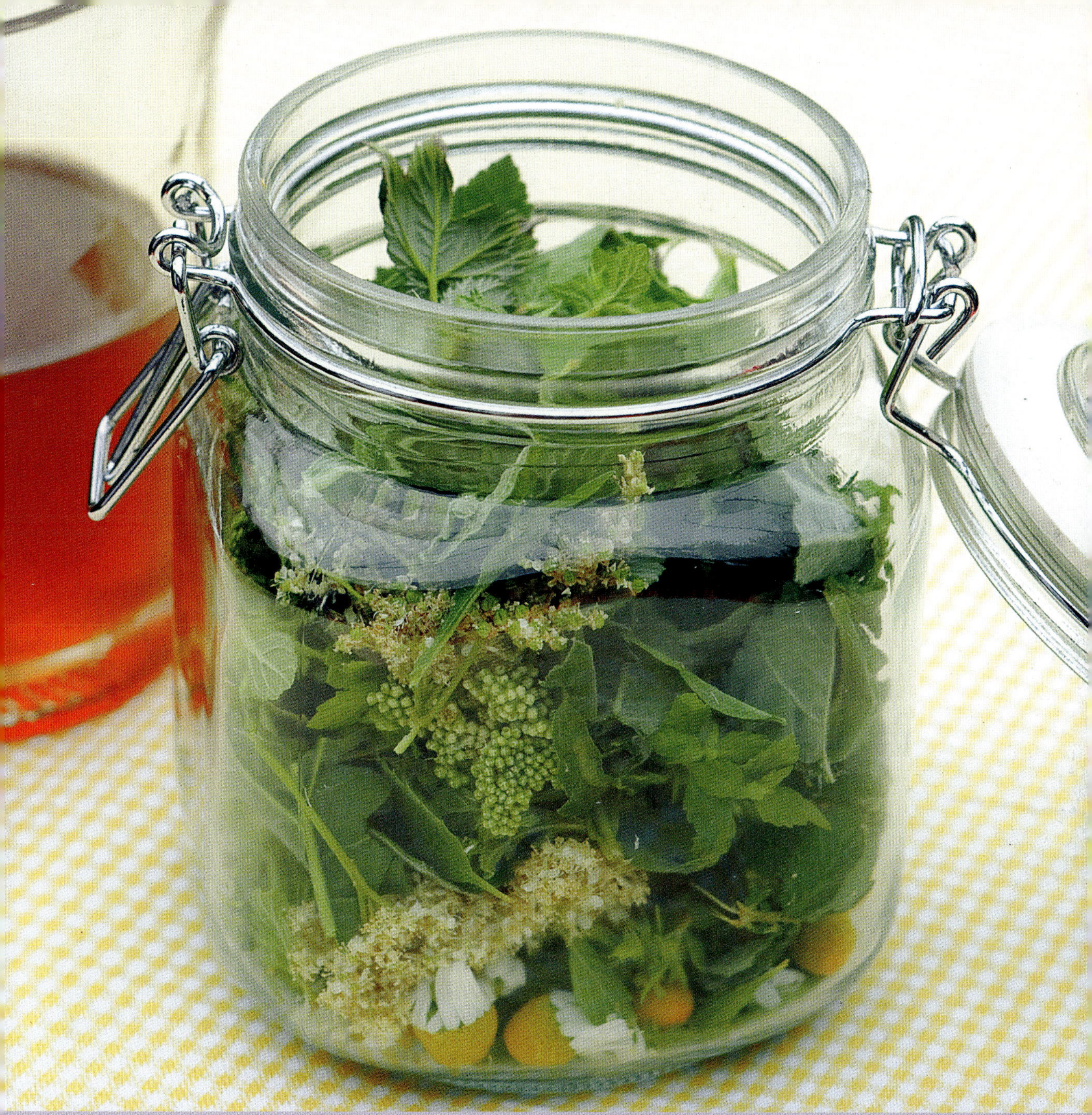

Alternativen

Verzicht auf Alkohol, Schokolade, raffinierte Kohlenhydrate, Zucker, schwarzen Tee, Kaffee und Zigaretten sowie auf schwere, fette, würzige und säurehaltige Nahrung wie Tomaten und Zitrusfrüchte ♦ Ärger, schnelles Essen, Bücken und Flach-im-Bett-Liegen meiden ♦ Tees mit säuremindernden Kräutern wie Kamille, Pfefferminze, Dill, Basilikum und Süßholz ♦ 3- bis 4-mal täglich 1 bis 2 TL Rotulmenpulver mit warmem Wasser vermischt ♦ 2-mal täglich 25 ml Aloe-vera-Saft

Probiotisches Frühstück

Bei Störungen der Darmflora

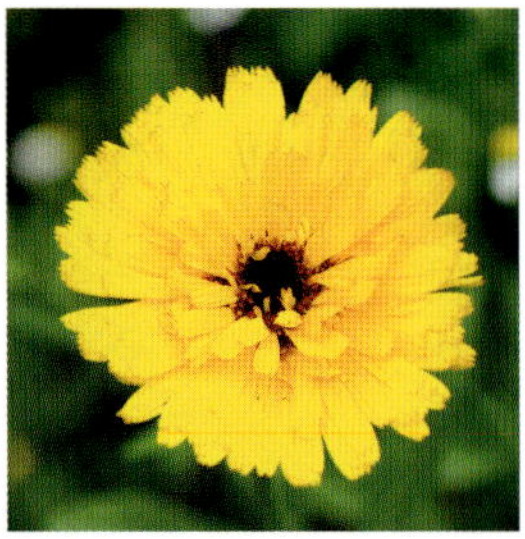

So beginnt der Tag würzig: Knoblauch, Ringelblume, Dill, Basilikum und Majoran bekämpfen Krankheitserreger und regen die Verdauung an; außerdem transportieren sie Giftstoffe aus dem Verdauungstrakt. Aloe vera beruhigt und stärkt Immunsystem und Darmflora.

Sie brauchen:

- 1 große Knoblauchzehe
- Je 1 EL frische Dillblätter und Ringelblumenblütenblätter
- Je 2 TL frischer Majoran und Thymian
- 20 ml Aloe-vera-Saft
- 500 g probiotischer Joghurt

Für 1 Portion

Zubereitung

Knoblauch abziehen, mit den Kräutern fein hacken und mit dem Aloe-vera-Saft in den Joghurt rühren.

Info

Die Kräuter sorgen für eine gesunde Darmflora und bekämpfen Hefepilze und Bakterien, die sich nach der Einnahme von Antibiotika im Darm ansiedeln können.

Anwendung

Genießen Sie diesen Joghurt täglich zum Frühstück. Mit Rücksicht auf Ihre Arbeitskollegen können Sie den Knoblauch auch nur am Wochenende verwenden.

DER ANBAU

Bedecken Sie den Boden dreier Töpfe mit wasserdurchlässigem Material und füllen Sie die Töpfe mit Blumenerde auf. Setzen Sie die Majoranpflanzen in eine Ecke und die drei Ringelblumen darum herum. In den mittelgroßen Topf kommen die beiden Dillpflanzen, der Thymian und der Knoblauch, in den dritten die Aloe vera. Regelmäßig gießen und düngen.

Benötigte Pflanzen

- 2 *Origanum marjorana* (Majoran)
- 3 *Calendula officinalis* (Ringelblume)
- 2 *Anethum graveolens* (Dill)
- 3 *Thymus vulgaris* (Thymian)
- 2 *Allium sativum* (Knoblauch)
- 1 *Aloe barbadensis* (Aloe vera)

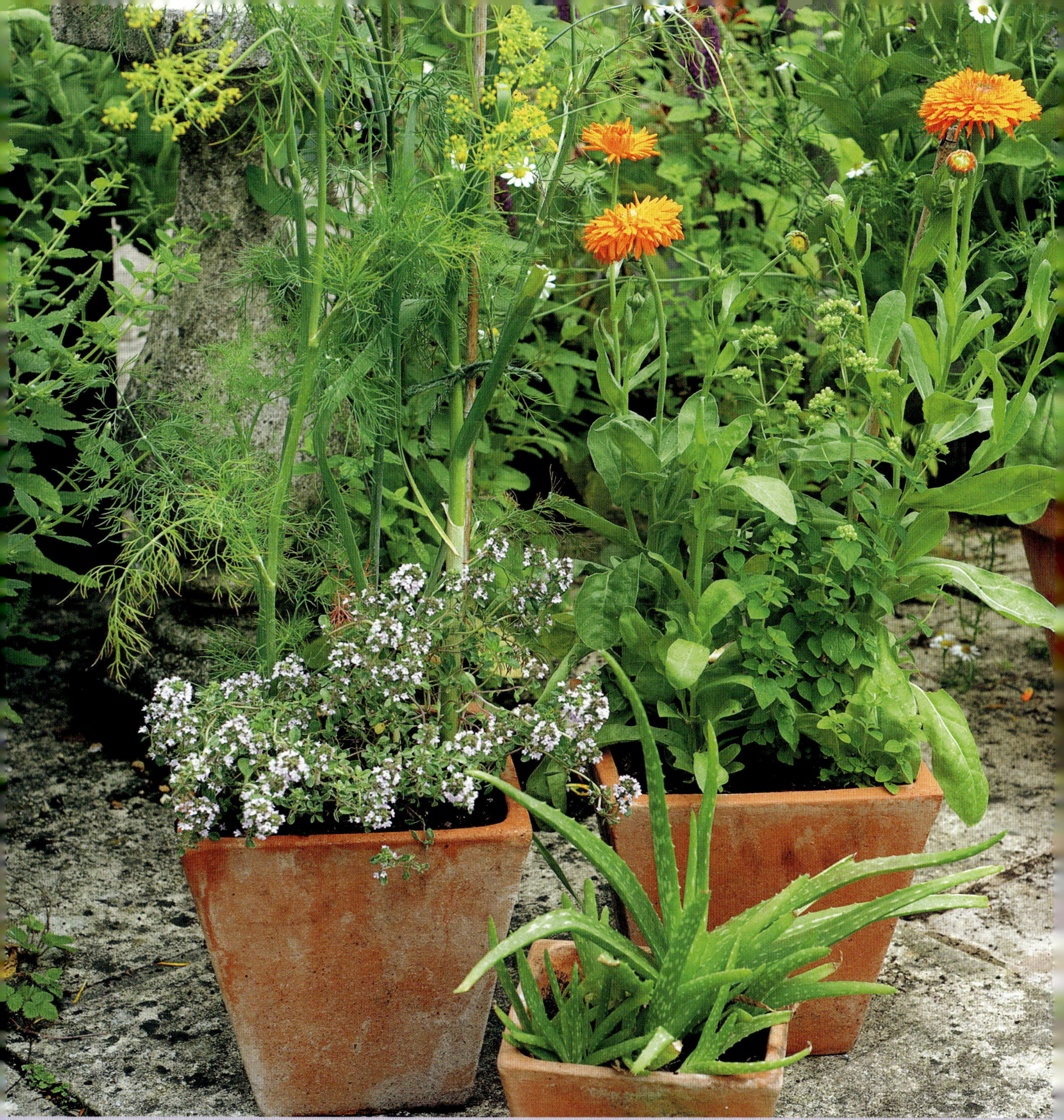

Alternativen

3- bis 4-mal täglich Fenchel-, Kamillen-, Thymian-, *Echinacea-* oder Ingwertee ♦ Täglich antibakteriell wirkende Gewürze wie Gelbwurz, Zimt, Ingwer und Stangenpfeffer verwenden ♦ Nahrungsergänzungspräparate: Lactobacillus acidophilus und Bifidobakterien (bis zu 40 Mio. täglich), Vitamin C (500 mg täglich), Caprylsäure (jeweils 1 g zu den Mahlzeiten), Leinsamen und Nachtkerzenöl

Anregender Smoothie

Bei Verstopfung

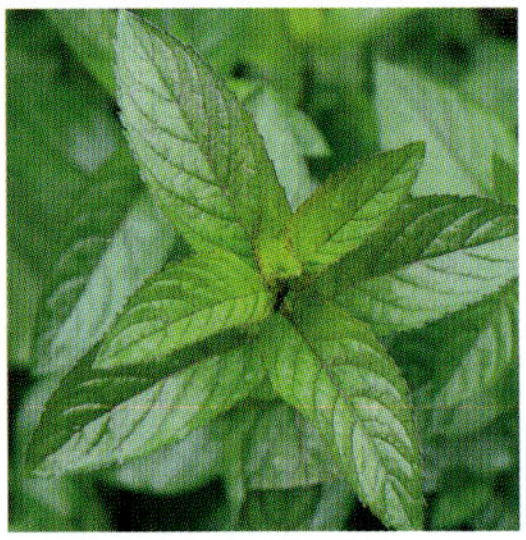

Mit ihren Mineralien, Vitaminen, Aminosäuren, Enzymen und anderen Wirkstoffen ist Aloe vera geradezu ein Allheilmittel für den Darm. Löwenzahn und Leinsamen wirken abführend; Knoblauch, Thymian, Ringelblume und Joghurtkulturen bringen die Darmflora ins Gleichgewicht.

Sie brauchen:

- 2 große Knoblauchzehen
- 2 etwa 5 cm lange frische, grob gehackte Löwenzahnwurzeln
- Je 2 TL frischer Thymian, Pfefferminze, Ringelblumenblüten und Leinsamen
- 30 ml Aloe-vera-Saft
- 250 g Joghurt
- Etwas frischer Ingwer

Für 1 Portion

Zubereitung

Knoblauch abziehen und mit Kräutern, Leinsamen, Aloe-vera-Saft, Joghurt und Ingwer im Mixer pürieren.

Anwendung

Einfach trinken und genießen!

Info

Es ist wichtig, Verstopfung zu behandeln, da sich ansonsten Giftstoffe im Darm ansammeln und chronische Erkrankungen auslösen können.

DER ANBAU

Bedecken Sie den Boden zweier Töpfe mit wasserdurchlässigem Material und füllen Sie die Töpfe mit Blumenerde auf. Setzen Sie die Aloe-vera- und Pfefferminzpflanzen in einen Topf; im anderen kommt der Thymian in die Mitte, Löwenzahn und Knoblauch kommen darum herum. Regelmäßig gießen und wöchentlich düngen.

Benötigte Pflanzen

- 4 *Aloe barbadensis* (Aloe vera)
- 1 *Mentha piperita* (Pfefferminze)
- 1 *Thymus vulgaris* (Thymian)
- 2 *Taraxacum officinale* (Löwenzahn)
- 2 *Allium sativum* (Knoblauch)

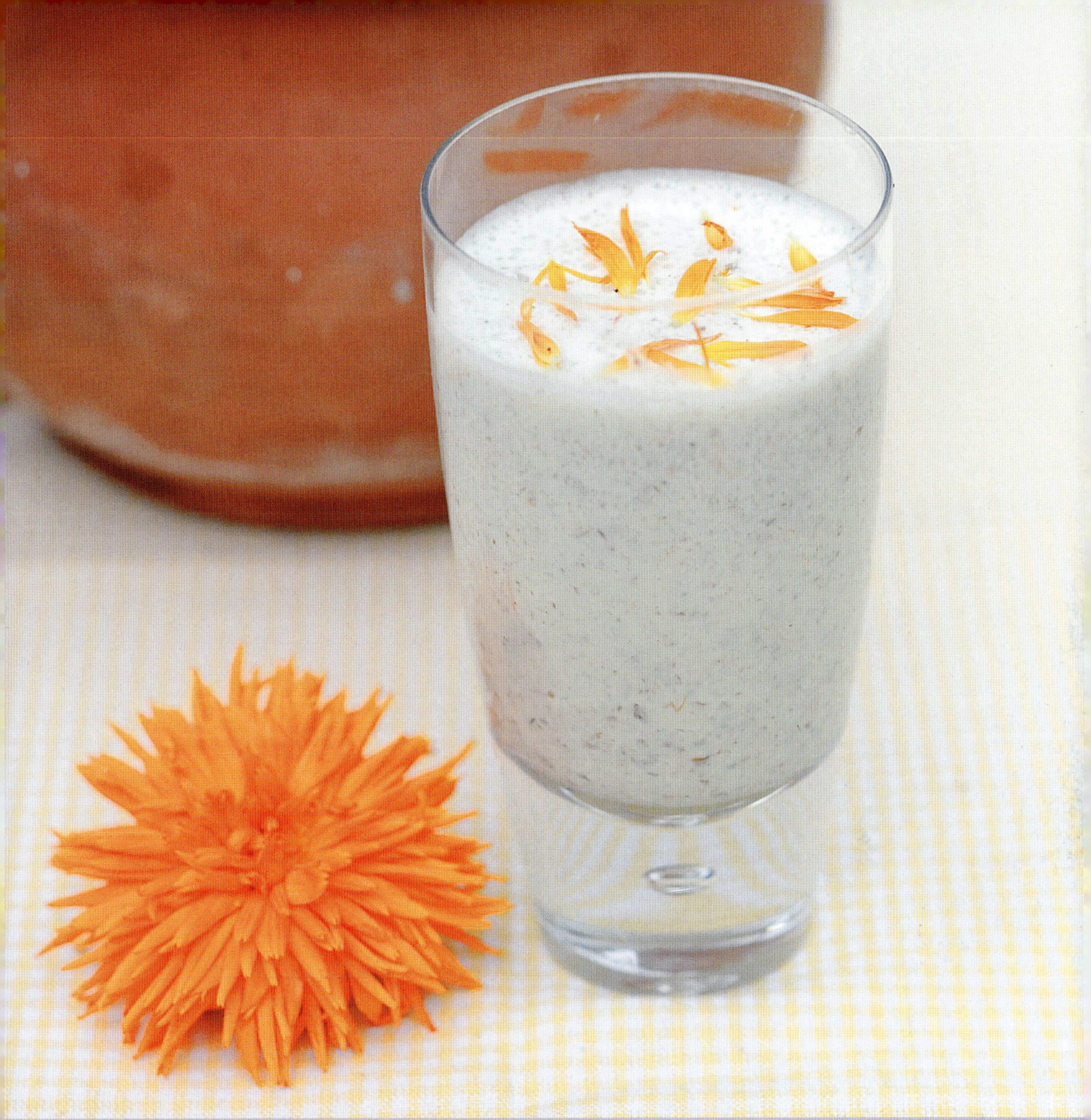

Alternativen

Verzicht auf raffinierte Lebensmittel, dafür jede Menge Ballaststoffe in Obst, Gemüse und Vollkornprodukten ♦ Viel Wasser trinken ♦ 3-mal täglich Tees mit den Kräutern Süßholz und Klette ♦ 1 bis 2 Wochen lang vermehrt abführende Kräuter wie Wurzel des Krausen Ampfers oder Sennesschoten mit etwas Ingwer ♦ Bei stressbedingten Beschwerden Zitronenmelissen-, Kamillen-, Dill- oder Hopfentee ♦ Nahrungsergänzungspräparate: Knoblauch, Grapefruitkernextrakt ♦ Täglich 30 Minuten Bewegung

Stärkende Tinktur

Bei Durchfall

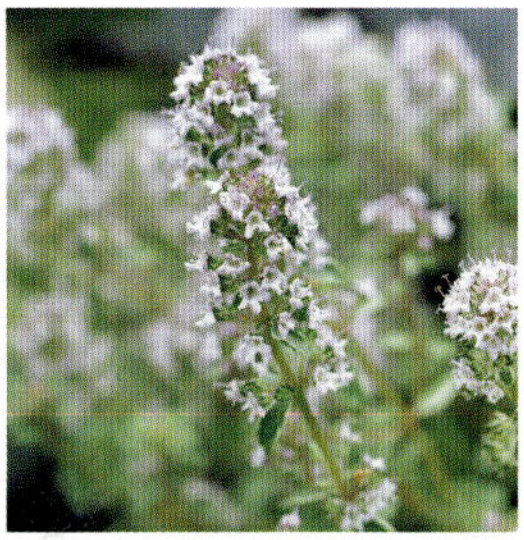

Odermennig wirkt adstringierend, schmerzstillend und entzündungshemmend und verfestigt den Stuhl. Thymian lindert Durchfälle, Eibisch wirkt sich wohltuend auf die Darmwände aus, und Pfefferminze, Zitronenmelisse, Dill sowie Kamille wirken krampflösend und schmerzstillend.

Sie brauchen:

- Je 250 g frischer oder 100 g getrockneter Dill, Pfefferminze, Thymian, Odermennig, Eibisch und Zitronenmelisse
- 400 ml Alkohol (Wodka, Gin oder Brandy)

Ergibt 400 ml Tinktur

Zubereitung

1 Kräuter in ein großes Glas geben und mit dem Alkohol übergießen.

2 Glas luftdicht verschließen und die Kräuter nicht in direktem Sonnenlicht mindestens 2 Wochen ziehen lassen. Glas täglich schütteln.

3 Abseihen, dabei die Kräuter gut auspressen.

4 Tinktur in dunkle Flaschen füllen und an einem kühlen Ort lagern.

Anwendung

3- bis 6-mal täglich 1 TL in etwas warmem Wasser auflösen und trinken.

DER ANBAU

Bedecken Sie den Boden eines Holzkastens mit wasserdurchlässigem Material und füllen Sie den Kasten mit Blumenerde auf. Setzen Sie die Eibischpflanze in die Mitte, den Thymian in eine Ecke, den Odermennig in die zweite, die drei Dillpflanzen in die dritte und Pfefferminze sowie Zitronenmelisse in die letzte. Regelmäßig gießen und wöchentlich düngen.

Benötigte Pflanzen

- 1 *Althaea officinalis* (Eibisch)
- 1 *Thymus vulgaris* (Thymian)
- 1 *Agrimonia eupatoria* (Odermennig)
- 3 *Anethum graveolens* (Dill)
- 1 *Mentha piperita* (Pfefferminze)
- 1 *Melissa officinalis* (Zitronenmelisse)

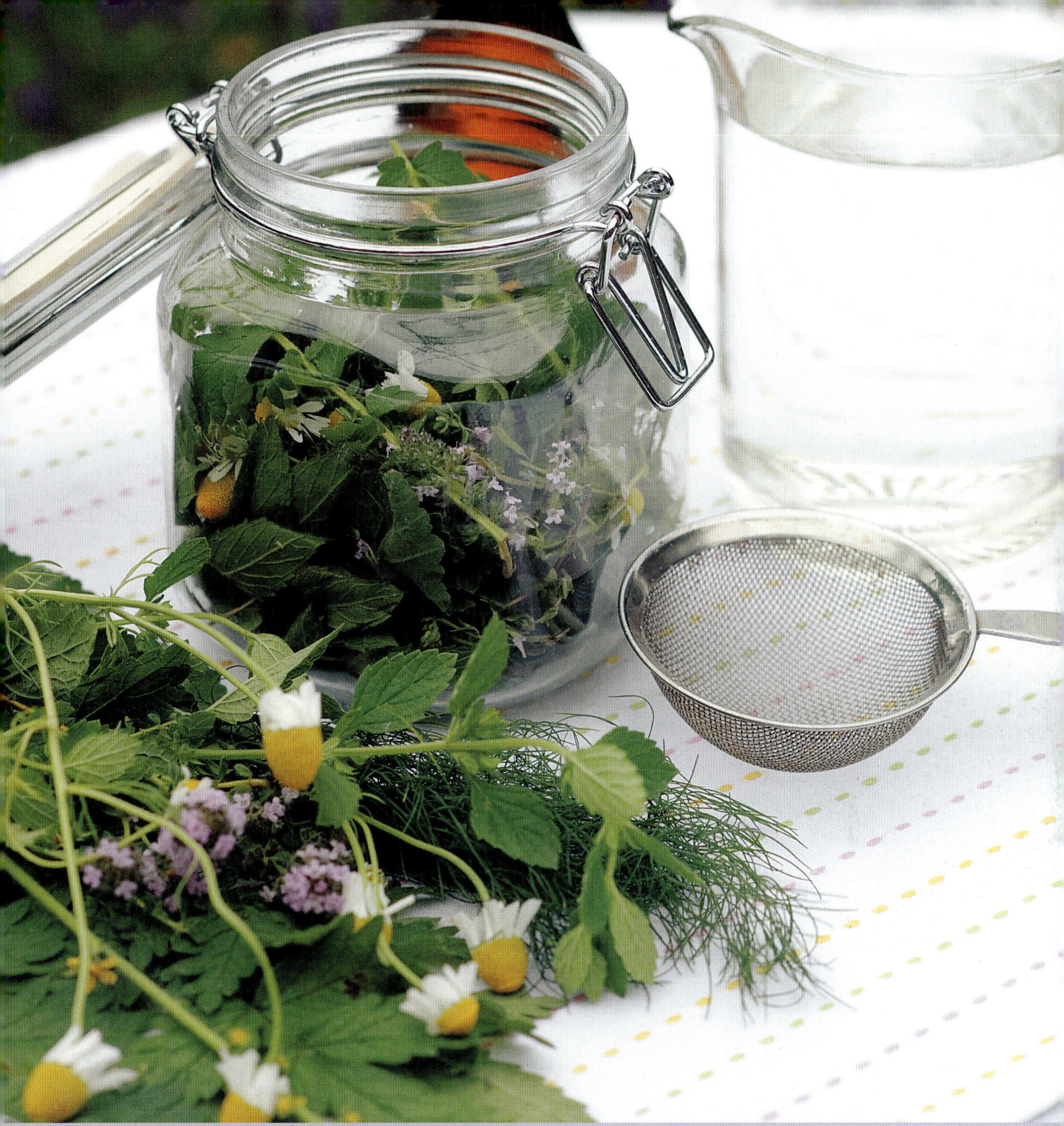

Alternativen

Viel Flüssigkeit, um den Wasser- und Elektrolytverlust auszugleichen ♦ 3- bis 6-mal täglich Tees mit Zimt, Himbeerblättern, Pfefferminze, Kamille, Zitronenmelisse, Ingwer, Gelbwurz, Koriander oder Schafgarbe ♦ 3-mal täglich 1 TL Rotulmenpulver mit 1 Tasse Reismilch vermischt ♦ Nahrungsergänzungspräparate: Knoblauch, Lactobacillus acidophilus ♦ Verzicht auf Weizen, Milchprodukte und rotes Fleisch

Beruhigender Tee

Bei Reizdarm

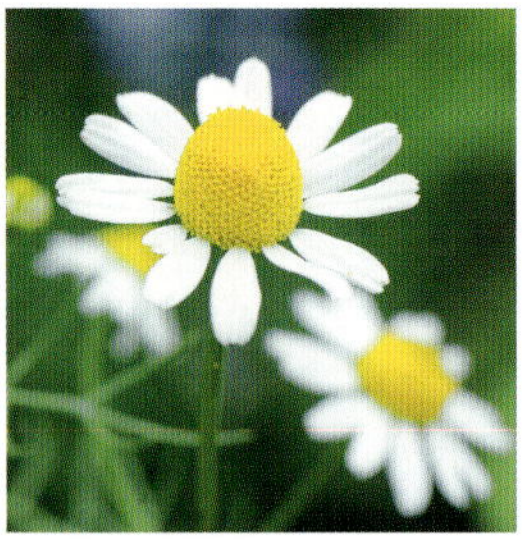

Diese Kombination verdauungsfördernder Kräuter beruhigt den Reizdarm, entspannt die Muskulatur und wirkt schmerzstillend und entzündungshemmend. Zudem bringen Kamille, Pfefferminze, Thymian und Zitronenmelisse die Darmflora wieder in ihr natürliches Gleichgewicht.

Sie brauchen:

- Je 2 TL frische oder 1 TL getrocknete Kamille, Mädesüß, Pfefferminze, Thymian, Odermennig und Zitronenmelisse
- 1 ¼ l kochendes Wasser

Ergibt 1 ¼ l Tee

Zubereitung

1 Kräuter in eine Teekanne geben und mit kochendem Wasser übergießen.

2 10 bis 15 Minuten ziehen lassen, abseihen.

Anwendung

3- bis 6-mal täglich 1 Tasse Tee in kleinen Schlucken trinken.

Info

Thymian ist reich an desinfizierenden ätherischen Ölen, die eine gesunde Darmflora aufrechterhalten.

DER ANBAU

Bedecken Sie den Boden dreier Töpfe mit wasserdurchlässigem Material und füllen Sie die Töpfe mit Blumenerde auf. In die Mitte des größten Topfs setzen Sie die Pfefferminze, daneben den Odermennig und davor die Zitronenmelisse. In die Mitte des zweitgrößten Topfs setzen Sie das Mädesüß, davor den Thymian. In den kleinsten Topf kommt die Kamille. Regelmäßig gießen und wöchentlich düngen.

Benötigte Pflanzen

- 1 *Mentha piperita* (Pfefferminze)
- 1 *Agrimonia eupatoria* (Odermennig)
- 3 *Melissa officinalis* (Zitronenmelisse)
- 1 *Filipendula ulmaria* (Mädesüß)
- 1 *Thymus vulgaris* (Thymian)
- 2 *Matricaria recutita* (Kamille) oder *Anthemis nobilis/ Chamaemelum nobile* (Duftkamille/Römische Kamille)

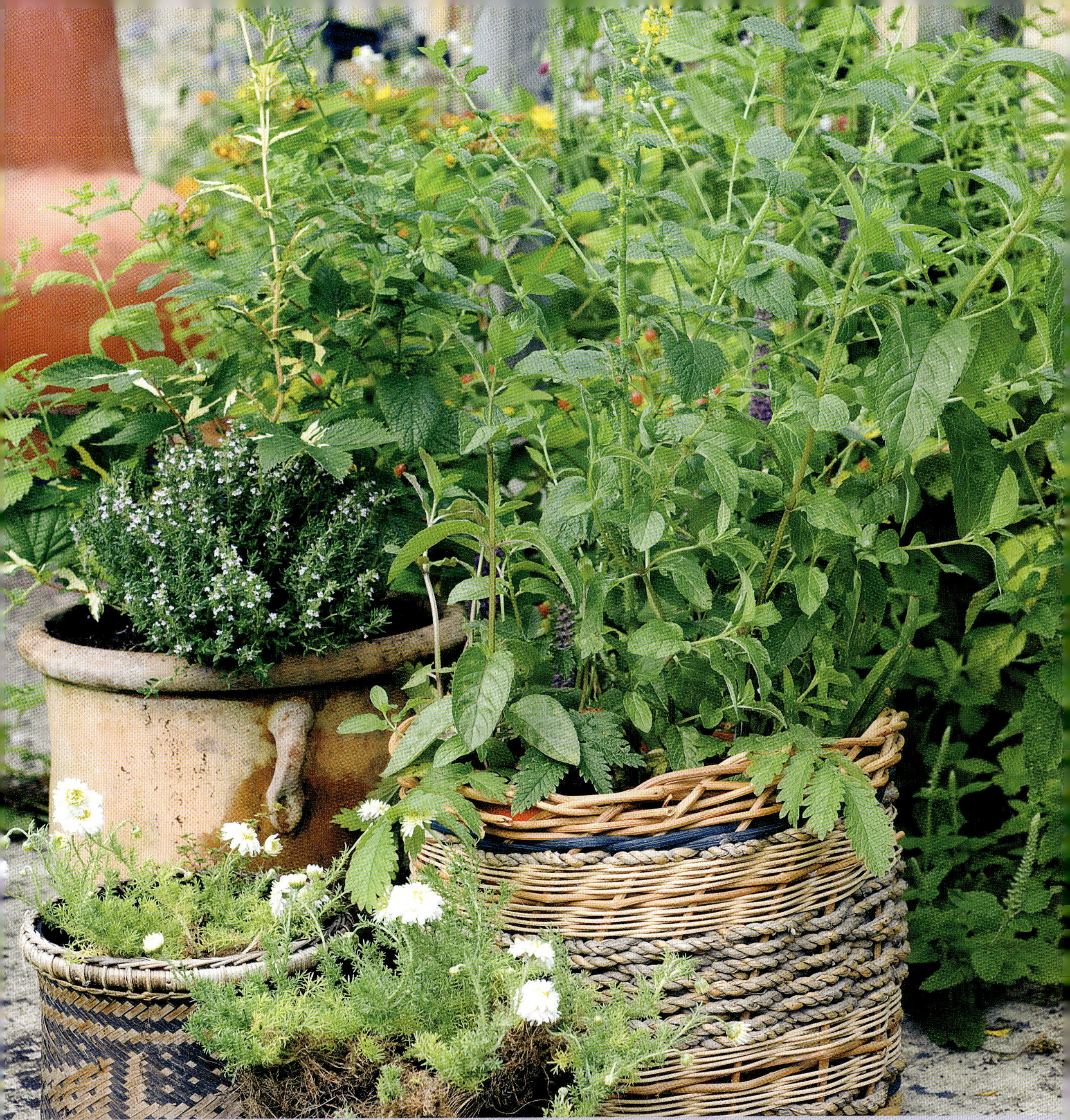

Alternativen

Vorübergehender Verzicht auf schwarzen Tee, Kaffee, Milchprodukte, Zucker, Weizen und Gluten ♦ 3- bis 4-mal täglich Eibisch-, Süßholz-, Eisenkraut-, Dill- oder Fencheltee ♦ 3- bis 6-mal täglich 1 bis 2 TL Rotulmenpulver in etwas warmer Reismilch aufgelöst ♦ 2-mal täglich 25 ml Aloe-vera-Saft ♦ Nahrungsergänzungspräparate: Olivenblätter, Traubenkerne, Knoblauch, Gelbwurz

Sommersalat

Bei Übergewicht

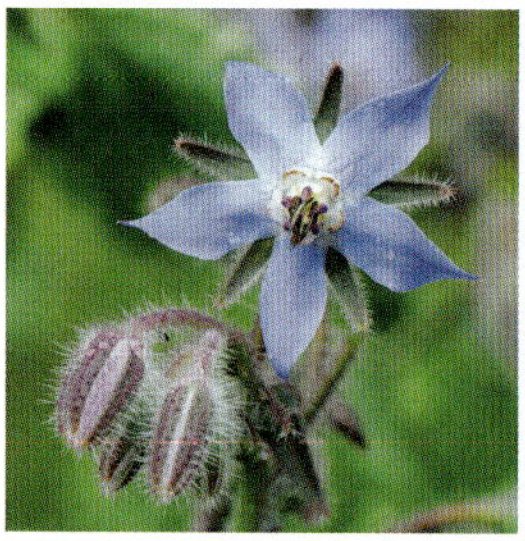

Mit diesem Salat purzeln nicht nur die Pfunde, er schmeckt auch toll. Fenchel, Rucola, Kapuzinerkresse, Koriander und Cayennepfeffer kurbeln den Stoffwechsel an, Löwenzahn, Fenchel, Koriander und Wegerich wirken entwässernd. Fenchel hilft zudem bei Cellulite.

Sie brauchen:

- Je 60 g junge Löwenzahn-, Wegerich- und Rucolablätter
- Fenchel- und Korianderblätter, Kapuzinerkresseblüten und Borretschblätter sowie -blüten zum Garnieren
- Kokosnussöl, Obstessig, Knoblauch und Cayennepfeffer für das Dressing

Für 2 Portionen

Zubereitung

1 Löwenzahn, Wegerich und Rucola in einer Schüssel vermengen.

2 Mit den restlichen Kräutern garnieren.

3 Wenn es sehr heiß ist, nach Belieben Gurkenscheiben hinzufügen.

4 Mit einem Dressing aus Kokosnussöl, Obstessig, Knoblauch und Cayennepfeffer beträufeln.

Anwendung

Einfach essen und genießen!

DER ANBAU

Bedecken Sie den Boden eines großen Kübels mit wasserdurchlässigem Material und füllen Sie den Kübel mit Blumenerde auf. Setzen Sie den Borretsch in die Mitte und je eine Kapuzinerkressepflanze an seine Seite. In die Ecken kommen Löwenzahn, Wegerich und Rucola, in die hintere Mitte der Koriander und in die vordere Mitte der Cayennepfeffer. Daneben setzen Sie den Fenchel. Regelmäßig gießen und wöchentlich düngen.

Benötigte Pflanzen

- 1 *Borago officinalis* (Borretsch)
- 2 *Tropaeolum majus* (Kapuzinerkresse)
- 2 *Taraxacum officinale* (Löwenzahn)
- 1 *Plantago major/minor/lanceolata* (Breit- oder Spitzwegerich)
- 2 *Eruca vesicaria/sativa* (Rucola)
- 4 *Coriandrum sativum* (Koriander)
- 1 *Capsicum frutescens* (Cayennepfeffer)
- 3 *Foeniculum vulgare* (Fenchel)

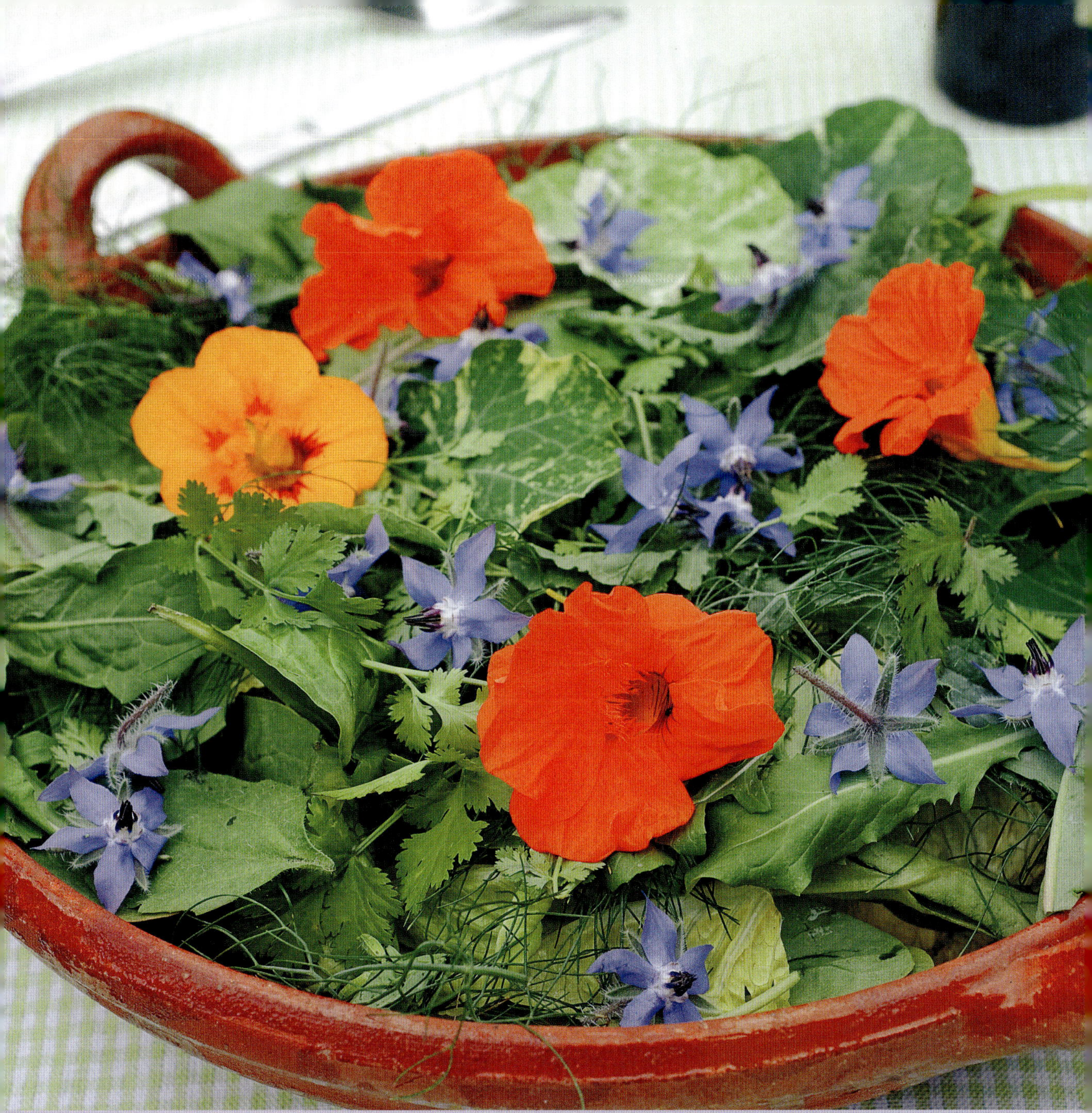

Alternativen

3- bis 4-mal täglich Tees mit Wegerich, Klettenlabkraut, Sternmiere, Löwenzahnblättern, Dill, Fenchel, Korianderblättern und Petersilie ♦ Jede Menge essenzielle Fettsäuren in fettem Fisch, Nüssen, Samen, Vollkornprodukten, Nachtkerzenöl und Leinsamen, um den Stoffwechsel anzukurbeln ♦ Nicht mehr als 1 kg pro Woche abnehmen ♦ Nahrungsergänzungspräparate: Algen, Guggulu, Chrom ♦ Gewürze wie Cayennepfeffer, Knoblauch, Koriander, Kreuzkümmel, Ingwer, Zimt und Gelbwurz (Kurkuma)

Würziges Elixier

Bei Blähungen

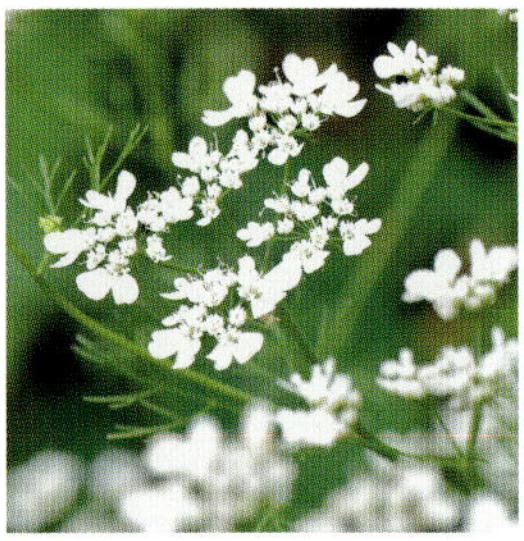

Trinken Sie dieses Elixier in kleinen Schlucken, um die Verdauung im Gleichgewicht zu halten und Blähungen vorzubeugen. Pfefferminze, Koriander, Dill und Kümmel sind ausgezeichnete windtreibende Kräuter und schaffen Linderung bei schmerzhaften Blähungen.

Sie brauchen:

- 100 g frische oder 50 g getrocknete Pfefferminzblätter
- 50 g Dill-, Koriander- und Kümmelsamen
- 500 g Honig
- 500 ml Brandy

Ergibt 850 ml Elixier

Zubereitung

1 Pfefferminze und Samen in ein Glas geben. Honig und Brandy verrühren und die Mischung im Glas damit übergießen.

2 Nach Belieben eine Zimtstange und etwas frischen Ingwer dazugeben.

3 4 bis 6 Wochen ziehen lassen. Anschließend die Mischung durch ein feines Sieb abseihen.

4 In gut beschriftete dunkle Flaschen füllen und an einem kühlen Ort lagern.

Anwendung

Nach jeder Mahlzeit ½ TL des Elixiers einnehmen.

DER ANBAU

Bedecken Sie den Boden eines Blumenkastens mit wasserdurchlässigem Material und füllen Sie den Kasten mit Blumenerde auf. Setzen Sie die Pfefferminze in die Mitte; auf die eine Seite kommt der Koriander, auf die andere der Kümmel. Setzen Sie den Dill dazwischen. Regelmäßig gießen und düngen.

Benötigte Pflanzen

- 1 *Mentha piperita* (Pfefferminze)
- 3 *Coriandrum sativum* (Koriander)
- 3 *Carum carvi* (Kümmel)
- 4 *Anethum graveolens* (Dill)

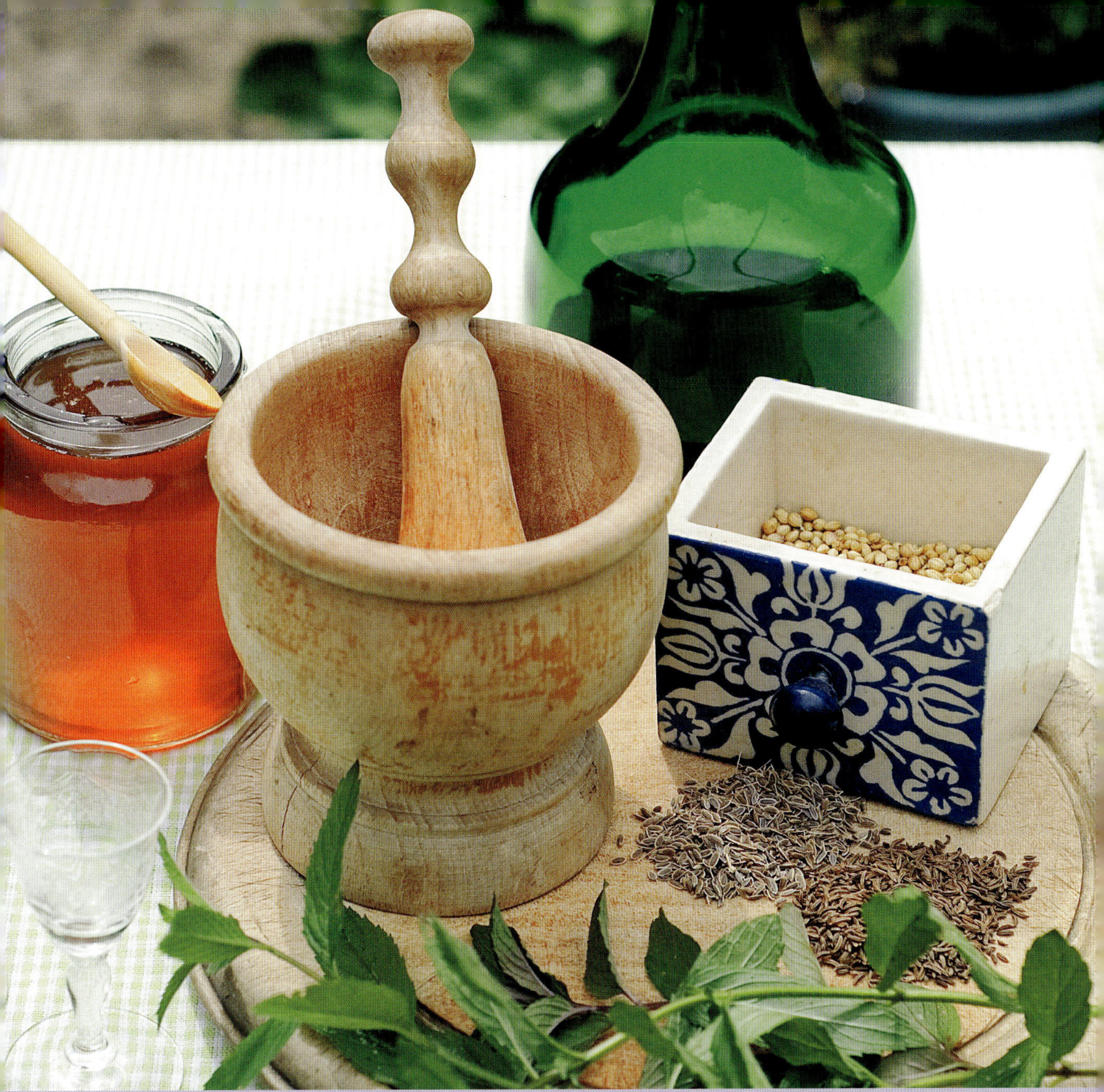

Alternativen

Tees mit Fenchel, Dill, Rosmarin, Pfefferminze, Ingwer, Zimt, Zitronenmelisse und Kamille ♦ Vor und nach den Mahlzeiten Kreuzkümmel-, Koriander-, Kardamom-, Fenchel- und Dillsamen kauen ♦ Speisen mild würzen, um die Verdauung zu fördern ♦ Regelmäßig Ingwertee ♦ Nahrungsergänzungspräparate: Lactobacillus acidophilus, Knoblauch, Olivenblätter, Goldsiegelwurzel, Gelbwurz, Oreganoöl ♦ Langsam und nicht zu spät essen ♦ Ausreichend Bewegung ♦ Verzicht auf Weizen und Milchprodukte ♦ Sanfte Bauchmassagen mit verdünntem Zimt-, Ingwer-, Nelken- oder Pfefferminzöl

Frische Mundspülung

Bei Problemen im Mund und am Zahnfleisch

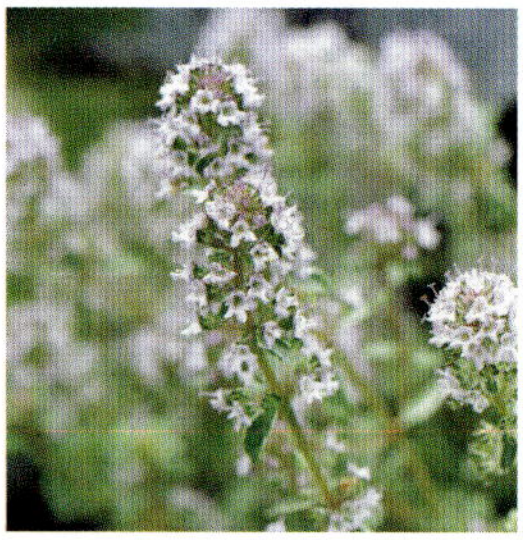

Eine gute Mundhygiene und ein intaktes Immunsystem beugen Zahnfleischproblemen vor. Salbei, Thymian und Ringelblume wirken desinfizierend; zudem enthalten sie Gerbstoffe, die die Mundschleimhaut heilen. Thymol, ein ätherisches Öl im Thymian, bekämpft Keime aller Art.

Sie brauchen:

- Je 1 TL frischer oder ½ TL getrockneter Salbei, Ringelblume und Thymian
- 200 ml kochendes Wasser

Ergibt 200 ml Mundspülung

Zubereitung

Kräuter mit dem kochenden Wasser übergießen, 30 Minuten ziehen lassen, abseihen.

Info

Die Blüten der Ringelblume haben hervorragende antibakterielle, antivirale und pilztötende Eigenschaften.

Anwendung

Morgens und abends den Mund mit dem Kräuteraufguss spülen. Sie können auch Ihre Zahnseide vor Gebrauch darin einlegen. Die Spülung hilft bei Zahnfleischentzündungen und stärkt Zahnfleisch und Mundschleimhaut.

DER ANBAU

Bedecken Sie den Boden eines mittelgroßen Kübels mit wasserdurchlässigem Material und füllen Sie den Kübel mit Blumenerde auf. Setzen Sie den Salbei in die vordere linke Ecke, den Thymian in die hintere rechte und die Ringelblumen diagonal dazwischen. Zupfen Sie die welken Ringelblumenblüten ab, dann blüht die Pflanze erneut. Regelmäßig gießen und wöchentlich düngen.

Benötigte Pflanzen

- 1 *Salvia officinalis* (Salbei)
- 1 *Thymus vulgaris* (Thymian)
- 3 *Calendula officinalis* (Ringelblume)

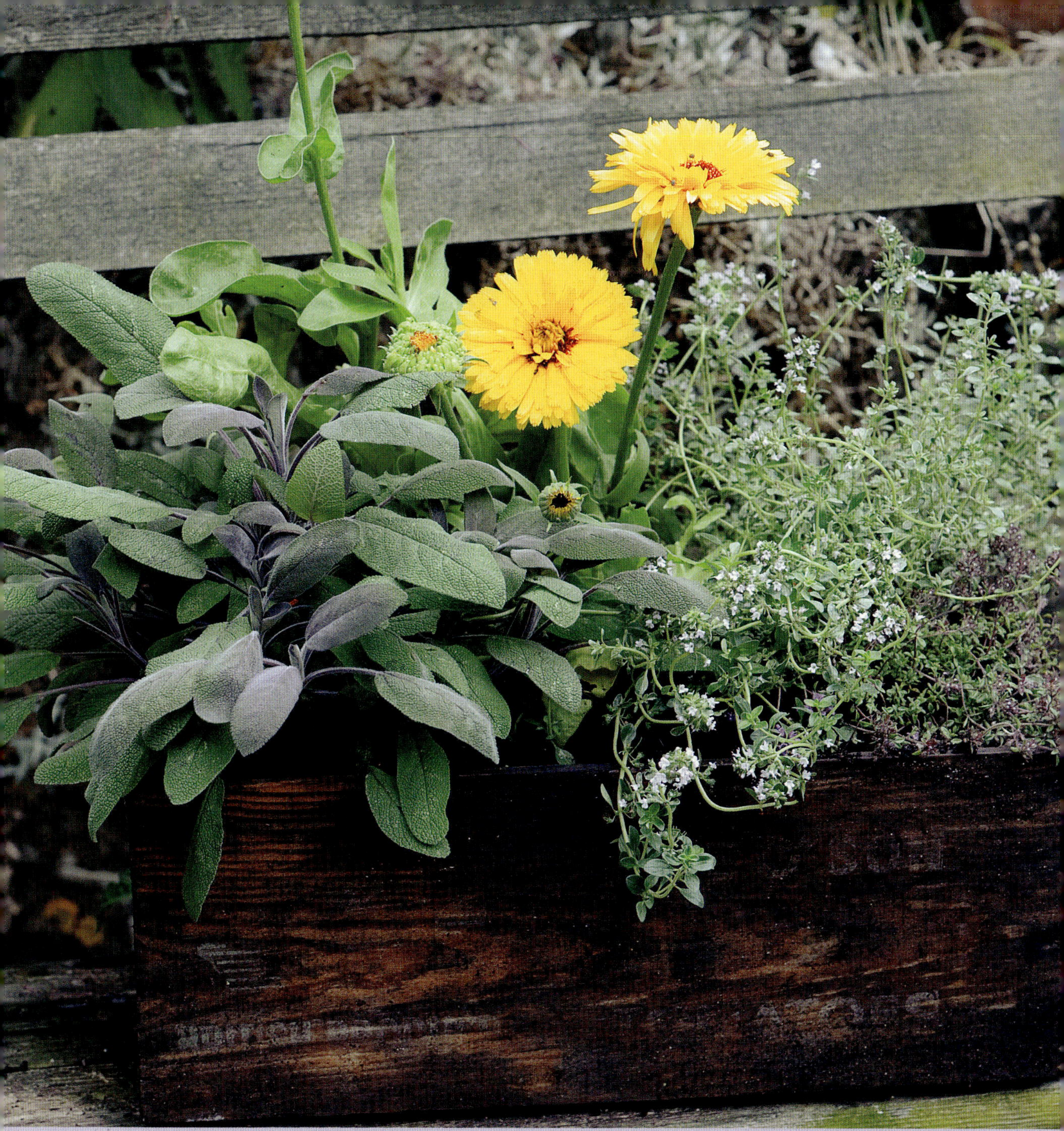

Alternativen

Regelmäßige Mundspülungen mit Aufgüssen von Katzenkralle, Pfefferminze, Kamille, Goldsiegel, Odermennig oder Myrrhe ♦ Tees der genannten Kräuter zur Stärkung der Abwehr ♦ Nahrungsergänzungspräparate: Vitamin C, Bioflavonoide, Antioxidanzien wie Heidelbeere, Weißdorn, Katzenkralle, Braunelle, Traubenkerne und Oregano, um die Blutgefäße vor freien Radikalen zu schützen ♦ Zahnseide

Tonikum fürs Gehirn

Bei Konzentrationsmangel

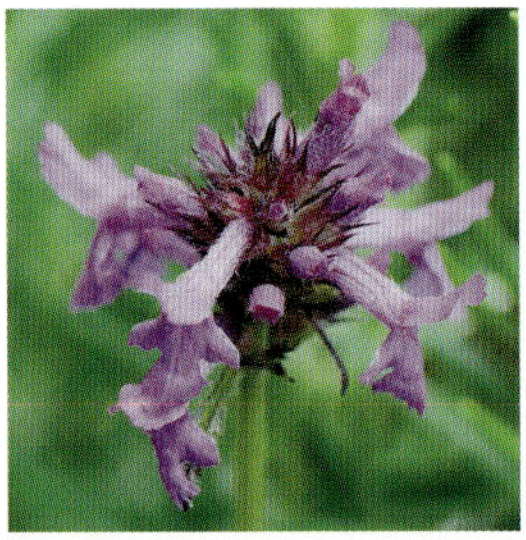

Dieses wunderbar erfrischende Getränk bringt Ihr Gehirn wieder auf Vordermann. Rosmarin, Thymian und Pfefferminze beleben den Geist, Heilziest und Gotu Kola sorgen für eine gute Durchblutung. Dadurch wird die Konzentrationsfähigkeit gestärkt und die Kreativität angeregt.

Sie brauchen:

- Je 60 g frischer oder 30 g getrockneter Rosmarin, Thymian, Gotu Kola, Pfefferminze und Heilziest
- 600 ml kochendes Wasser
- 500 g Zucker
- 30 ml Brandy (optional)

Ergibt 650 ml Tonikum

Zubereitung

1 Kräuter mit dem kochendem Wasser übergießen.

2 Über Nacht ziehen lassen, dann durch ein feines Sieb abseihen.

3 Flüssigkeit mit dem Zucker in einen Topf geben und so lange unter Rühren erhitzen, bis sich der Zucker aufgelöst hat. Nach Belieben mit dem Brandy konservieren.

4 In sterilisierte, dunkle, gut beschriftete Flaschen füllen und an einem kühlen Ort lagern. Im Kühlschrank hält sich das Tonikum bis zu 6 Monate.

Anwendung

Über mehrere Wochen 3- bis 4-mal täglich 2 TL des Tonikums einnehmen.

DER ANBAU

Bedecken Sie den Boden zweier Holzkästen mit wasserdurchlässigem Material und füllen Sie die Kästen mit Blumenerde auf. Setzen Sie Rosmarin, Gotu Kola und Heilziest in einen Kasten, Thymian und Pfefferminze in den anderen. Der Gotu Kola hat es gern feucht, Rosmarin mag es eher trocken. Regelmäßig gießen und wöchentlich düngen.

Benötigte Pflanzen

- 1 *Rosmarinus officinalis* (Rosmarin)
- 1 *Centella/Hydrocotyle asiatica* (Gotu Kola)
- 1 *Stachys betonica* (Heilziest)
- 1 *Thymus vulgaris* (Thymian)
- 1 *Mentha piperita* (Pfefferminze)

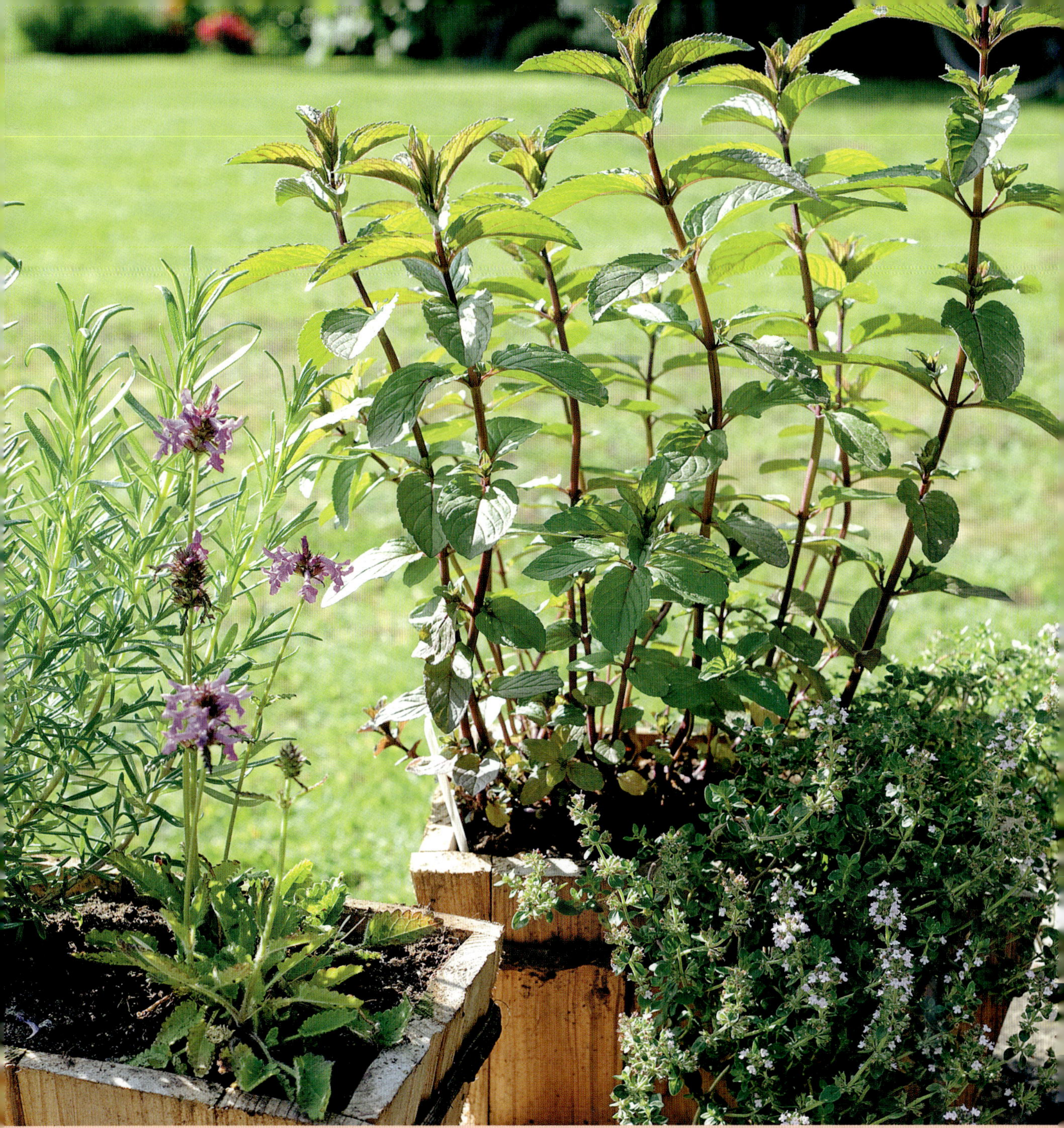

Alternativen

Tees mit Gotu Kola, Immergrün und Ginkgo versorgen das Gehirn mit Blut und Nährstoffen ♦ Nahrungsergänzungspräparate: Rosenwurz, B-Vitamine, Lezithin, Vitamin A, C und E, Koenzym Q 10, essenzielle Fettsäuren ♦ Vor schädlichen freien Radikalen werden die Gehirnzellen durch Ginseng, Weißdorn, Ashwagandha, Thymian, Johanniskraut und Chinesisches Spaltkörbchen geschützt

Lindernde Kompresse

Bei Kopfschmerzen und Migräne

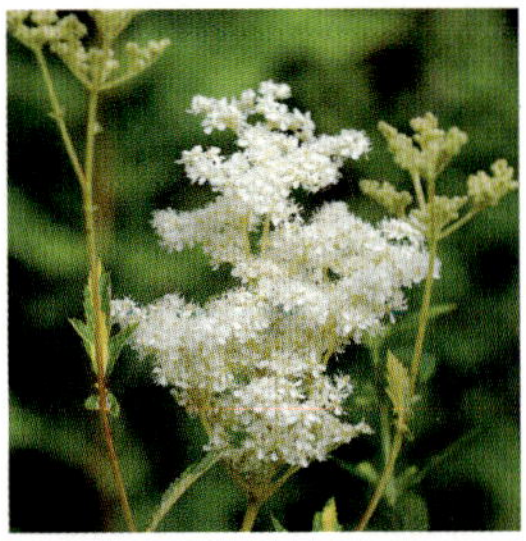

Rosmarin entspannt die angespannte Muskulatur, die zu Stresskopfschmerzen führt, Mädesüß ist ebenso wie die erfrischende Pfefferminze für seine schmerzstillenden Eigenschaften bekannt. Mutterkraut weitet die Gefäße und verbessert die Durchblutung im Gehirn.

Sie brauchen:

- Je 30 g frischer oder 15 g getrockneter Rosmarin, Pfefferminze, Mutterkraut und Mädesüß
- 250 ml Weißweinessig

Ergibt 250 ml Flüssigkeit

Zubereitung

1 Kräuter in ein Glas geben und mit dem Weißweinessig bedecken.

2 2 bis 3 Wochen auf einem sonnigen Fensterbrett stehen lassen. Abgießen und in saubere dunkle Flaschen füllen.

Anwendung

Bei Kopfschmerzen etwas Kräuteressig in eine Schüssel gießen und ein Tuch darin tränken. Auswringen und auf die Stirn legen. Sie können die Schüssel mit dem Essig auch eine Zeitlang in den Kühlschrank stellen, wenn Kühle Ihre Kopfschmerzen lindert.

Info

Rosmarin lindert Kopfschmerzen aller Art, ob aufgrund von Stress, einer Minderdurchblutung oder angespannter Muskeln.

DER ANBAU

Bedecken Sie den Boden von vier Töpfen mit wasserdurchlässigem Material und füllen Sie die Töpfe mit Blumenerde auf. Setzen Sie jede Pflanze in einen eigenen Topf. Regelmäßig gießen und wöchentlich düngen.

Benötigte Pflanzen

- 1 *Filipendula ulmaria* (Mädesüß)
- 1 *Rosmarinus officinalis* (Rosmarin)
- 1 *Chrysanthemum parthenium/Tanacetum parthenium* (Mutterkraut)
- 1 *Mentha piperita* (Pfefferminze)

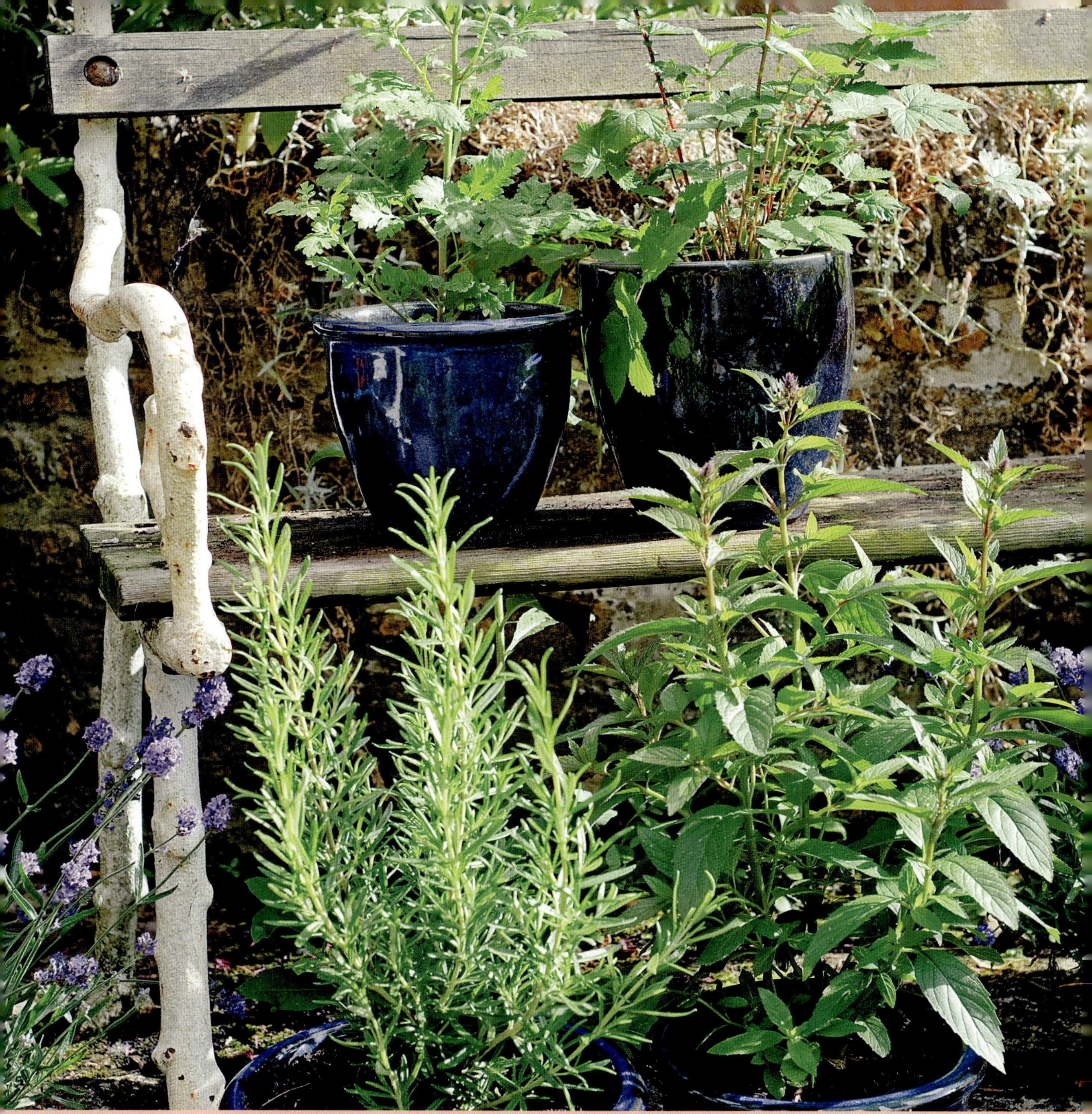

Alternativen

3- bis 6-mal täglich ein Tee oder ein Fußbad, 3-mal täglich für 10 Minuten, jeweils mit den gleichen Kräutern ♦ Zur Vorbeugung 3- bis 4-mal täglich Tees mit Zitronenmelisse, Heilziest, Gotu Kola, Mariendistel und Ginkgo ♦ Bei akuten Kopfschmerzen alle 1 bis 2 Stunden Tees mit schmerzstillenden Kräutern wie Passionsblume, Kalifornischem Mohn, Hopfen, Helmkraut, Kamille oder Eisenkraut ♦ Schläfenmassage mit Lavendel-, Pfefferminz- oder Rosmarinöl ♦ Kopf-, Nacken- und Fußmassage mit Gotu-Kola-Öl

Beruhigendes Bad

Bei Anspannung und Nervosität

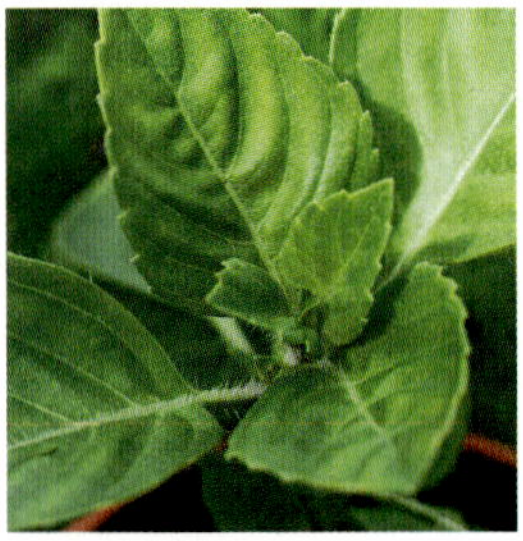

Nach einem anstrengenden Tag gibt es nichts Beruhigenderes als ein duftendes Bad, das die Muskulatur entspannt und Ängste vertreibt. Bei dieser Kombination aromatischer Kräuter kommen die Gedanken zur Ruhe und die Anspannung lässt nach.

Sie brauchen:

- Je 100 g frisches oder 50 g getrocknetes Helmkraut, Kamille, Eisenkraut, Zitronenmelisse und Indisches Basilikum

Ergibt Badezusatz für 1 Bad

Zubereitung

Geben Sie 1 bis 2 Handvoll der Kräuter in ein Stoffsäckchen und hängen Sie das Säckchen in die Badewanne.

Anwendung

Nehmen Sie ein 15 bis 30 Minuten langes Bad bzw. baden Sie so lange, bis Sie entspannt sind.

Info

Zitronenmelisse galt früher als »Gelehrtenkraut«, da sie beruhigt und gleichzeitig die Konzentrationsfähigkeit fördert.

DER ANBAU

Bedecken Sie den Boden eines großen Topfs mit wasserdurchlässigem Material und füllen Sie den Topf mit Blumenerde auf. Setzen Sie die Zitronenmelisse in die Mitte, das Eisenkraut auf eine Seite, das Helmkraut auf die andere. Zwei Kamillenpflanzen kommen nach hinten, zwei mit dem Indischen Basilikum nach vorn. Regelmäßig gießen und düngen.

Benötigte Pflanzen

- 1 *Melissa officinalis* (Zitronenmelisse)
- 1 *Verbena officinalis* (Eisenkraut)
- 1 *Scutellaria lateriflora* (Helmkraut)
- 4 *Matricaria recutita* (Kamille) oder *Anthemis nobilis / Chamamaelum nobile* (Duftkamille / Römische Kamille)
- 1 *Ocimum sanctum* (Indisches Basilikum)

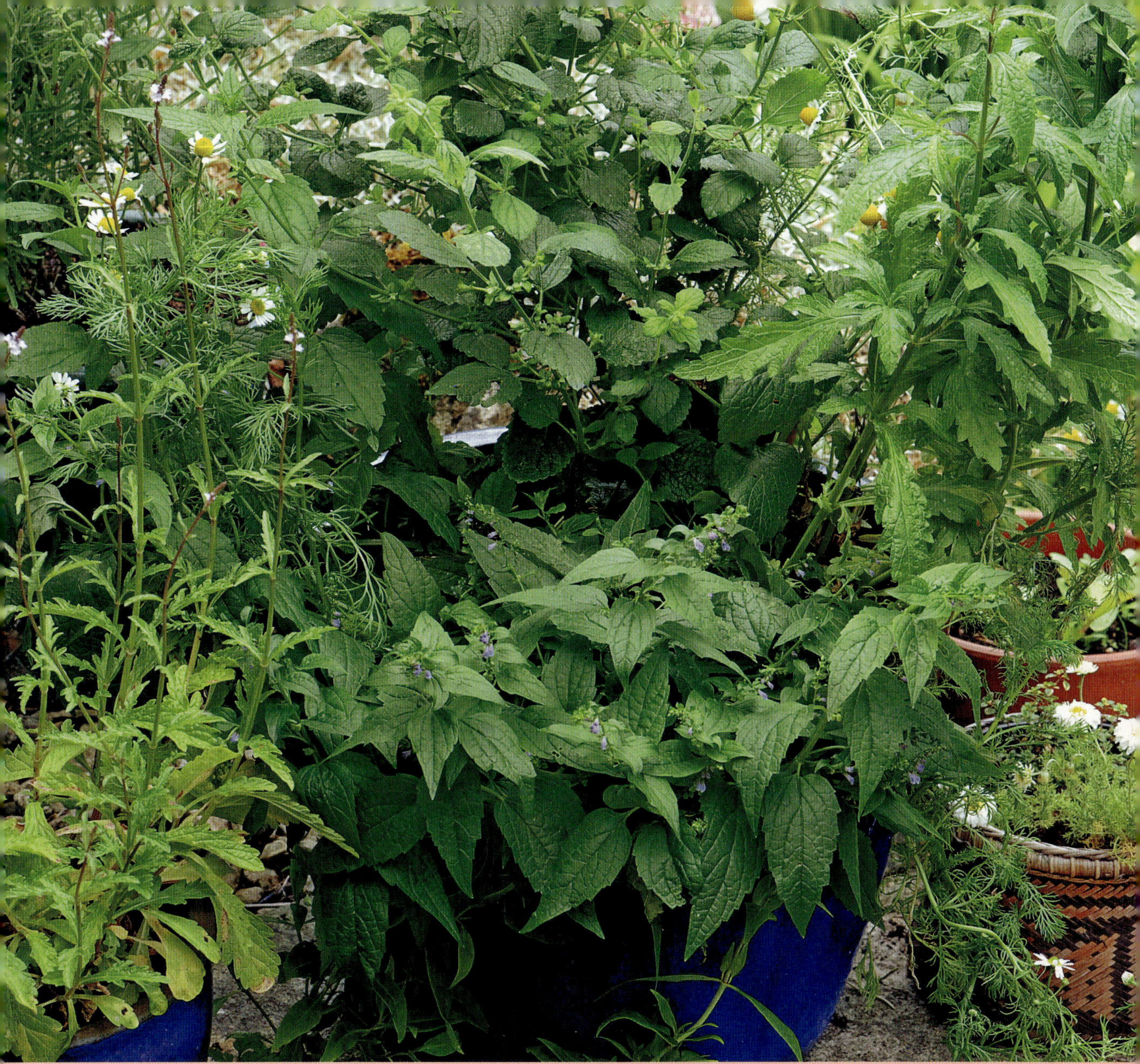

Alternativen

3- bis 6-mal täglich Tees mit den gleichen Kräutern ♦ Alle 1 bis 2 Stunden Tees mit anderen beruhigenden Kräutern wie Passionsblume, Kalifornischem Mohn, Rose, Herzspannkraut, Lavendel, Lindenblüte und Hopfen ♦ Adaptogene wie Ginseng, Ashwagandha, Gotu Kola, Chinesisches Spaltkörbchen, Wilder Spargel oder Süßholz stärken die Nerven und erhöhen die Widerstandskraft gegenüber Stress ♦ Entspannende Massagen mit Massageölen von Indischem Basilikum, Muskatnuss, Lavendel, Rosmarin, Rose oder Kamille auf Sesamölbasis ♦ Regelmäßige Bewegung, um die Ausschüttung von Endorphinen anzuregen ♦ Meditation und Atemübungen ♦ Verzicht auf Koffein, Zucker, Alkohol und Fast Food ♦ Nahrungsergänzungspräparate: Kalzium, Magnesium, Vitamin-B-Komplex

Aufhellender Tee

Bei depressiven Verstimmungen

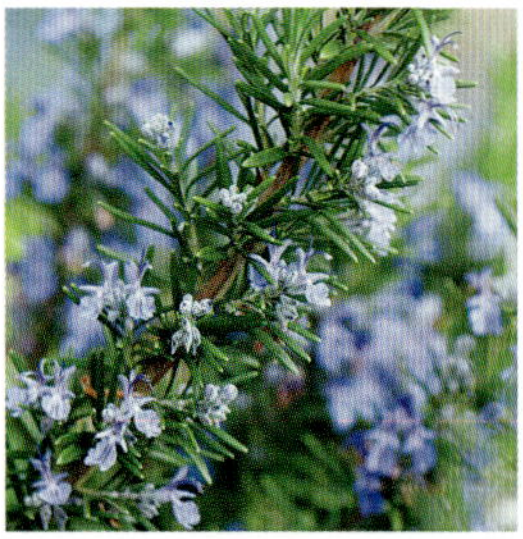

Bei Niedergeschlagenheit können Sie getrost auf pflanzliche Helfer bauen. Besonders effektiv sind Johanniskraut und Borretsch; Letzterer stärkt die Nebennieren und hellt die Stimmung auf. Auch Zitronenmelisse, Rosmarin und Muskatellersalbei steigern das seelische Wohlbefinden.

Sie brauchen:

- Je 2 TL frische oder 1 TL getrocknete Zitronenmelisse, Muskatellersalbei, Rosmarin, Johanniskraut, Borretsch und Lavendel
- 1 ¼ l kochendes Wasser

Ergibt 1 ¼ l Tee

Zubereitung

1 Kräuter in eine Teekanne geben und mit dem kochenden Wasser übergießen.

2 10 bis 15 Minuten ziehen lassen.

Anwendung

3- bis 6-mal täglich 1 Tasse Tee trinken, bei Bedarf über mehrere Wochen hinweg.

Achtung!

Während der Einnahme von Muskatellersalbei darf kein Alkohol getrunken werden. Beachten Sie auch die Kontraindikationen bei Johanniskraut (siehe S. 129).

DER ANBAU

Bedecken Sie den Boden von vier Töpfen mit wasserdurchlässigem Material und füllen Sie die Töpfe mit Blumenerde auf. Setzen Sie das Johanniskraut im größten Topf auf eine Seite, den Rosmarin auf die andere, den Muskatellersalbei nach vorn. Borretsch, Zitronenmelisse und Lavendel bekommen jeweils eigene Töpfe. Regelmäßig gießen und düngen.

Benötigte Pflanzen

- 1 *Hypericum perforatum* (Johanniskraut)
- 1 *Rosmarinus officinalis* (Rosmarin)
- 2 *Salvia sclarea* (Muskatellersalbei)
- 1 *Borago officinalis* (Borretsch)
- 1 *Lavandula officinalis* (Lavendel)
- 1 *Melissa officinalis* (Zitronenmelisse)

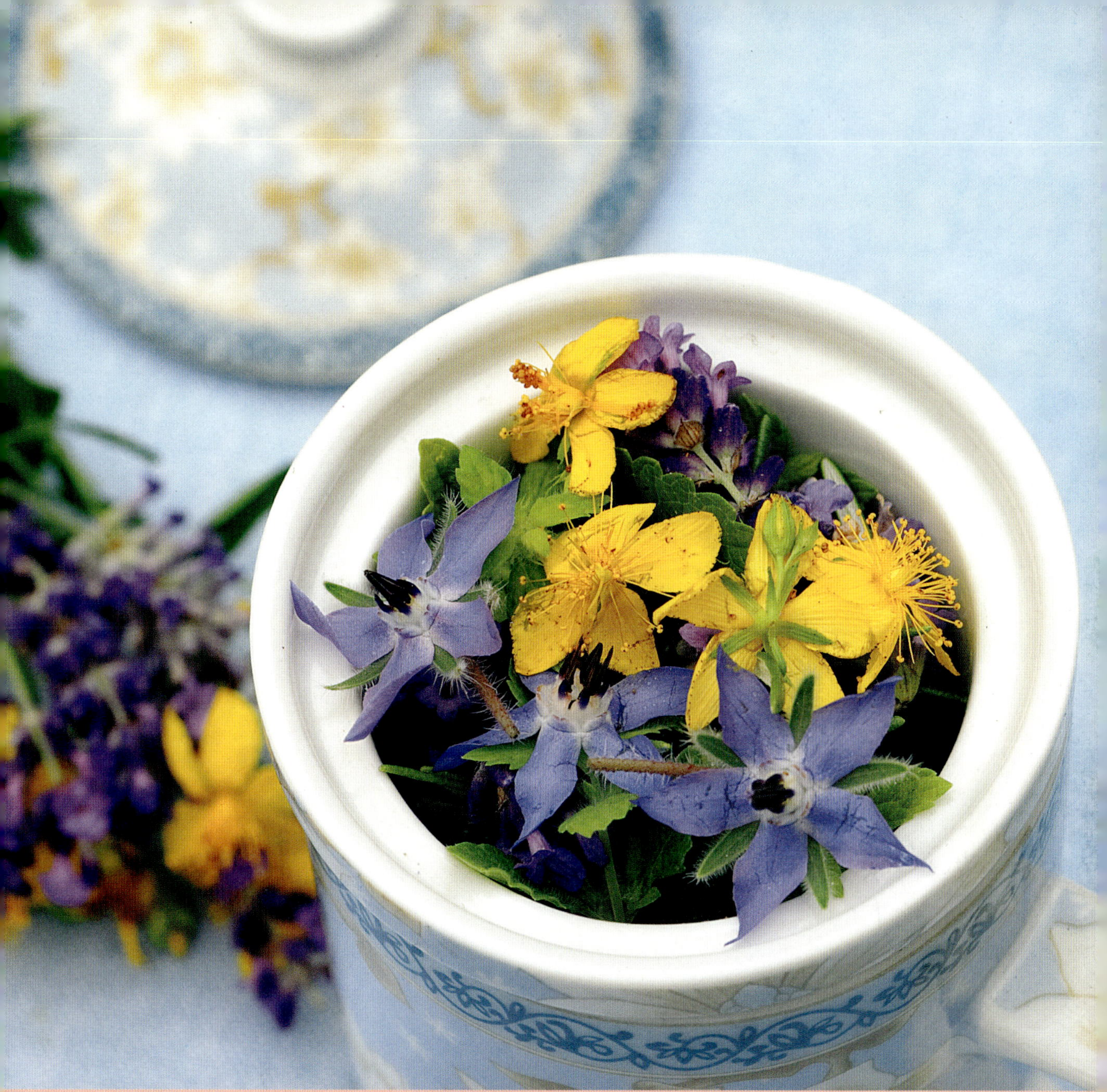

Alternativen

3- bis 6-mal täglich Tees mit stimmungsaufhellenden Kräutern wie Wildem Hafer, Eisenkraut, Helmkraut, Basilikum oder Heilziest ♦ Adaptogene Kräuter wie Ginkgo, Sibirischer Ginseng, Rosenwurz, Gotu Kola oder Süßholz ♦ Massagen oder Bäder mit Lavendel-, Rosmarin-, Kamillen-, Bergamotte- oder Rosenöl ♦ Bei depressiven Verstimmungen infoge von PMS oder der Wechseljahre Präparate mit Rose, Wildem Spargel, Mönchspfeffer, Nachtkerze oder Traubensilberkerze ♦ Regelmäßige Bewegung ♦ Verzicht auf Koffein, Alkohol und Fast Food ♦ Nahrungsergänzungspräparate: Vitamin C, B-Vitamine, Magnesium

Stärkendes Fußbad

Bei Müdigkeit und Erschöpfung

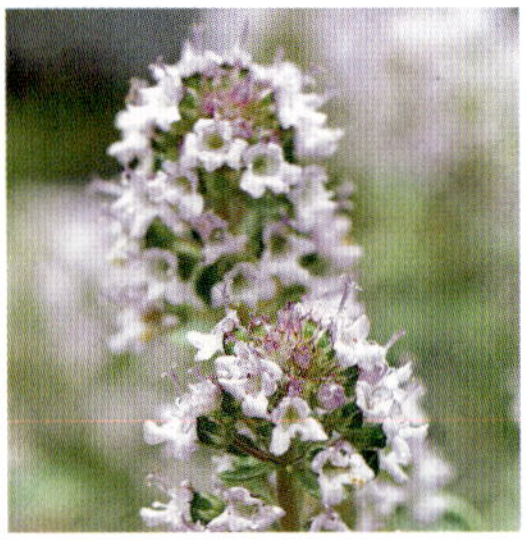

Bei Abgeschlagenheit helfen diese Kräuter in einem belebenden Fußbad am besten. Rosmarin und Indisches Basilikum sind reich an Antioxidanzien, erhöhen die Widerstandskraft gegen Stress und regen den Geist an; Eisenkraut stärkt die Nerven, Borretsch die Nebennieren.

Sie brauchen:

- Je 100 g frischer oder 50 g getrockneter Rosmarin, Eisenkraut, Indisches Basilikum, Thymian und Borretsch
- 1 ¼ l kochendes Wasser

Ergibt 1 ¼ l Fußbad

Zubereitung

Kräuter in eine Teekanne geben und mit dem kochenden Wasser übergießen. 30 Minuten ziehen lassen.

Info

Eisenkraut stärkt das Nervensystem und unterstützt den Körper in stressigen Zeiten.

Anwendung

In eine Schüssel, die groß genug für Ihre Füße ist, umgießen, Temperatur prüfen und Füße 2-mal täglich 15 bis 30 Minuten darin baden.

DER ANBAU

Bedecken Sie den Boden von vier großen Töpfen mit wasserdurchlässigem Material und füllen Sie die Töpfe mit Blumenerde auf. In die Mitte des ersten Topfs setzen Sie den Borretsch, das Basilikum darum herum. In den zweiten kommt das Eisenkraut, in den dritten der Rosmarin und in den vierten der Thymian. Regelmäßig gießen und düngen.

Benötigte Pflanzen

- 1 *Borago officinalis* (Borretsch)
- 4 *Ocimum sanctum* (Indisches Basilikum)
- 1 *Verbena officinalis* (Eisenkraut)
- 1 *Rosmarinus officinalis* (Rosmarin)
- 1 *Thymus vulgaris* (Thymian)

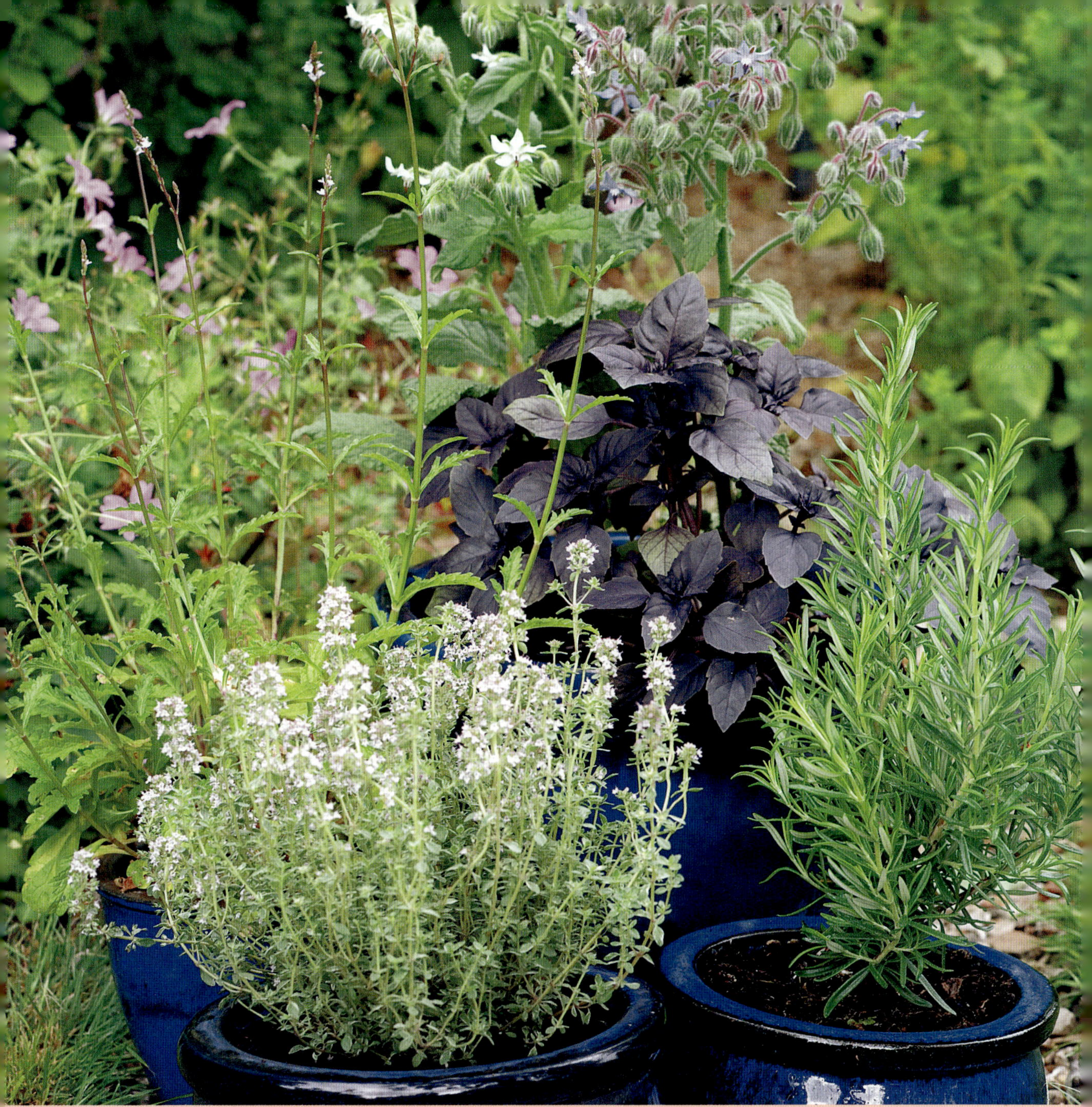

Alternativen

Verzehr von Vollkornprodukten, Obst, Gemüse, Eiweiß und essenziellen Fettsäuren ♦ 3- bis 6-mal täglich Tees der genannten Kräuter ♦ 3- bis 4-mal täglich Tees mit belebenden Kräutern wie Wilder Hafer, Ginseng, Gotu Kola, Ashwagandha, Eisenkraut oder Süßholz ♦ Verzicht auf Kaffee, Alkohol, Zucker und Fast Food ♦ Löwenzahn-, Klette-, Roter-Klee- oder Brennnesselpräparate nach längeren Krankheiten ♦ Nahrungsergänzungspräparate: Vitamin C, Koenzym Q 10, Magnesium, B-Vitamine, Zink

Kräuterschlafkissen

Bei Schlaflosigkeit

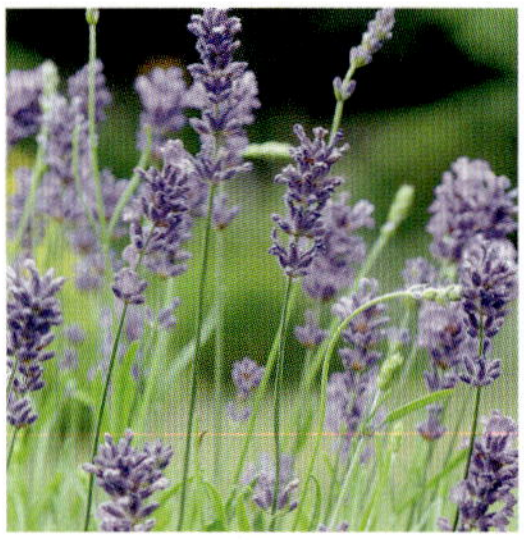

Bevor Sie sich Schlafmittel verschreiben lassen, sollten Sie es mit diesem Naturheilmittel versuchen. Die zart duftenden Kräuter haben schlaffördernde Eigenschaften, ihre ätherischen Öle gelangen direkt ins Gehirn. Sie bauen Spannungen ab und sorgen für einen gesunden Schlaf.

Sie brauchen:

- Je 75 g getrocknete Lavendel- und Kamillenblüten, Indisches Basilikum, Kalifornischer Mohn sowie Zitronenmelissenblätter
- 1 Stück Stoff, groß genug für ein kleines Kissen

Ergibt 1 Kräuterkissen

Zubereitung

1 Kräuter in einer Schüssel mischen, nach Belieben zusätzlich mit etwas Lavendelöl beträufeln.

2 Aus dem Stoff ein Kissen nähen und mit der Kräutermischung befüllen.

Anwendung

Neben das Kopfkissen legen; dort sorgt das Kräuterkissen für einen erholsamen Schlaf und einen klaren Kopf.

Info

Kalifornischer Mohn ist ein ausgezeichnetes Mittel gegen Schlaflosigkeit. Er ist sanft und macht nicht abhängig.

DER ANBAU

Säen Sie die Samen des Kalifornischen Mohns im Frühjahr aus. Bedecken Sie im Frühsommer den Boden zweier großer Töpfe mit wasserdurchlässigem Material und füllen Sie die Töpfe mit Blumenerde auf. In den einen kommt der Lavendel, in den anderen kommen Zitronenmelisse, Basilikum und Kamille. Regelmäßig gießen und wöchentlich düngen.

Benötigte Pflanzen

- 1 *Eschscholzia californica* (Kalifornischer Mohn)
- 1 *Lavandula officinalis* (Lavendel)
- 1 *Melissa officinalis* (Zitronenmelisse)
- 1 *Ocimum sanctum* (Indisches Basilikum)
- 1 *Matricaria recutita* (Kamille) oder *Anthemis nobilis/ Chamaemelum nobile* (Duftkamille/Römische Kamille)

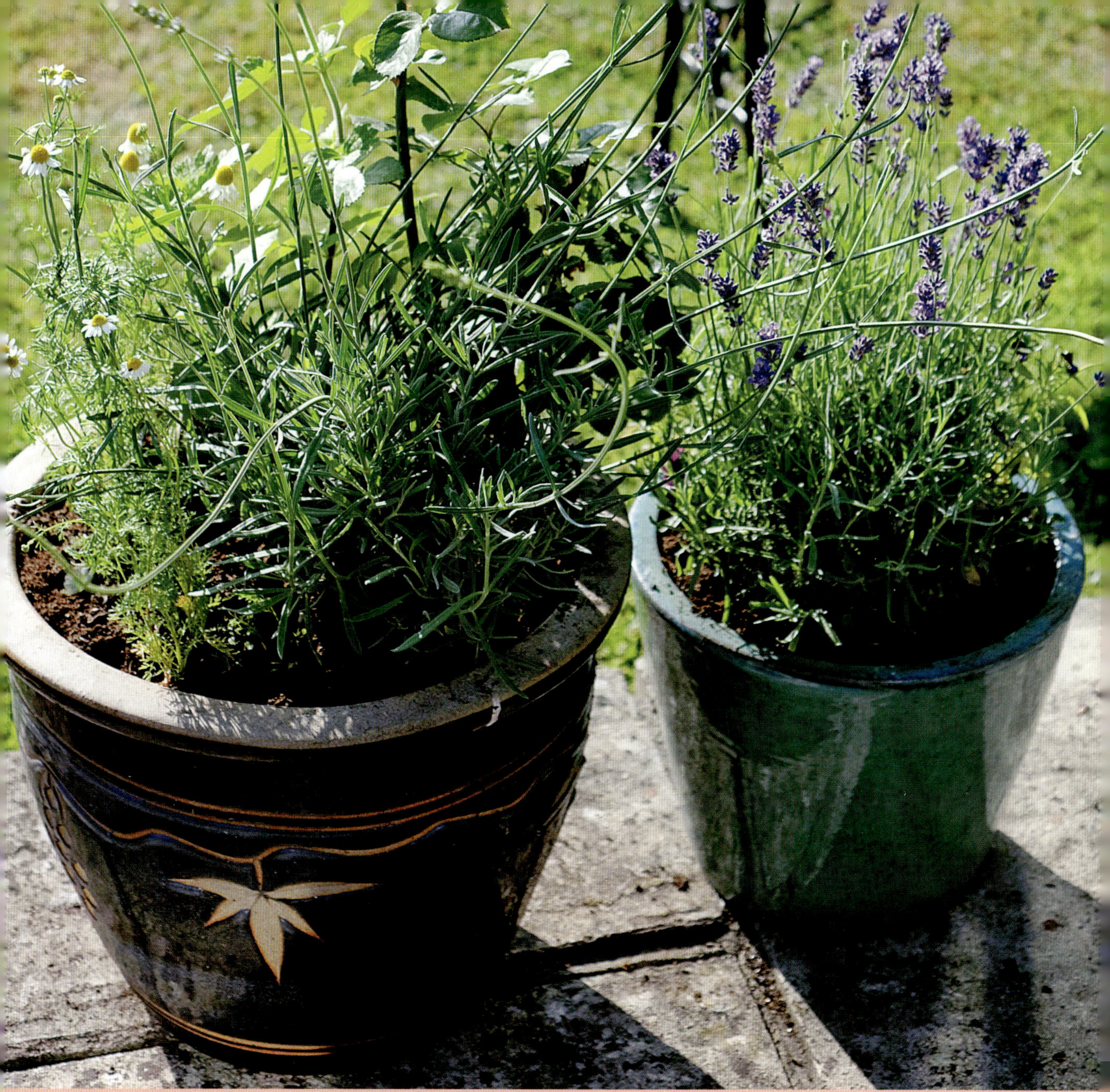

Alternativen

Verzehr von Hafer, Vollkornprodukten, frischem Obst und Gemüse, Nüssen und Samen ♦ Verzicht auf Zucker, Süßigkeiten, Koffein und Nikotin, vor allem vor dem Schlafengehen ♦ Verzicht auf große Mahlzeiten vor dem Schlafengehen ♦ Vor dem Schlafengehen heiße Milch mit Muskatnuss und Honig oder Tee mit Zitronenmelisse, Lavendel, Kamille oder Lindenblüten ♦ Baldrian-, Hopfen- oder Passionsblumenpräparate ♦ Nahrungsergänzungspräparate: B-Vitamine, Kalzium und Magnesium, 5-HTP und Inositol (Vitamin B2) ♦ Regelmäßige Bewegung ♦ Massage mit warmem Sesamöl und ein Bad vor dem Zubettgehen

Heilender Kräutertee

Bei Arthritis und Gicht

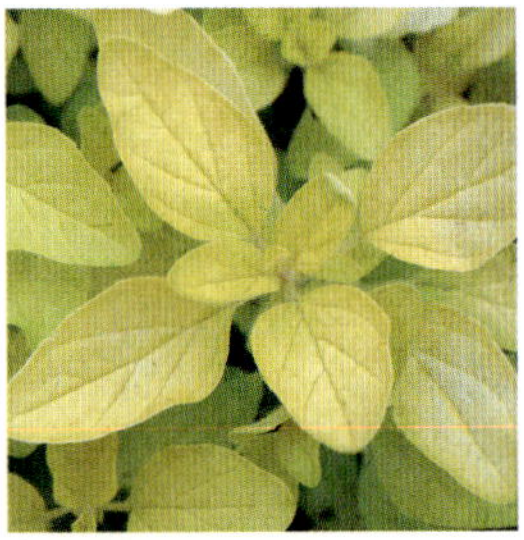

Diesen wohltuenden Tee aus Majoran, Brennnessel, Gotu Kola und Mutterkraut können Sie auch als Fußbad verwenden. Gotu Kola und Mutterkraut hemmen Entzündungen, Brennnesseln sind regelrechte Nährstoffpakete. Wie Majoran fördern sie die Durchblutung und entschlacken.

Sie brauchen:

- Je 2 TL frische oder 1 TL getrocknete Majoran-, Brennnessel-, Gotu-Kola- und Mutterkrautblätter
- 1 ¼ l kochendes Wasser

Ergibt 1 ¼ l Kräutertee

Zubereitung

Kräuter in eine Teekanne geben und mit dem kochenden Wasser übergießen. 10 bis 15 Minuten ziehen lassen.

Anwendung

3-mal täglich 1 Tasse Tee vor den Mahlzeiten trinken. Wenn Sie den Aufguss etwa 30 Minuten ziehen lassen, können Sie ihn abends auch als warmes Fußbad verwenden.

Info

Die entwässernden Eigenschaften des Majorans unterstützen den Abbau von Giftstoffen im Körper.

DER ANBAU

Bedecken Sie den Boden dreier mittelgroßer Töpfe mit wasserdurchlässigem Material und füllen Sie die Töpfe mit Blumenerde auf. Mutterkraut und Brennnessel bekommen jeweils eigene Töpfe, Gotu Kola und Majoran setzen Sie in einen Topf. Ernten Sie die Brennnesselblätter häufig, damit die Pflanze nicht zu schnell blüht. Regelmäßig gießen und düngen.

Benötigte Pflanzen

- 2 *Centella/Hydrocotyle asiatica* (Gotu Kola)
- 1 *Chrysanthemum parthenium/Tanacetum parthenium* (Mutterkraut)
- 1 *Origanum majorana* (Majoran)
- 1 *Urtica dioica* (Brennnessel)

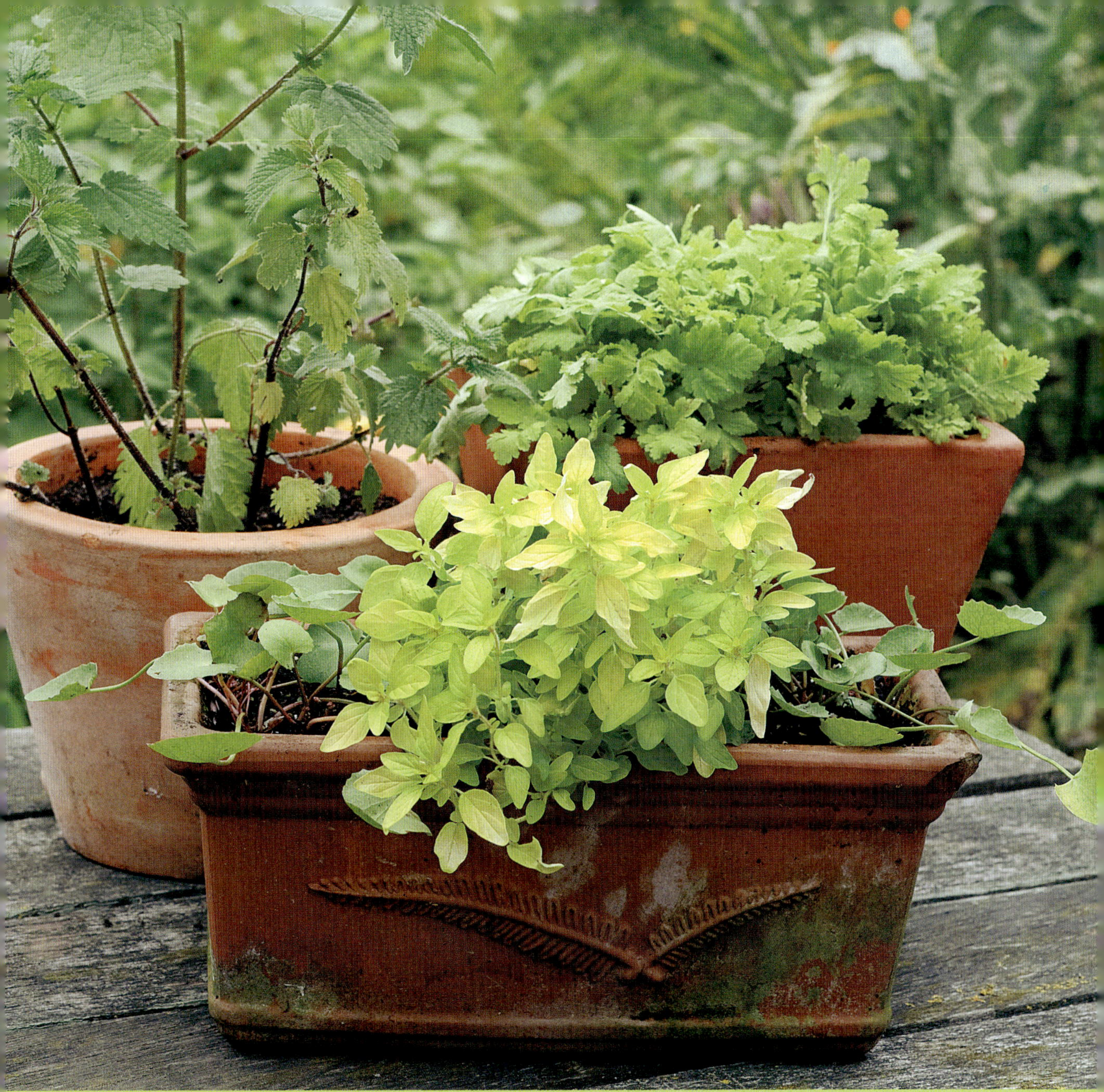

Alternativen

Knorpelstärkende Präparate wie Nachtkerzenöl, Glucosaminsulfat, MSM, Omega-3-Fettsäuren und Selen ♦ Nahrungsergänzungspräparate: Gelbwurz, Weihrauch, Teufelskralle, Traubensilberkerze, Süßholz, Ashwagandha, Gotu Kola, Klette, Brennnessel, *Echinacea* ♦ 3-mal täglich 1 Tasse Ingwertee ♦ Verzicht auf fette Speisen, rotes Fleisch, Nachtschattengewächse (Kartoffeln, Paprika, Auberginen, Tomaten), Käse, Zitrusfrüchte und Alkohol ♦ Massagen mit Rosmarin- oder Majoranöl sowie einigen Tropfen Cayennepfeffertinktur regen die Durchblutung der Gelenke an und stillen den Schmerz

Magisches Massageöl

Bei Muskelschmerzen

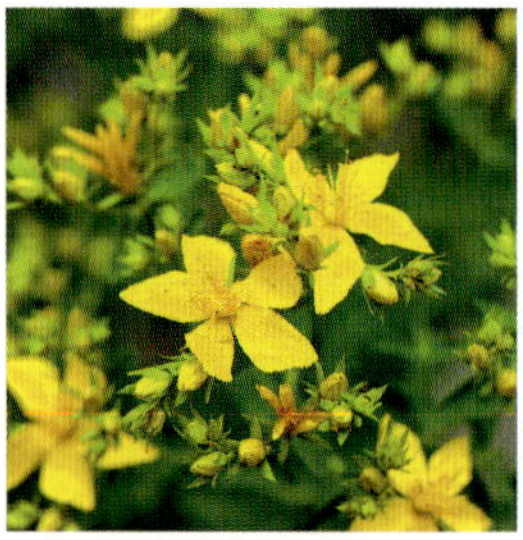

Eine Massage mit Rosmarin, Johanniskraut und Kamille entkrampft und entspannt die Muskulatur. Rosmarin regt die Durchblutung an, entgiftet und lindert Schmerzen, Johanniskraut wirkt sich wohltuend auf angespannte Muskeln aus, und Kamille hemmt Entzündungen.

Sie brauchen:

- Je 100 g frische oder 50 g getrocknete Rosmarinnadeln sowie Kamillen- und Johanniskrautblüten
- 250 ml kalt gepresstes Sesam-, Mandel- oder Olivenöl

Ergibt 250 ml Massageöl

Zubereitung

1 Kräuter grob zerstoßen, in ein Glas geben und mit dem Öl bedecken.

2 Das Glas fest verschlossen für 2 bis 3 Wochen an einen sonnigen Ort stellen.

3 Durch ein feines Sieb abgießen, dabei Kräuter gut auspressen.

4 Öl in gut beschrifteten Flaschen lagern.

Anwendung

Öl erwärmen und 2- bis 3-mal täglich in die schmerzenden Stellen einmassieren. Anschließend heiß baden oder duschen, das entspannt die Muskulatur zusätzlich.

DER ANBAU

Bedecken Sie den Boden eines großen runden Topfs mit wasserdurchlässigem Material und füllen Sie ihn mit Blumenerde auf. Setzen Sie den Rosmarin in die Mitte, das Johanniskraut nach hinten und die Kamillenpflanzen nach vorn. Regelmäßig gießen und wöchentlich düngen.

Benötigte Pflanzen

- 1 *Rosmarinus officinalis* (Rosmarin)
- 1 *Hypericum perforatum* (Johanniskraut)
- 2 *Matricaria recutita* (Kamille) oder *Anthemis nobilis / Chamaemelum nobile* (Duftkamille / Römische Kamille)

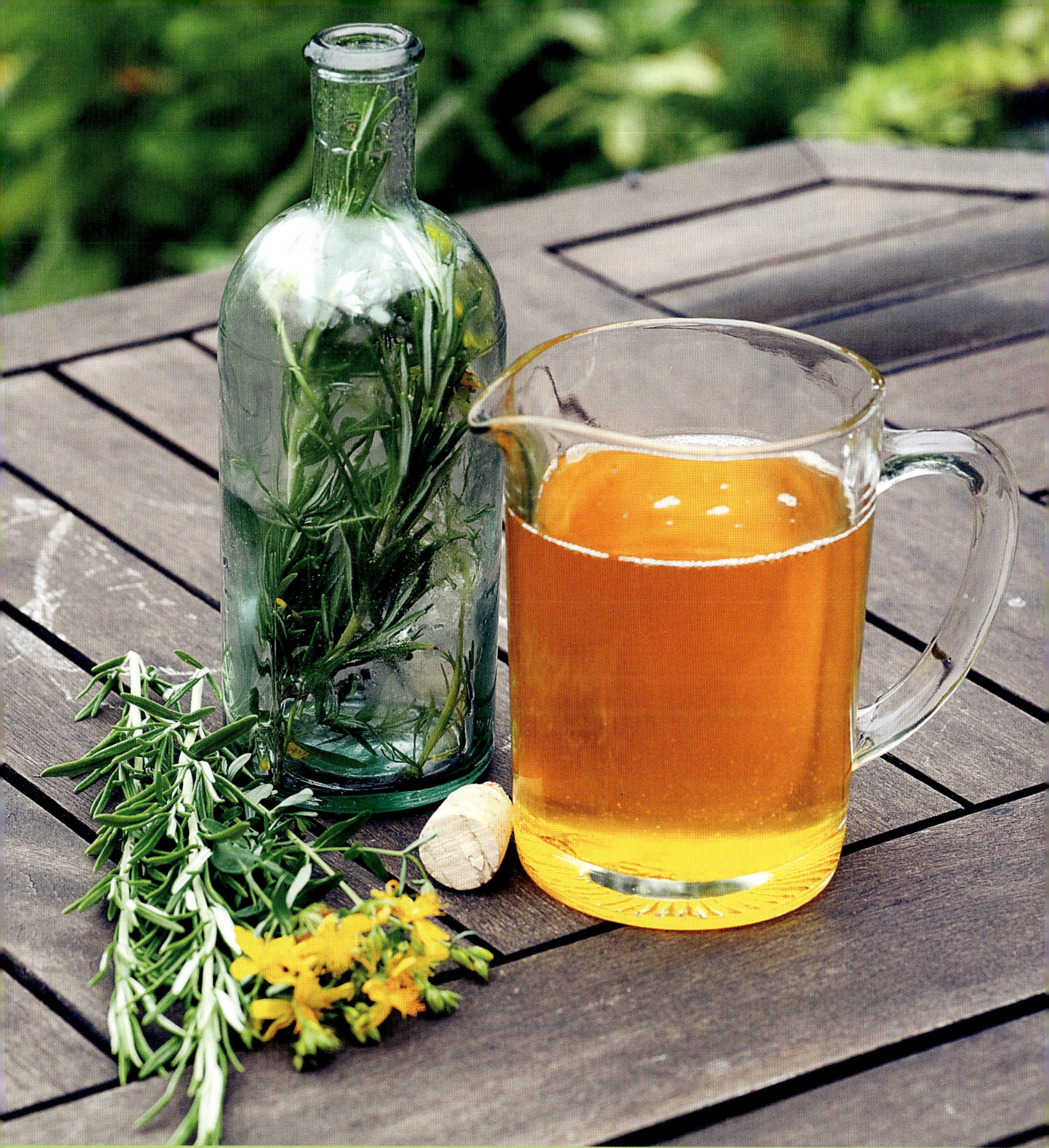

Alternativen

Massagen mit Majoran-, Thymian-, Basilikum-, Lavendel- oder Ingweröl ♦ 3- bis 4-mal täglich Tees mit muskelentspannenden Kräutern wie Rosmarin, Thymian, Kamille, Ingwer, Lavendel, Basilikum, Helmkraut und Ashwagandha ♦ Nahrungsergänzungspräparate: B-Vitamine, Kalzium, Magnesium

Franzbranntwein

Bei Wadenkrämpfen

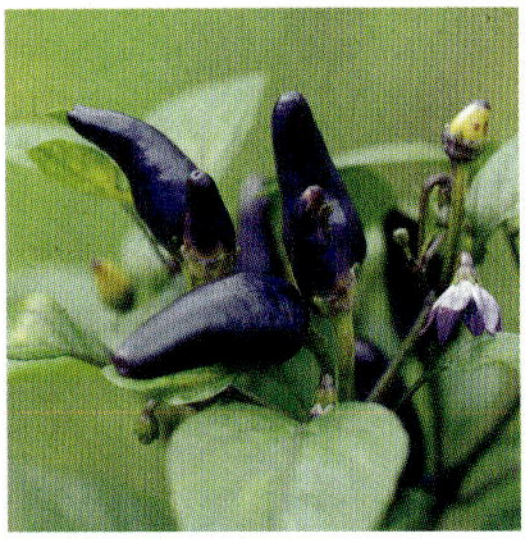

Diese Kräuter und die Chilischoten sind nicht nur ein Blickfang im Garten, sondern besitzen auch ausgezeichnete krampflösende Eigenschaften. Cayennepfeffer, Rosmarin und Thymian lindern darüber hinaus Schmerzen. Das Einreiben erleichtert die Aufnahme der Wirkstoffe.

Sie brauchen:

- 1 kleine Chilischote
- Je 150 g frischer oder 75 g getrockneter Rosmarin und Thymian
- 250 ml Alkohol (Wodka oder Brandy)
- 100 ml naturbelassenes Sesamöl

Ergibt 350 ml Franzbranntwein

Zubereitung

1 Chilischote und Kräuter grob hacken und in ein Glas geben.

2 Mit dem Alkohol übergießen, das Glas fest verschließen und für 7 bis 10 Tage an einen warmen, dunklen Ort stellen. Mindestens 1-mal täglich gut schütteln.

3 Durch ein Sieb abgießen, dabei die Kräuter gründlich auspressen.

4 Den Alkohol mit dem Sesamöl mischen.

5 Nach Belieben noch einige Tropfen Rosmarinöl dazugeben und den Franzbranntwein anschließend in eine gut beschriftete Glasflasche füllen.

Anwendung

Die Waden vor dem Zubettgehen mit der Mischung einreiben.

DER ANBAU

Bedecken Sie den Boden eines großen Topfs mit wasserdurchlässigem Material und füllen Sie den Topf mit Blumenerde auf. Setzen Sie den Rosmarin in die Mitte, den Thymian nach vorn und den Cayennepfeffer nach dem letzten Frost nach hinten. Thymian und Rosmarin stammen aus dem Mittelmeerraum und mögen es nicht allzu feucht.

Benötigte Pflanzen

- 1 *Rosmarinus officinalis* (Rosmarin)
- 2 *Thymus vulgaris* (Thymian)
- 1 *Capsicum frutescens* (Cayennepfeffer)

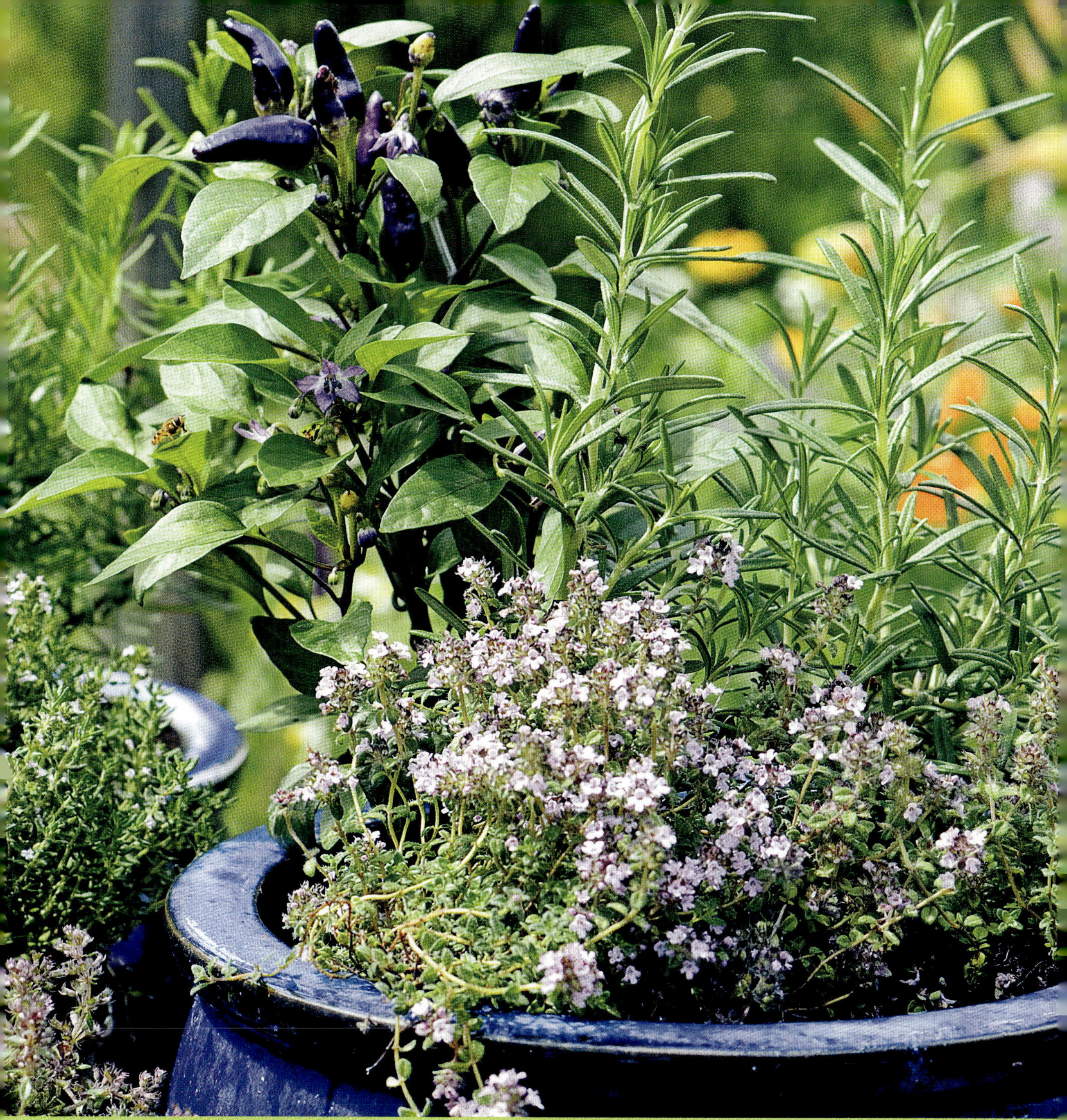

Alternativen

Viel Flüssigkeit trinken ♦ 3- bis 4-mal täglich Tees mit durchblutungsförderndem Ingwer, Gotu Kola, Gelbwurz, Ginkgo, Weißdorn, Zimt, Koriandersamen oder Cayennepfeffer ♦ Speisen mit Knoblauch und kalziumreichen Kräutern wie Brennnessel, Dill, Wildem Hafer, Selleriesamen, Mädesüß, Borretsch und Löwenzahnblättern würzen ♦ Nahrungsergänzungspräparate: Vitamin B, D und C, Kalzium, Magnesium

Kräutertinktur

Bei Bluthochdruck

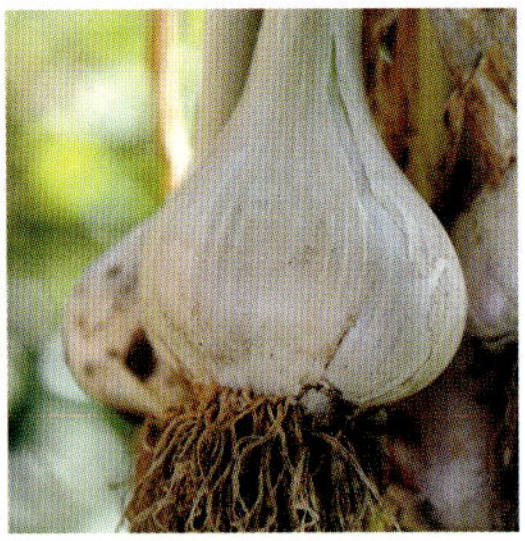

Herzspannkraut, Gotu Kola, Knoblauch und Schafgarbe weiten die Blutgefäße, Zitronenmelisse beugt durch ihre antioxidativen Eigenschaften Gefäßschäden vor und reduziert damit das Risiko für Herzinfarkt und Schlaganfall. Löwenzahn senkt den arteriellen Druck.

Sie brauchen:

- Je 250 g frisches oder 100 g getrocknetes Herzspannkraut, Gotu Kola, Schafgarbe, Zitronenmelisse und Löwenzahnblätter
- 2 Knoblauchzehen
- 400 ml Alkohol (Wodka, Gin oder Brandy)

Ergibt 400 ml Tinktur

Zubereitung

1 Knoblauch abziehen und mit den Kräutern in ein Glas geben. Mit dem Alkohol übergießen.

2 Das Glas luftdicht verschließen und die Kräuter nicht in direktem Sonnenlicht mindestens 14 Tage ziehen lassen. Glas täglich schütteln.

3 Die Mischung durch ein Sieb gießen, Kräuter gut auspressen.

4 Tinktur in eine gut beschriftete Flasche gießen und an einem kühlen Ort lagern.

Anwendung

3-mal täglich vor den Mahlzeiten 1 TL Tinktur mit etwas Wasser vermischt einnehmen. Die Wirkung stellt sich wahrscheinlich erst nach einigen Wochen ein.

DER ANBAU

Bedecken Sie den Boden dreier Töpfe mit wasserdurchlässigem Material und füllen Sie die Töpfe mit Blumenerde auf. Die Zitronenmelisse kommt in die Mitte des größten Topfs, die Schafgarbe dahinter und der Knoblauch zu beiden Seiten der Schafgarbe. Das Herzspannkraut kommt in die Mitte des zweiten Topfs, das Gotu Kola davor. Der dritte Topf ist für den Löwenzahn. Regelmäßig gießen und düngen.

Benötigte Pflanzen

- 1 *Melissa officinalis* (Zitronenmelisse)
- 1 *Achillea millefolium* (Schafgarbe)
- 2 *Allium sativum* (Knoblauch)
- 1 *Leonurus cardiaca* (Herzspannkraut)
- 1 *Centella/Hydrocotyle asiatica* (Gotu Kola)
- 3 *Taraxacum officinale* (Löwenzahn)

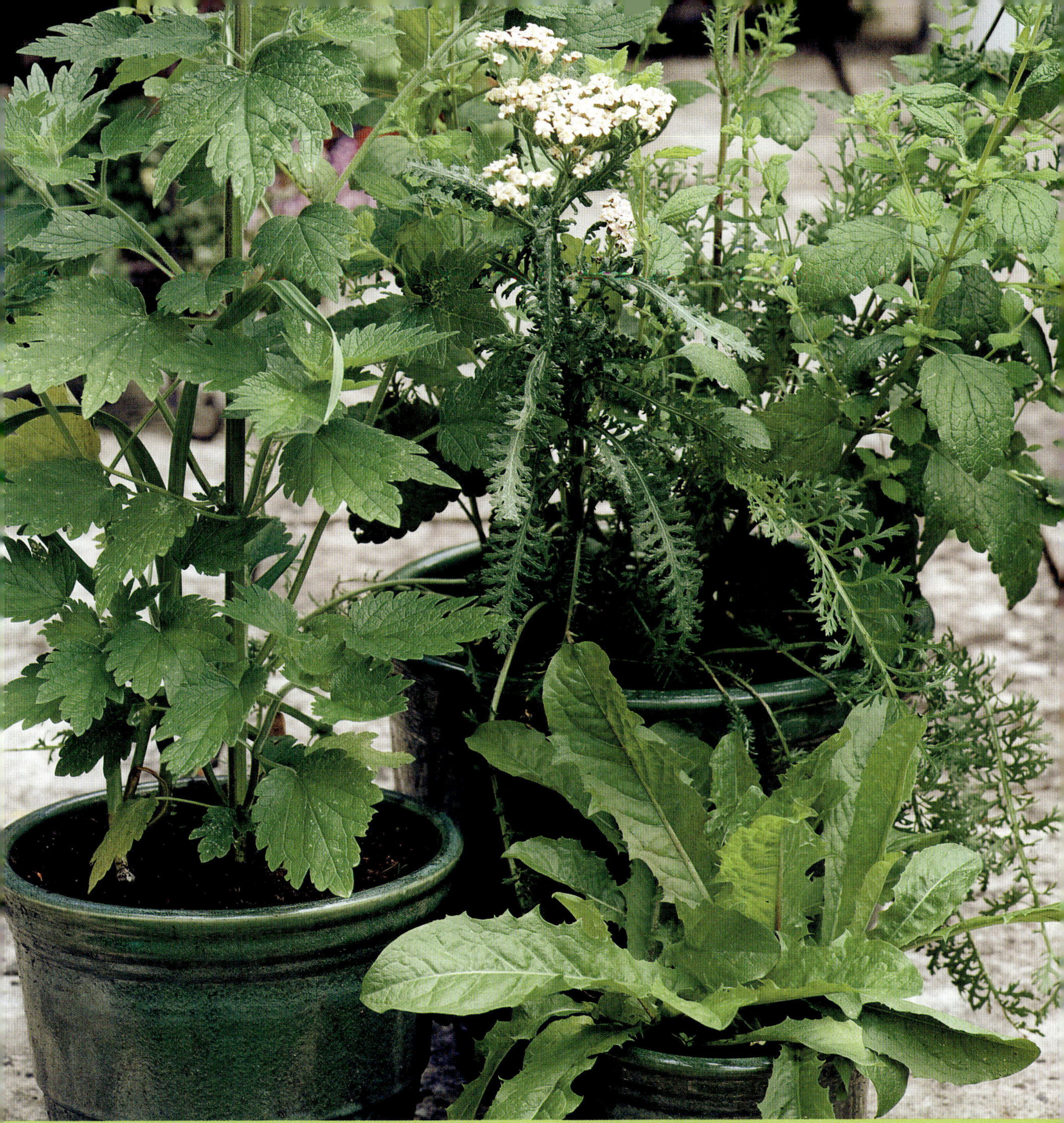

Alternativen

3- bis 4-mal täglich blutdrucksenkende Tees mit Weißdorn, Lindenblüten, Ginkgo oder Baldrian ♦ Regelmäßig antioxidative Heidel- und Holunderbeeren essen ♦ Kamillen-, Passionsblumen- oder Helmkrauttee, um Spannungen und Ängste abzubauen ♦ Vegetarische Kost mit viel kalt gepressten Pflanzenölen ♦ Verzicht auf schwarzen Tee, Kaffee, Alkohol und Nikotin ♦ Regelmäßige Bewegung

Kräuter-Leinsamenöl

Bei erhöhtem Cholesterinspiegel

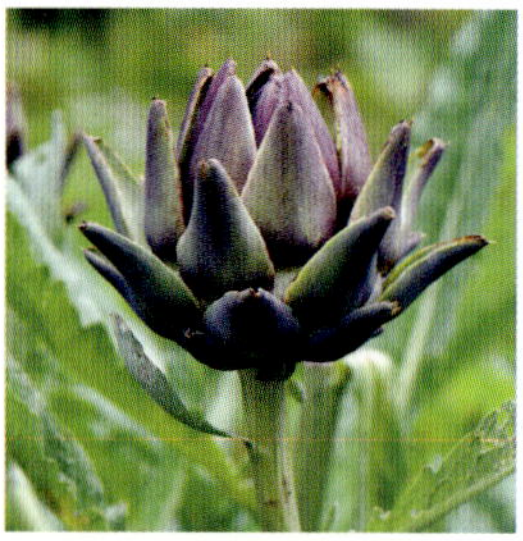

Aus diesem Öl, das den Cholesterinspiegel und den Blutdruck senkt, lässt sich ein köstliches Salatdressing zaubern. Knoblauch beugt Herzinfarkten vor, Ringelblume und Artischocke regen die Verstoffwechselung von Cholesterin in der Leber an, Majoran und Basilikum schützen die Gefäße.

Sie brauchen:

- Je 400 g frische oder 200 g getrocknete Ringelblumenblüten, Majoranblätter sowie Basilikumblüten und -blätter
- 3 Artischockenblätter
- 1 l Leinsamenöl
- 3 Knoblauchzehen

Ergibt 1 l Öl

Zubereitung

1 Blüten und Blätter zerdrücken und in ein großes Glas geben. Das Glas sollte fast voll sein.

2 Mit so viel Öl übergießen, dass die Pflanzen bedeckt sind, und die Mischung auf einem sonnigen Fensterbrett 2 bis 3 Wochen ziehen lassen.

3 Knoblauch abziehen. Das Öl durch ein Sieb ab- und in eine Glasflasche umgießen. Den Knoblauch und nach Belieben einige Majoranstängel sowie Ringelblumenblüten dazugeben.

Anwendung

Täglich 1 bis 1½ EL des Öls als Dressing verwenden.

DER ANBAU

Bedecken Sie den Boden eines großen Blumenkastens mit wasserdurchlässigem Material und füllen Sie den Kasten mit Blumenerde auf. Setzen Sie die Artischocke in die Mitte, den Majoran auf einer Seite nach vorn, das Basilikum nach dem letzten Frost auf die andere Seite. Setzen Sie die Ringelblumen auf beide Seiten nach hinten und den Knoblauch dorthin, wo noch Platz ist. Regelmäßig gießen und düngen.

Benötigte Pflanzen

- 1 *Cynara scolymus* (Artischocke)
- 1 *Origanum majorana* (Majoran)
- 2 *Ocimum basilicum* (Basilikum)
- 2 *Calendula officinalis* (Ringelblume)
- 3 *Allium sativum* (Knoblauch)

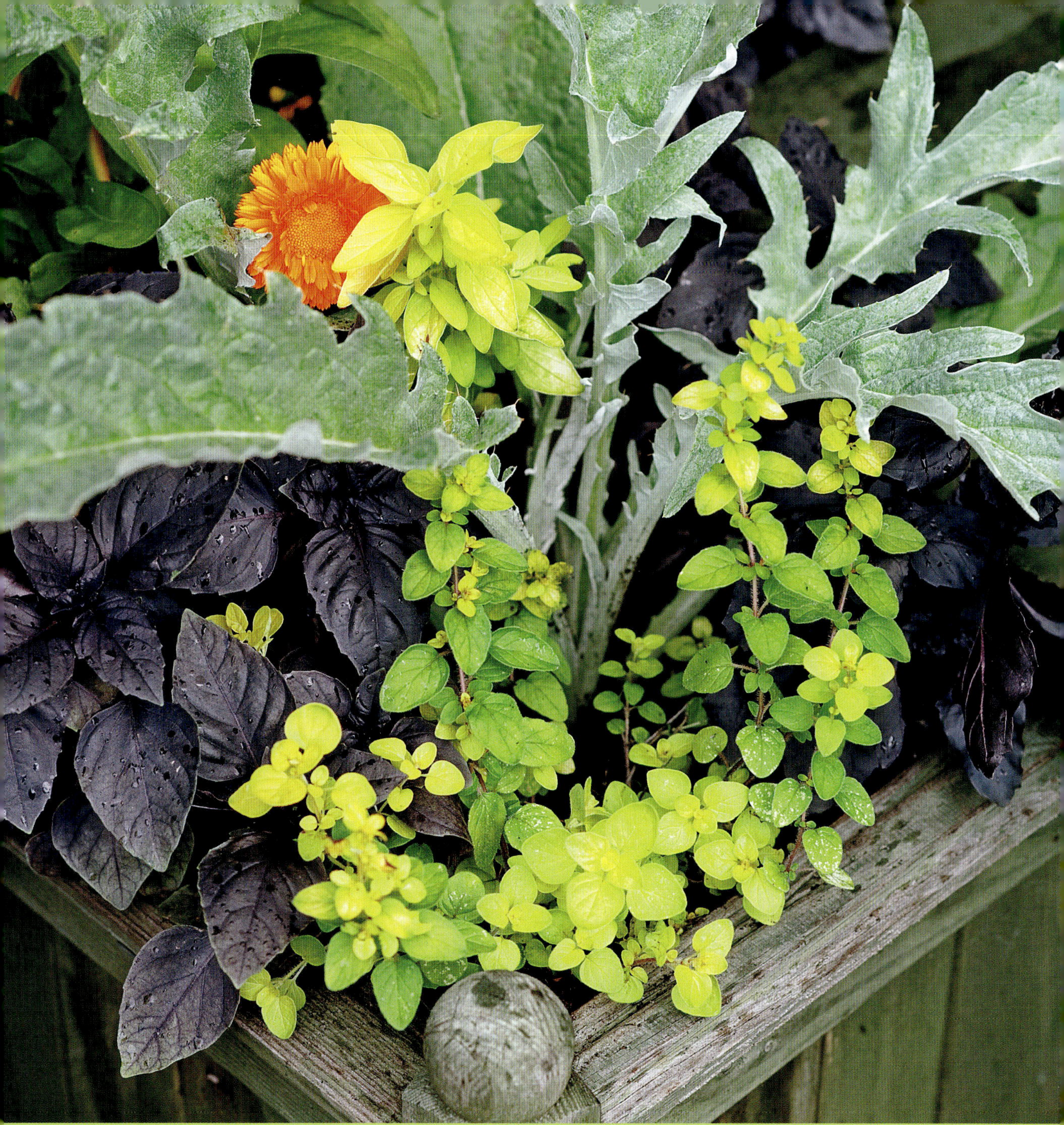

Alternativen

Täglich antioxidative Kräuter wie Weißdorn, Ingwer und Gelbwurz ♦ Antioxidative Heidel- und Holunderbeeren essen; auch Hafer senkt den Cholesterinspiegel ♦ Viel frisches Obst und Gemüse ♦ Nahrungsergänzungspräparate: Shiitake- und Reishipilze, Knoblauch, Vitamin-B-Komplex und Fischöl ♦ Verzicht auf fette Speisen, rotes Fleisch, Zucker, Frittiertes und Fast Food ♦ Viel Bewegung

Stärkende Kompresse

Bei Krampfadern

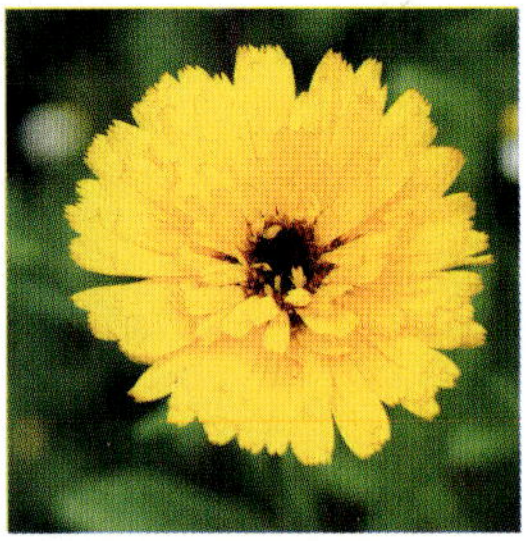

Die magische Kombination aus Ringelblume, Schafgarbe, Odermennig und Johanniskraut lässt die Gefäße abschwellen und hilft bei schmerzenden Krampfadern. Schafgarbe wirkt adstringierend und schmerzstillend; sie stärkt die Gefäße und regt die Durchblutung an.

Sie brauchen:

- Je 200 g frische oder 100 g getrocknete Schafgarbe, Johanniskraut, Odermennigblüten und -blätter sowie gehackte Blütenblätter der Ringelblume
- 1 l kochendes Wasser

Ergibt 1 l Flüssigkeit

Zubereitung

1 Kräuter in eine Teekanne geben und mit dem kochenden Wasser übergießen.

2 30 Minuten ziehen lassen; der Aufguss sollte lauwarm bis kühl sein.

3 In eine Schüssel abgießen.

Anwendung

2- bis 3-mal täglich ein Tuch in der Flüssigkeit tränken, leicht auswringen und auf die Krampfadern auflegen.

Tipp

Meiden Sie langes Sitzen oder Stehen und bewegen Sie sich regelmäßig.

DER ANBAU

Bedecken Sie den Boden eines großen Topfs mit wasserdurchlässigem Material und füllen Sie den Topf mit Blumenerde auf. Setzen Sie das Johanniskraut nach hinten, daneben jeweils Odermennig und Schafgarbe. Die Ringelblumen kommen nach vorn. Welke Blüten abzupfen, dann blüht die Pflanze erneut. Regelmäßig gießen sowie wöchentlich düngen.

Benötigte Pflanzen

- 1 *Hypericum perforatum* (Johanniskraut)
- 2 *Agrimonia eupatoria* (Odermennig)
- 1 *Achillea millefolium* (Schafgarbe)
- 2–3 *Calendula officinalis* (Ringelblume)

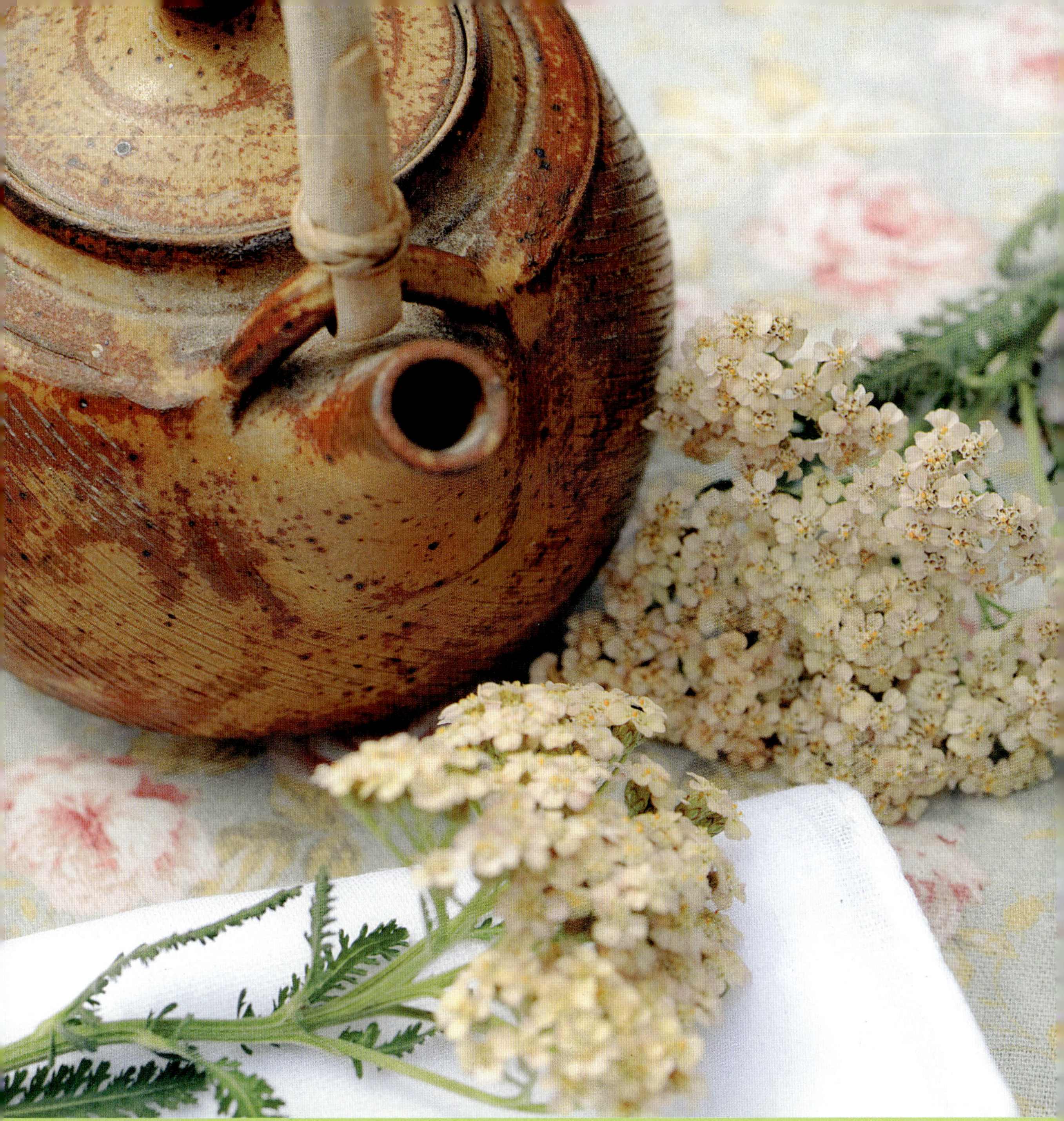

Alternativen

Schafgarben-, Lindenblüten- und Weißdorntee, um die Gefäßdurchblutung anzuregen ♦ Viel frisches Obst und Gemüse, vor allem Heidel- und Holunderbeeren ♦ Nahrungsergänzungspräparate: Zink, Vitamin E, Vitamin C, Bioflavonoide, Knoblauch, Gotu Kola, Ginkgo, Rosskastanie ♦ Mehrmals täglich Aloe-vera-Gel oder Manukahonig ♦ Morgens Ringelblumenumschläge, abends Beinwellumschläge

Aromatischer Tee

Bei Blasenentzündung

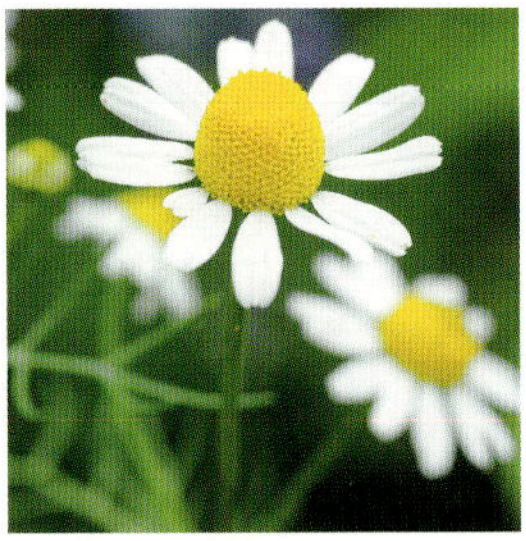

Diese Kräuter wirken entwässernd und desinfizierend und eignen sich deshalb hervorragend bei Entzündungen der Harnwege. Kamille beruhigt und lindert Reizungen; Kapuzinerkresse, Basilikum und Petersilie haben antibakterielle, Koriander hat entzündungshemmende Eigenschaften.

Sie brauchen:

- Je 100 g frische oder 50 g getrocknete Kapuzinerkresse, Koriander, violettes Basilikum, Petersilie und Kamille
- 1 l kochendes Wasser

Ergibt 1 l Kräutertee

Zubereitung

Kräuter in eine Teekanne geben und mit dem kochenden Wasser übergießen. 10 bis 15 Minuten ziehen lassen. Abseihen.

Anwendung

Bei akuten Infektionen alle 1 bis 2 Stunden 1 Tasse Tee trinken, zur Vorbeugung 3-mal täglich 1 Tasse. Der Tee sollte lauwarm bis kühl sein.

DER ANBAU

Legen Sie einen Hängekorb mit wasserdurchlässigem Material aus und füllen Sie den Korb bis zum Rand mit Blumenerde auf. Setzen Sie Petersilie und Koriander in die Mitte des Korbs, die Kamille daneben und die Kapuzinerkresse an den Rand. Setzen Sie das Basilikum nach dem letzten Frost ganz nach vorn in den Korb. Regelmäßig gießen und wöchentlich düngen.

Benötigte Pflanzen

- 1 *Petroselinum crispum* (Petersilie)
- 4 *Coriandrum sativum* (Koriander)
- 1 *Matricaria recutita* (Kamille) oder *Anthemis nobilis/Chamaemelum nobile* (Duftkamille/Römische Kamille)
- 2 *Tropaeolum majus* (Kapuzinerkresse)
- 2 *Ocimum basilicum* (Basilikum)

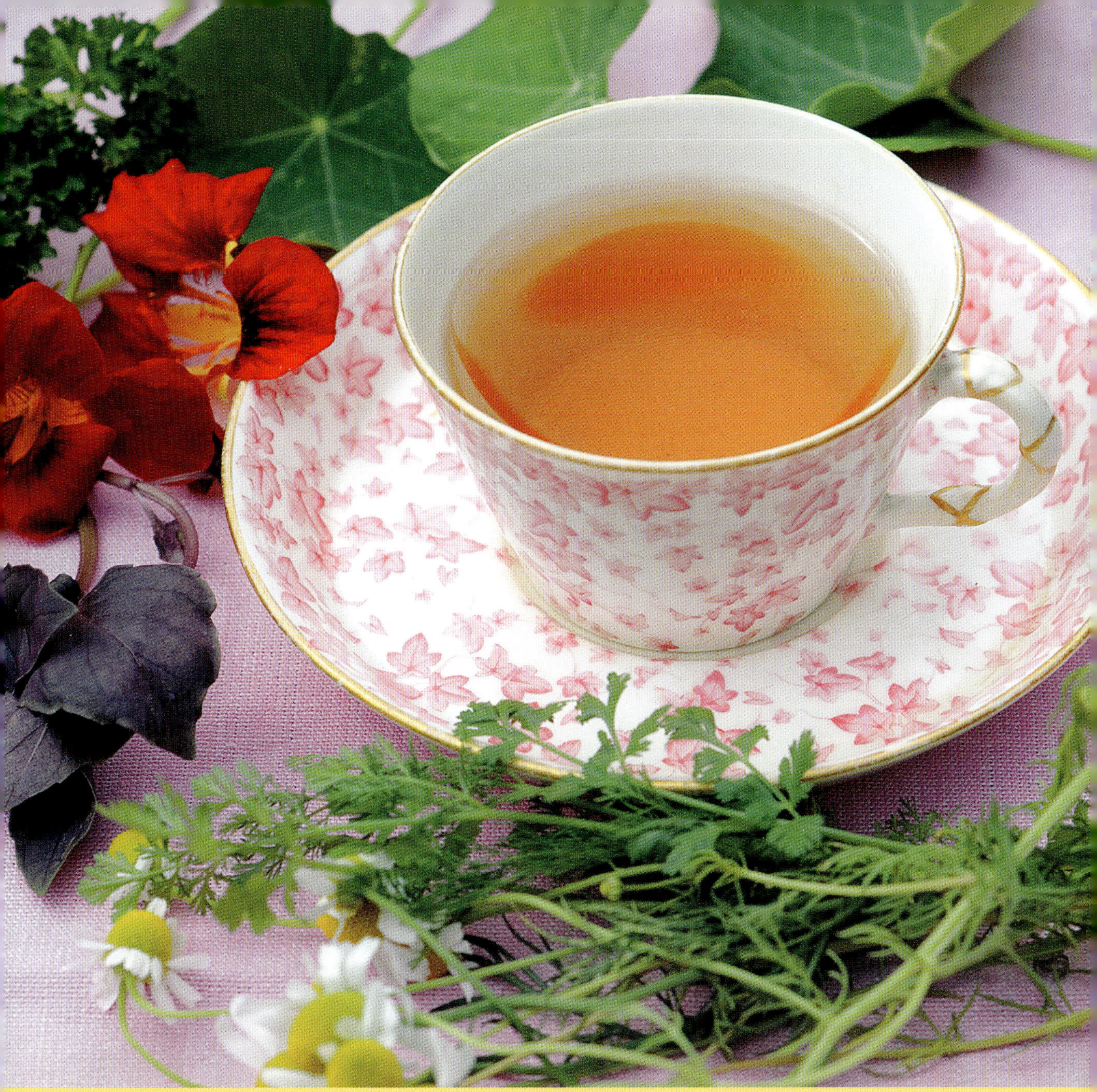

Alternativen

Bei akuten Infektionen alle 1 bis 2 Stunden kühle bis lauwarme Tees der einzelnen genannten Kräuter, bei chronischen Beschwerden 3-mal täglich ♦ Tees mit Bärentraube, Maisbart, Kamille, Fenchel, Koriander, Schafgarbe, Quecke, Eibisch oder Schachtelhalm ♦ Konzentriertes Kamillensitzbad für 10 bis 15 Minuten ♦ Viel Wasser und Gerstenwasser über den Tag verteilt trinken ♦ Suppen und Säfte von Karotten, Petersilie, Spargel, Sellerie, Lauch und Knoblauch ♦ Heidelbeeren und Preiselbeersaft verhindern, dass sich Bakterien an den Wänden der Harnwege festsetzen

Stärkender Salat

Bei Osteoporose

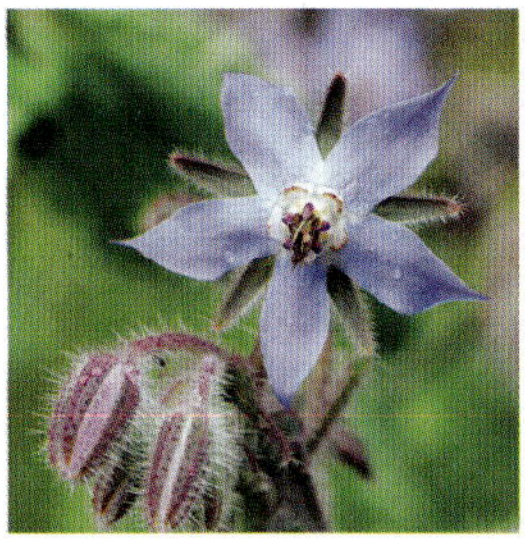

Die Kräuter sind reich an Kalzium; Rucola, Kapuzinerkresse, Dill, Koriander und Petersilie fördern zudem die Kalziumaufnahme. Löwenzahn enthält neben Kalzium auch Bor und Magnesium; Dill, Borretsch, Koriander und Ringelblume gleichen den Hormonhaushalt aus.

Sie brauchen:

- 150 g Kopfsalat und Rucola
- Je 5 bis 10 Löwenzahn-, Kapuzinerkresse-, Borretsch- und junge Wegerichblätter
- Je 2 Stängel Dill, Pfefferminze, Koriander und Petersilie
- Je 4 Ringelblumen-, Kapuzinerkresse-, Borretschblüten

Für 2 Portionen

Zubereitung

1 Kopfsalat und Rucola in mundgerechte Stücke zupfen. Mit den Löwenzahn-, Kapuzinerkresse-, Borretsch- und Wegerichblättern vermischen.

2 Dill, Pfefferminze, Koriander und Petersilie hacken und mit den Blüten über den Salat streuen.

Anwendung

Dazu passt ein einfaches Dressing aus Olivenöl und Aceto balsamico.

Info

Kalzium, Bor, Magnesium, essenzielle Fettsäuren und Vitamin D sind wichtig für eine gute Knochendichte.

DER ANBAU

Bedecken Sie den Boden eines hohen Topfs mit Löchern an der Seite mit wasserdurchlässigem Material und füllen Sie den Topf bis zu den ersten Löchern mit Blumenerde auf. Pflanzen Sie Pfefferminze, Kapuzinerkresse und Rucola durch die Löcher; gießen, weiter mit Blumenerde auffüllen und Vorgang wiederholen. Der Borretsch kommt oben in die Mitte, daneben die Ringelbumen, dazwischen Dill, Petersilie, Wegerich und Koriander. Gießen und düngen.

Benötigte Pflanzen

- 1 *Mentha piperita* (Pfefferminze)
- 5 *Tropaeolum majus* (Kapuzinerkresse)
- 4 *Eruca vesicaria/sativa* (Rucola)
- 1 *Borago officinalis* (Borretsch)
- 3 *Calendula officinalis* (Ringelblume)
- 1 *Anethum graveolens* (Dill)
- 1 *Petroselinum crispum* (Petersilie)
- 1 *Plantago major/minor/lanceolata* (Breit-/Spitzwegerich)
- 1 *Coriandrum sativum* (Koriander)

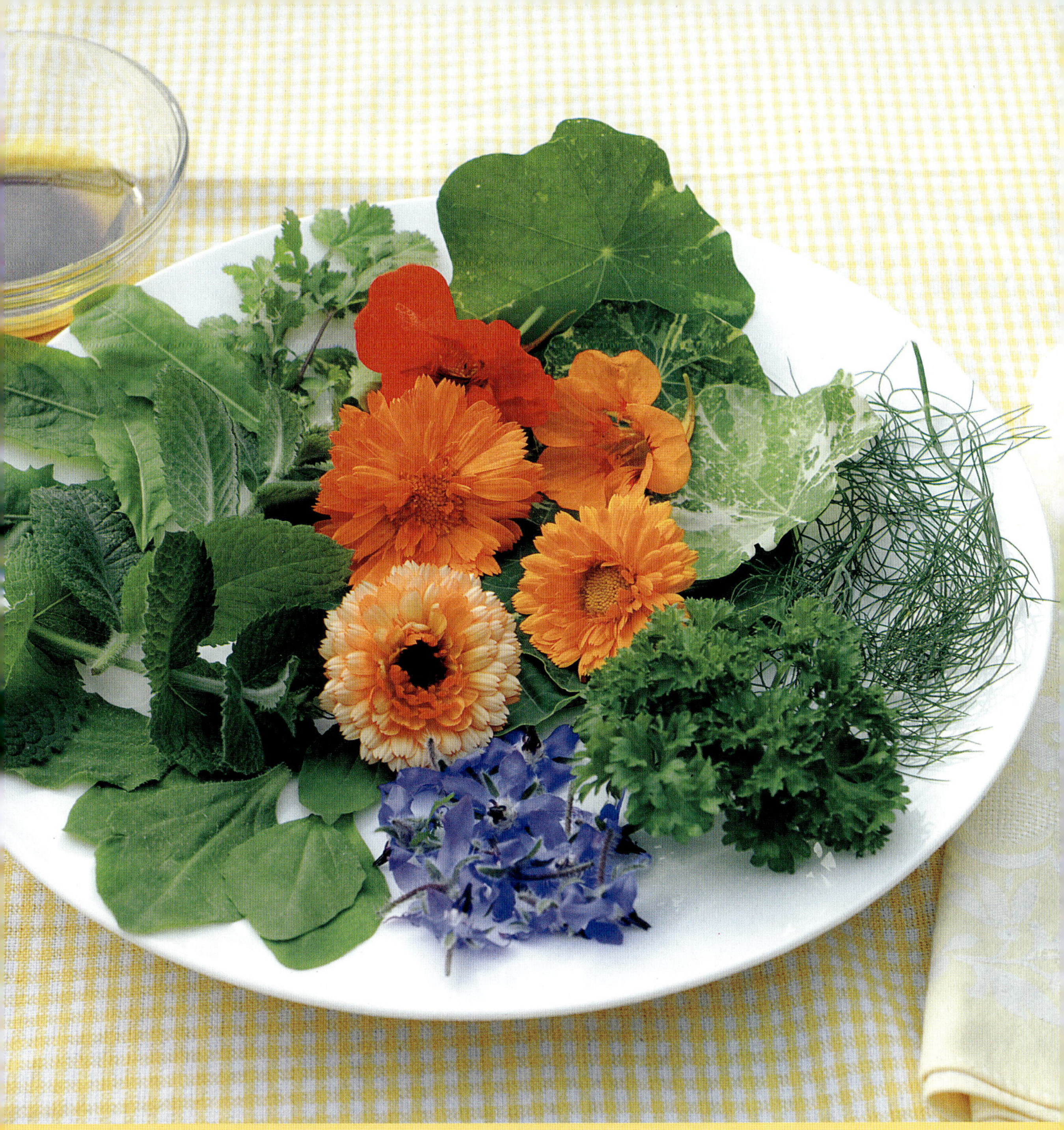

Alternativen

3- bis 4-mal täglich Tees mit Wildem Spargel, Chinesischer Engelwurz, Rotem Klee, Ringelblume, Wilder Yamswurzel, Süßholz, Salbei, Hopfen oder Sibirischem Ginseng ♦ Stoffwechselfördernde Kräuter und Gewürze wie Pfeffer, Ingwer, Fenchel, Kreuzkümmel und Koriander ♦ Nahrungsergänzungspräparate: Nachtkerzen- oder Borretschsamenöl, Vitamin E und D, Magnesium, Bor ♦ Viel Bewegung

Entwässernder Saft

Bei Wassereinlagerungen

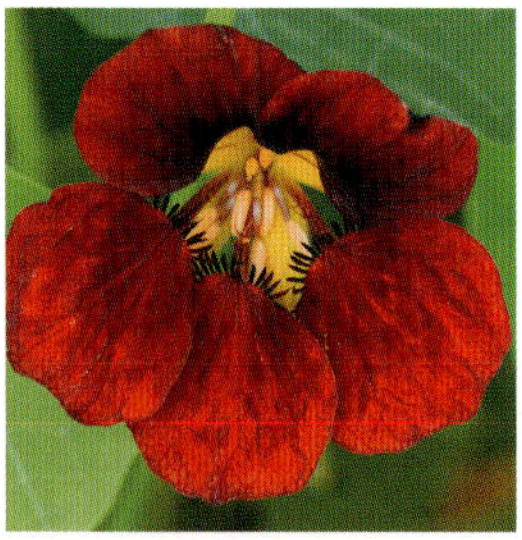

Fenchel, Koriander, Löwenzahn, Kapuzinerkresse und Petersilie ergänzen mit ihrem ausgeprägten Geschmack weniger würziges Gemüse wie Gurke und Sellerie. All diese Pflanzen unterstützen die Entwässerung über die Nieren und helfen bei Wassereinlagerungen.

Sie brauchen:

- Je 75 g Sellerieblätter, Löwenzahnblätter, Fenchelblätter und/oder -samen, Korianderblätter und/oder -samen, Kapuzinerkresseblätter und -blüten sowie Petersilienblätter
- 1 Bund Sellerie
- 1 Salatgurke

Ergibt 350 ml Saft

Zubereitung

Alle Zutaten in den Entsafter geben.

Anwendung

Morgens als Frühstück 2 Gläser des Safts trinken; zusätzlich tagsüber viel Wasser trinken. Bei PMS-bedingten Wassereinlagerungen Saft mehrere Tage trinken, bei chronischen Beschwerden mehrere Wochen.

Info

Löwenzahn ist reich an Kalium, Eisen, Vitamin A und Vitamin C. Seine blutreinigende Eigenschaft ist besonders während des Fastens hilfreich; er stärkt den Körper, fördert die Verdauung und regt Leber sowie Gallenblase an.

DER ANBAU

Bedecken Sie den durchlöcherten Boden eines Metalleimers mit wasserdurchlässigem Material und füllen Sie den Eimer mit Blumenerde auf. Setzen Sie Sellerie und Petersilie in die Mitte, den Fenchel rechts daneben, den Löwenzahn links daneben. Neben den Fenchel kommt der Koriander, neben den Löwenzahn die Kapuzinerkresse. Gießen und düngen.

Benötigte Pflanzen

- 2 *Apium graveolens* (Sellerie)
- 1 *Petroselinum crispum* (Petersilie)
- 1 *Foeniculum vulgare* (Fenchel)
- 1 *Taraxacum officinale* (Löwenzahn)
- 2 *Coriandrum sativum* (Koriander)
- 2 *Tropaeolum majus* (Kapuzinerkresse)

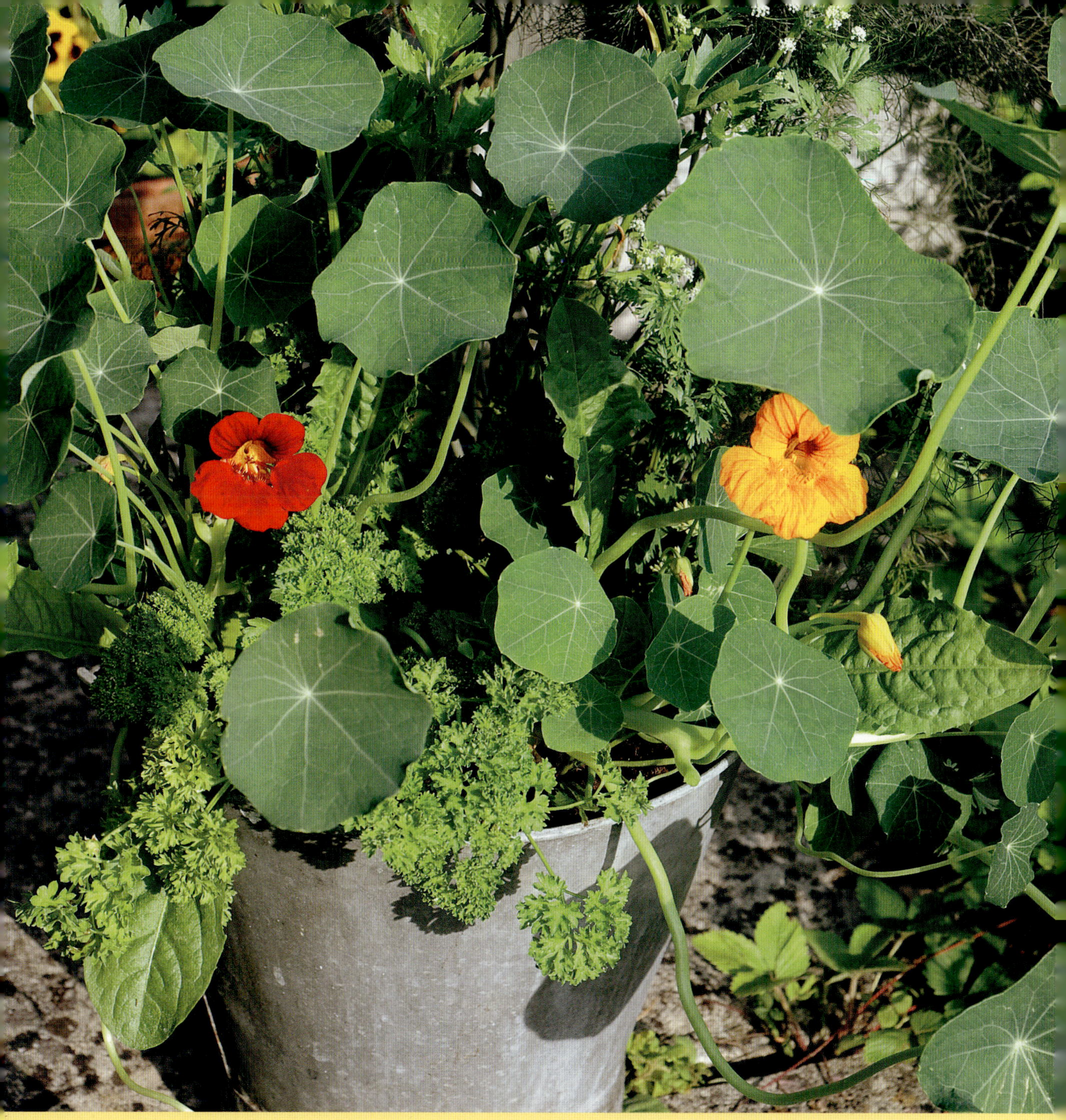

Alternativen

Verzehr kaliumhaltiger Nahrungsmittel wie Bananen, Tomaten und grünem Gemüse ♦ 3- bis 4-mal täglich Tees mit entwässernden Kräutern wie Selleriesamen, Brennnessel, Klettenlabkraut, Fenchel, Koriander, Mädesüß, Maisbart, Kamille und Bärentraube ♦ Nahrungsergänzungspräparate: B-Vitamine ♦ Viel Bewegung ♦ Öfter die Beine hochlegen • Verzicht auf Salz, schwarzen Tee, Kaffee und Alkohol

Mondtee

Bei Menstruationsbeschwerden

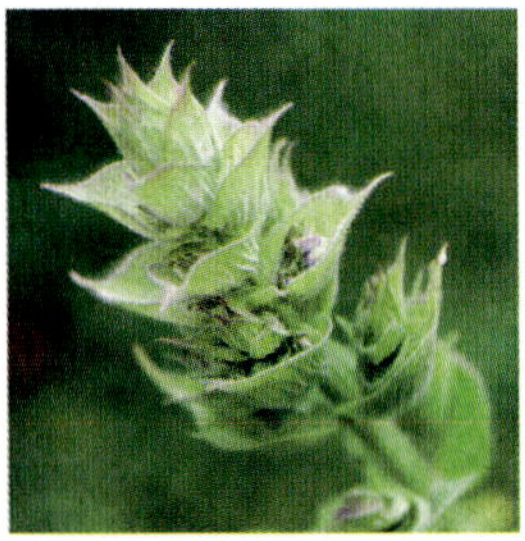

Die Kombination dieser aromatischen Kräuter ist darauf abgestimmt, die Symptome aufgrund hormoneller Schwankungen zu lindern. Die Kräuter unterstützen die Leber, regulieren die Monatsblutung, stärken die Nerven, helfen bei der Entwässerung und wirken krampflösend.

Sie brauchen:

- Je 100 g frische oder 50 g getrocknete Rose, Herzspannkraut, Frauenmantel, Kamille und Muskatellersalbei
- 1 l kochendes Wasser

Ergibt 1 l Tee

Zubereitung

Kräuter in eine Teekanne geben und mit dem kochenden Wasser übergießen. 10 bis 15 Minuten ziehen lassen. Abseihen.

Info

Rose lindert Schmerzen und Krämpfe, wirkt blutstillend und hilft bei Reizbarkeit.

Anwendung

Während der Periode 3-mal täglich 1 Tasse Mondtee trinken. Am ersten Tag der Periode bzw. wenn die Beschwerden besonders stark sind, können Sie bis zu 6 Tassen Mondtee täglich trinken.

DER ANBAU

Bedecken Sie den Boden von vier Töpfen mit wasserdurchlässigem Material und füllen Sie die Töpfe mit Blumenerde auf. In die Mitte des größten Topfs setzen Sie die Rose, die Kamille darum herum. Herzspannkraut, Muskatellersalbei und Frauenmantel bekommen jeweils eigene Töpfe. Regelmäßig gießen und wöchentlich düngen.

Benötigte Pflanzen

- 1 *Rosa spp* (Rose)
- 3 *Matricaria recutita* (Kamille) oder *Anthemis nobilis/ Chamaemelum nobile* (Duftkamille/Römische Kamille)
- 1 *Leonurus cardiaca* (Herzspannkraut)
- 1 *Salvia sclarea* (Muskatellersalbei)
- 1 *Alchemilla vulgaris* (Frauenmantel)

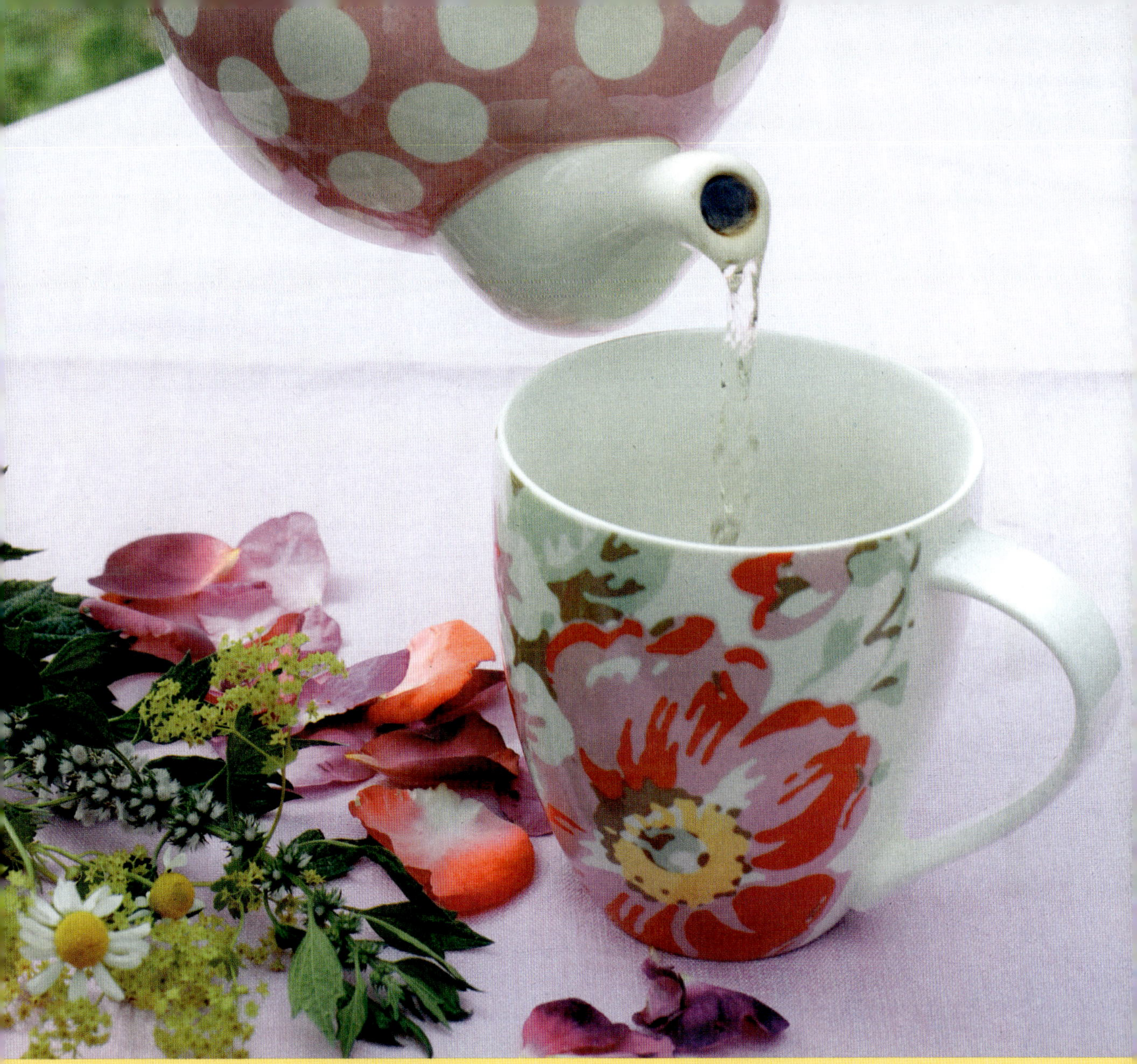

Alternativen

Täglich eine halbe Stunde vor dem Frühstück ½ TL Mönchspfeffertinktur ♦ 3-mal täglich Tees mit Süßholz, Klette, Wildem Spargel oder Chinesischer Engelwurz zur Hormonregulation ♦ Alle 2 Stunden Tees mit Herzspannkraut, Kuhglocke oder Baldrian bei sehr starken Schmerzen ♦ 3- bis 6-mal täglich Tees mit Schafgarbe, Immergrün oder Odermennig bei stärkeren Blutungen ♦ Verzehr eisenhaltiger Nahrungsmittel und Kräuter wie Brennnessel, Korianderblätter, Algen und Ampfer, um Anämie vorzubeugen ♦ Verzicht auf Koffein, Alkohol und Fast Food ♦ Tees mit entwässernden Kräutern wie Klettenlabkraut, Löwenzahn oder Fenchel, um Wassereinlagerungen und Brustschmerzen vorzubeugen ♦ Nahrungsergänzungspräparate: Nachtkerzenöl, Zink, Kalzium, Magnesium, Vitamin E, B-Vitamine

Ausgleichende Tinktur

Bei Wechseljahresbeschwerden

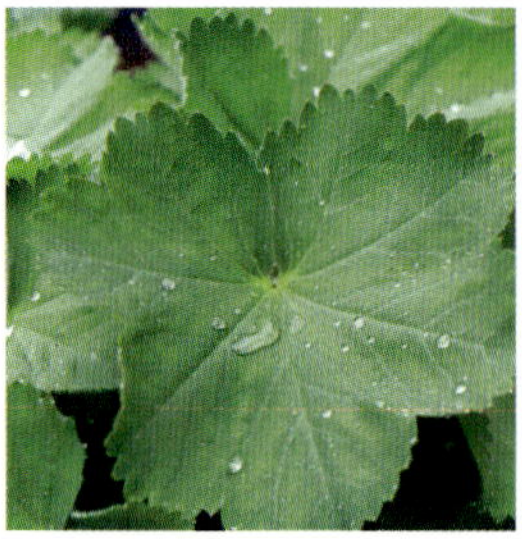

Diese Mischung hilft beim hormonellen und emotionalen Ausgleich. Herzspannkraut, Salbei, Rose und Kamille kühlen bei Hitzewallungen und unterstützen die Leber. Salbei regt den Stoffwechsel an, Rose und Herzspannkraut sorgen darüber hinaus für die seelische Ausgeglichenheit.

Sie brauchen:

- Je 250 g frische oder 100 g getrocknete rote Salbeiblätter, Herzspannkraut, Frauenmantel, Kamille und Rosenblütenblätter
- 400 ml Brandy oder Wodka

Ergibt 400 ml Tinktur

Zubereitung

1 Kräuter in ein großes Glas geben und mit dem Alkohol übergießen. Glas verschließen.

2 Mindestens 2 bis 3 Wochen, besser bis zu 6 Monate ziehen lassen.

3 Durch ein feines Sieb abgießen, dabei die Kräuter gut auspressen.

4 In gut beschrifteten dunklen Glasflaschen lagern.

Anwendung

3-mal täglich 1 bis 2 TL der Tinktur in etwas Wasser auflösen und einnehmen. Damit sich die Wirkung der Kräuter entfalten kann, die Tinktur mindestens 3 Wochen, besser bis zu 3 Monate einnehmen.

DER ANBAU

Bedecken Sie den Boden eines großen rechteckigen Kastens mit wasserdurchlässigem Material und füllen Sie den Kasten mit Blumenerde auf. Setzen Sie die Rose hinten in die Mitte, das Herzspannkraut daneben und den Frauenmantel auf die andere Seite der Rose. Salbei und Kamille kommen nach vorn. Regelmäßig gießen und wöchentlich düngen.

Benötigte Pflanzen

- 1 *Rosa spp* (Rose)
- 1 *Leonurus cardiaca* (Herzspannkraut)
- 1 *Alchemilla vulgaris* (Frauenmantel)
- 3 *Salvia officinalis* (Salbei)
- 2 *Matricaria recutita* (Kamille) oder *Anthemis nobilis/ Chamaemelum nobile* (Duftkamille/Römische Kamille)

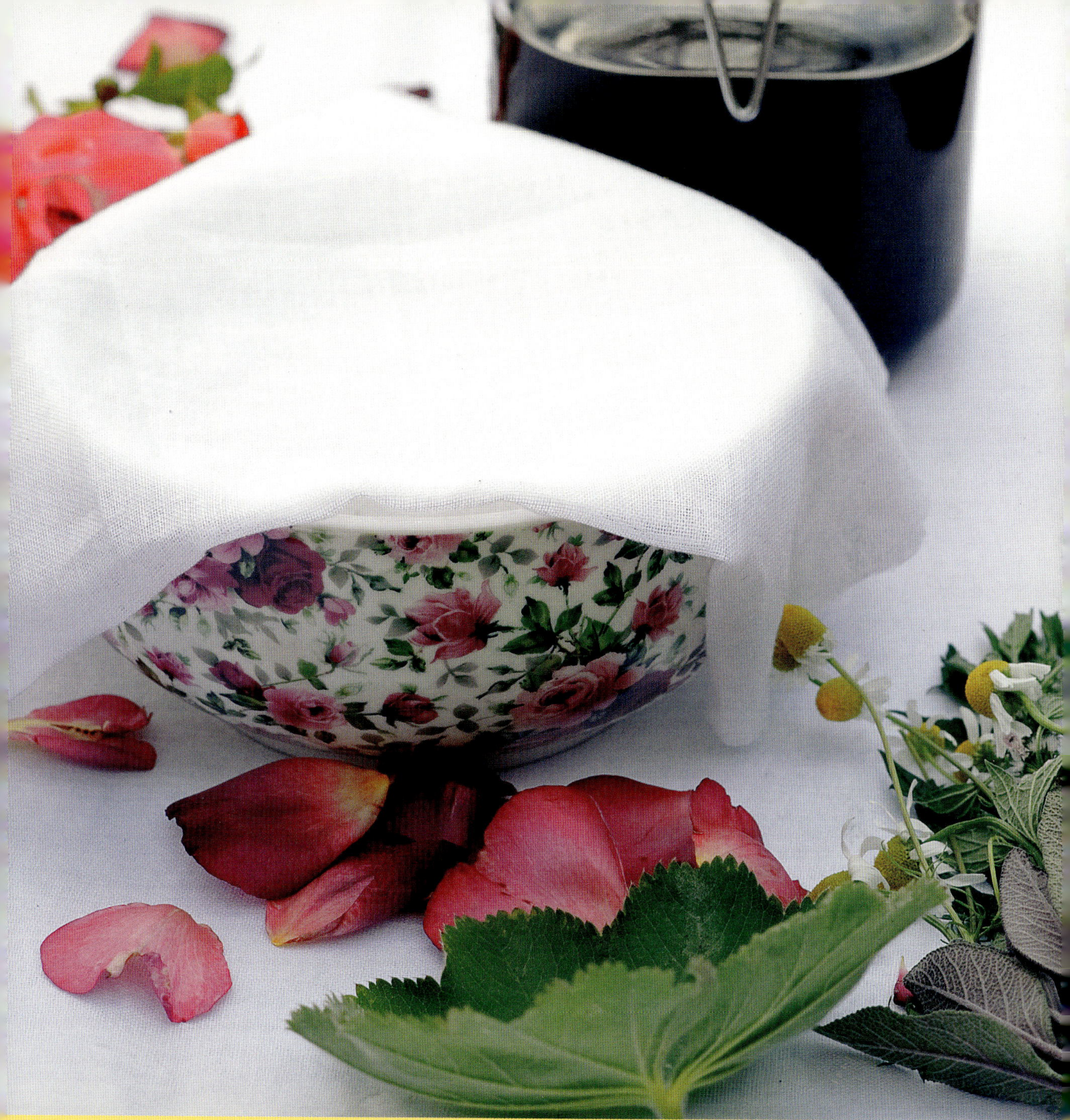

Alternativen

3- bis 4-mal täglich Tees mit Wildem Spargel, Rotem Klee, Wilder Yamswurzel, Chinesischer Engelwurz, Sibirischem Ginseng, Süßholz oder Traubensilberkerze ♦ 3- bis 6-mal täglich Tees mit Kamille, Hopfen, Eisenkraut, Wildem Hafer oder Zitronenmelisse gegen Nervosität, Schlaflosigkeit und nächtliches Schwitzen ♦ Nahrungsergänzungspräparate: Borretschsamen- oder Nachtkerzenöl, Vitamin E, Kalzium, Magnesium

Heilendes Öl

Bei Schnitten und anderen Wunden

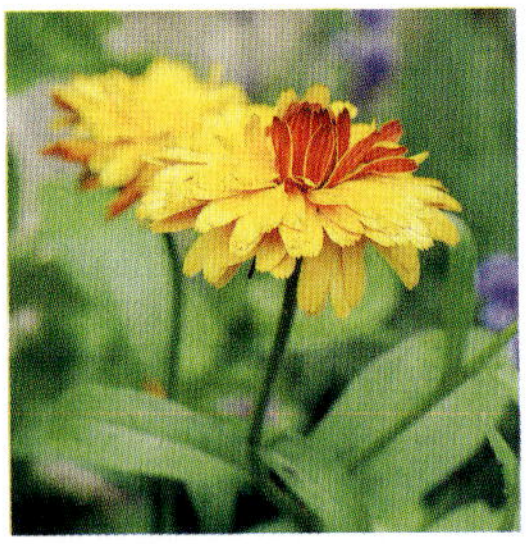

Diese Kräuter eignen sich hervorragend zur Ersten Hilfe bei Schürf- und Schnittwunden. Wegerich und Schafgarbe wirken blut- und schmerzstillend, Ringelblumen- und Lavendelblüten hemmen Entzündungen und fördern die Heilung – ebenso wie das Kokosnuss-Basisöl.

Sie brauchen:

- Je 150 g Schafgarbenblätter und -blüten, Ringelblumenblütenblätter, Lavendelblüten und Wegerichblätter
- 250 ml angewärmtes Kokosnussöl

Ergibt 250 ml Öl

Zubereitung

1 Kräuter waschen, trocken tupfen und in ein großes, sauberes Glas geben.

2 Kräuter mit dem angewärmten Kokosnussöl bedecken, Glas fest verschließen.

3 3 Wochen in der Sonne stehen lassen, gelegentlich schütteln.

4 Durch ein feines Sieb in Flaschen abfüllen und an einem kühlen Ort lagern.

Anwendung

3- bis 6-mal täglich oder bei Bedarf auf die Wunde auftragen.

Info

Ringelblumenblüten leisten wertvolle Erste Hilfe: Sie stillen Blutungen, fördern die Heilung und beugen Infektionen vor.

DER ANBAU

Bedecken Sie den Boden eines rechteckigen Kastens mit wasserdurchlässigem Material und füllen Sie den Kasten mit Blumenerde auf. Setzen Sie den Lavendel in die Mitte, die Ringelblumen darum herum, den Wegerich in eine Ecke, die Schafgarbe in eine andere. Regelmäßig gießen und wöchentlich düngen.

Benötigte Pflanzen

- 1 *Lavandula officinalis* (Lavendel)
- 5 *Calendula officinalis* (Ringelblume)
- 1 *Plantago major/minor/lanceolata* (Breit-/Spitzwegerich)
- 1 *Achillea millefolium* (Schafgarbe)

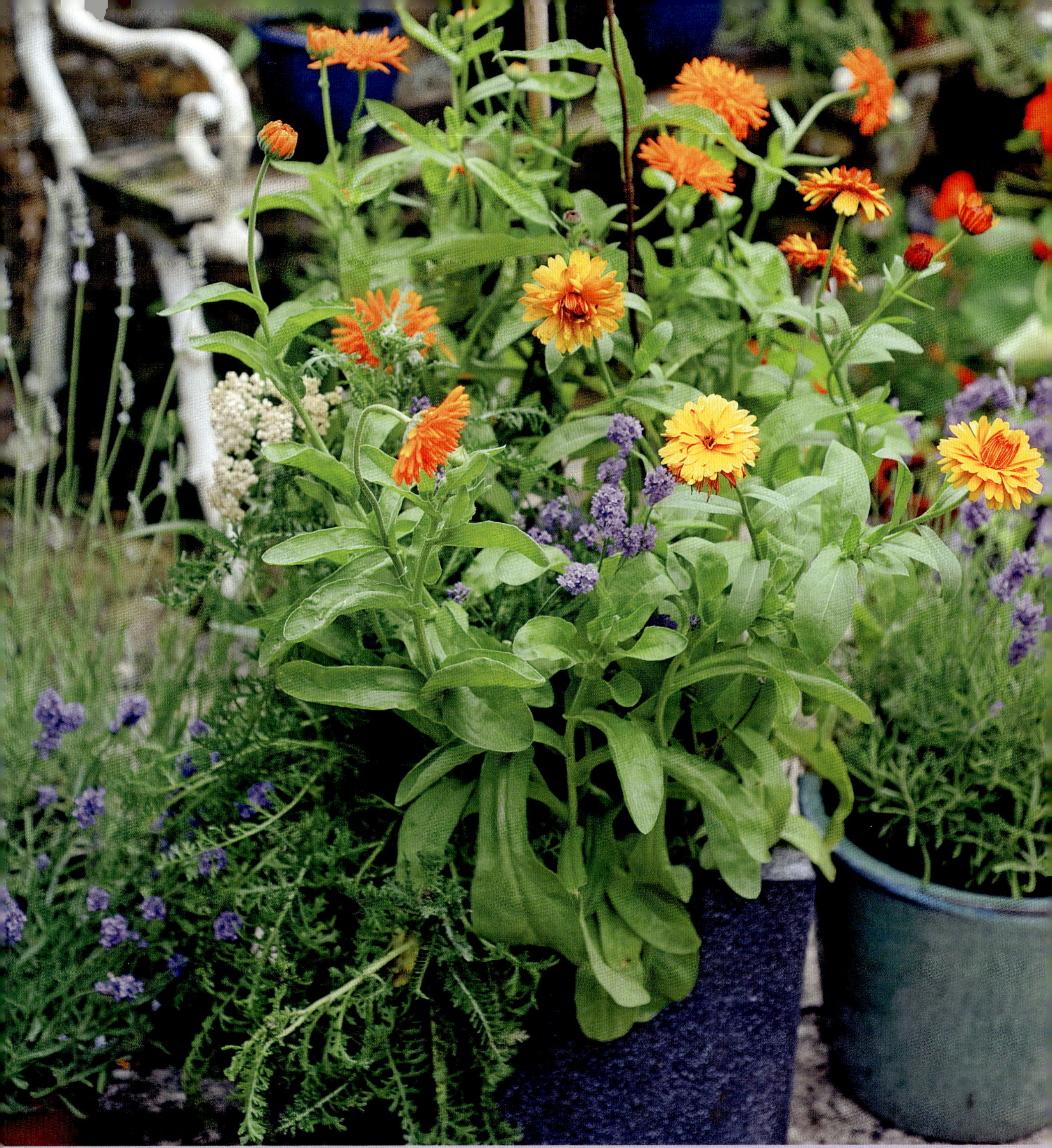

Alternativen

Frisch zerriebene blutstillende Blätter von Wegerich, Schafgarbe, Beinwell oder Odermennig auftragen ♦ Gaze mit Schafgarben-, Ringelblumen-, Wegerich-, Beinwell- oder Odermennigtinktur tränken und auf die Wunde legen ♦ Wunde mit Lavendel- oder Ringelblumenaufguss auswaschen ♦ Ringelblumensalbe

Kühlende Kompresse

Bei kleinen Verbrennungen und Verbrühungen

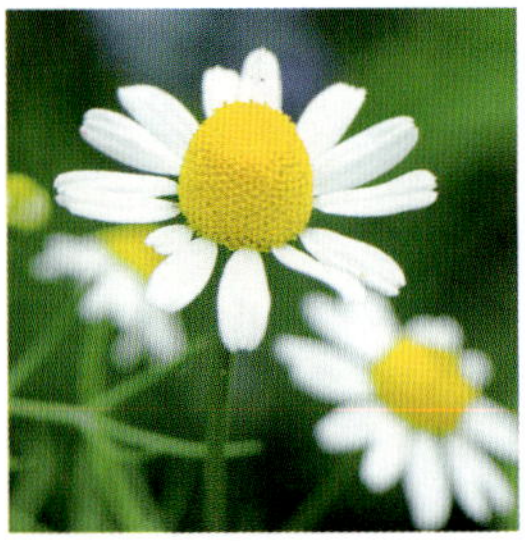

Kleinere Verbrennungen können Sie mit dieser Kompresse selbst behandeln. Aloe-vera-Gel ist für seine kühlende und heilungsfördernde Wirkung bekannt. Lavendel und Ringelblumen besitzen desinfizierende Eigenschaften, Wegerich und Koriander wirken schmerzstillend.

Sie brauchen:

- Je 60 g frische oder 30 g getrocknete Ringelblumenblütenblätter, Wegerich- und Korianderblätter sowie Kamille- und Lavendelblüten
- 500 ml kochendes Wasser
- 20 ml Aloe-vera-Gel

Ergibt 500 ml Flüssigkeit

Zubereitung

1 Kräuter in eine Teekanne geben und mit dem kochenden Wasser übergießen.

2 10 bis 15 Minuten ziehen und abkühlen lassen. Das Aloe-vera-Gel untermischen.

Anwendung

Wunde für mindestens 5 bis 10 Minuten unter kaltes Wasser halten. Ein sauberes Tuch in der Flüssigkeit tränken, etwas auswringen und auf die betroffene Stelle legen. Vorgang wiederholen, bis der Schmerz nachlässt. Während der Aufguss abkühlt, reines Aloe-vera-Gel auf die Wunde auftragen, wenn die Schmerzen sehr stark sind. Eventuelle Brandblasen auf keinen Fall öffnen!

DER ANBAU

Bedecken Sie den Boden eines Holzkastens mit wasserdurchlässigem Material und füllen Sie den Kasten mit Blumenerde auf. Setzen Sie den Lavendel nach hinten, die Ringelblumen in die Ecken, die Aloe vera auf eine Seite, den Wegerich auf die andere und die Kamillenpflanzen dazwischen. Regelmäßig gießen und wöchentlich düngen.

Benötigte Pflanzen

- 1 *Lavandula officinalis* (Lavendel)
- 3 *Calendula officinalis* (Ringelblume)
- 1 *Aloe barbadensis* (Aloe vera)
- 1 *Plantago major/minor/lanceolata* (Breit-/Spitzwegerich)
- 3 *Matricaria recutita* (Kamille) oder *Anthemis nobilis/Chamaemelum nobile* (Duftkamille/Römische Kamille)

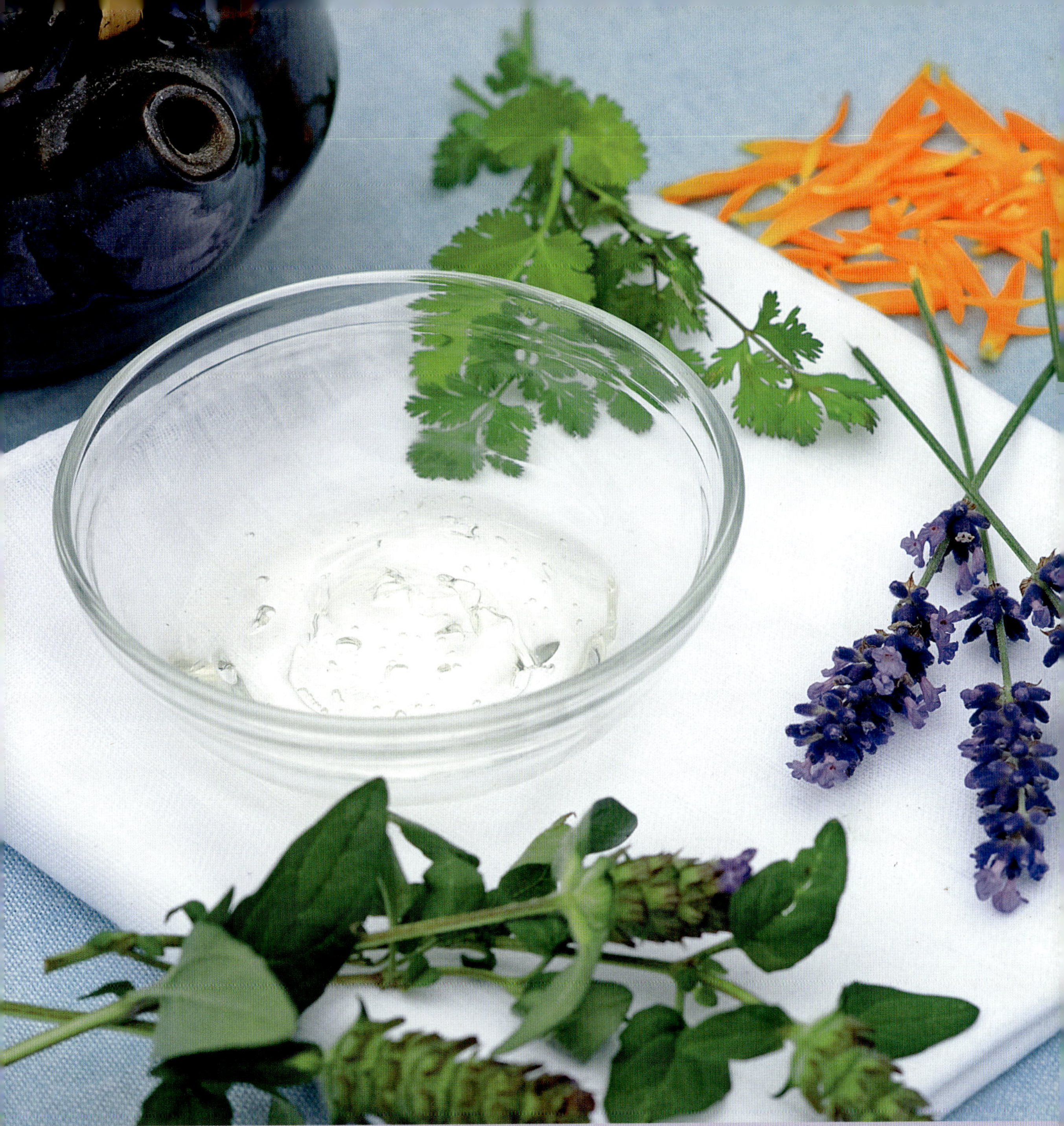

Alternativen

Betroffene Stelle leicht erhöht lagern, das verlangsamt den Blutfluss und stillt die Schmerzen ♦ Reines Lavendelöl auftragen ♦ Umschläge mit den genannten Kräutern oder mit Beinwellblättern ♦ Abwechselnd Lavendelöl und Beinwellsalbe, bis der Schmerz nachlässt ♦ Betroffene Stelle mit einer sauberen, trockenen Kompresse bedecken; haftet sie beim Entfernen an, mit warmem Ringelblumenaufguss lösen

Kräuter zum Einreiben

Bei Insektenbissen und Stichen

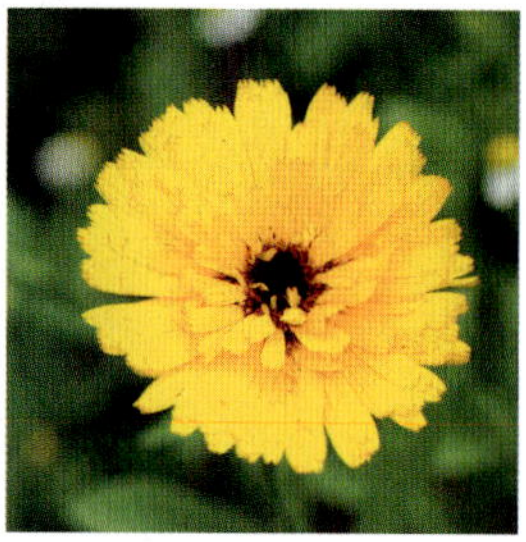

Insektenstiche direkt mit Kräutern einzureiben verschafft sofortige Erleichterung. Lavendel und Basilikum wirken abschwellend und schmerzstillend. Wegerichblätter ziehen Gift aus der Wunde, Lavendelblüten hemmen Entzündungen. Beides hilft bei Wespen- und Mückenstichen.

Sie brauchen:

- 1 Ringelblumenblüte oder 1 bis 2 Lavendelblüten oder 1 bis 2 Zitronenbasilikumblätter oder 1 Aloe-vera-Blatt oder 1 Wegerichblatt

Zubereitung

Das frische Kraut etwas zwischen den Fingern zerreiben und auf den Stich auftragen.

Achtung!

Suchen Sie SOFORT den Arzt auf, wenn nach einem Bienenstich die Zunge anschwillt, das Atmen schwerfällt oder ein Ausschlag auftritt.

Anwendung

Bei einem Bienenstich ziehen Sie zuerst den Stachel heraus und reiben die Stelle dann einige Minuten lang mit frischen Kräutern ein. Bei Bedarf mehrmals wiederholen. Bei Bienenstichen eignet sich Aloe-vera-Gel besser als die Blätter der Pflanze.

DER ANBAU

Bedecken Sie den Boden zweier mittelgroßer Töpfe mit wasserdurchlässigem Material und füllen Sie die Töpfe mit Blumenerde auf. Setzen Sie den Lavendel und den Wegerich in die Mitte des einen Topfs, die Ringelblumen jeweils daneben. Das Zitronenbasilikum kommt in die Mitte des anderen Topfs, die Aloe vera nach dem letzten Frost daneben. Regelmäßig gießen und wöchentlich düngen.

Benötigte Pflanzen

- 1 *Lavandula officinalis* (Lavendel)
- 1 *Plantago major/minor/lanceolata* (Breit-/Spitzwegerich)
- 2 *Calendula officinalis* (Ringelblume)
- 1 *Ocimum basilicum* (Zitronenbasilikum)
- 4 kleine *Aloe barbadensis* (Aloe vera)

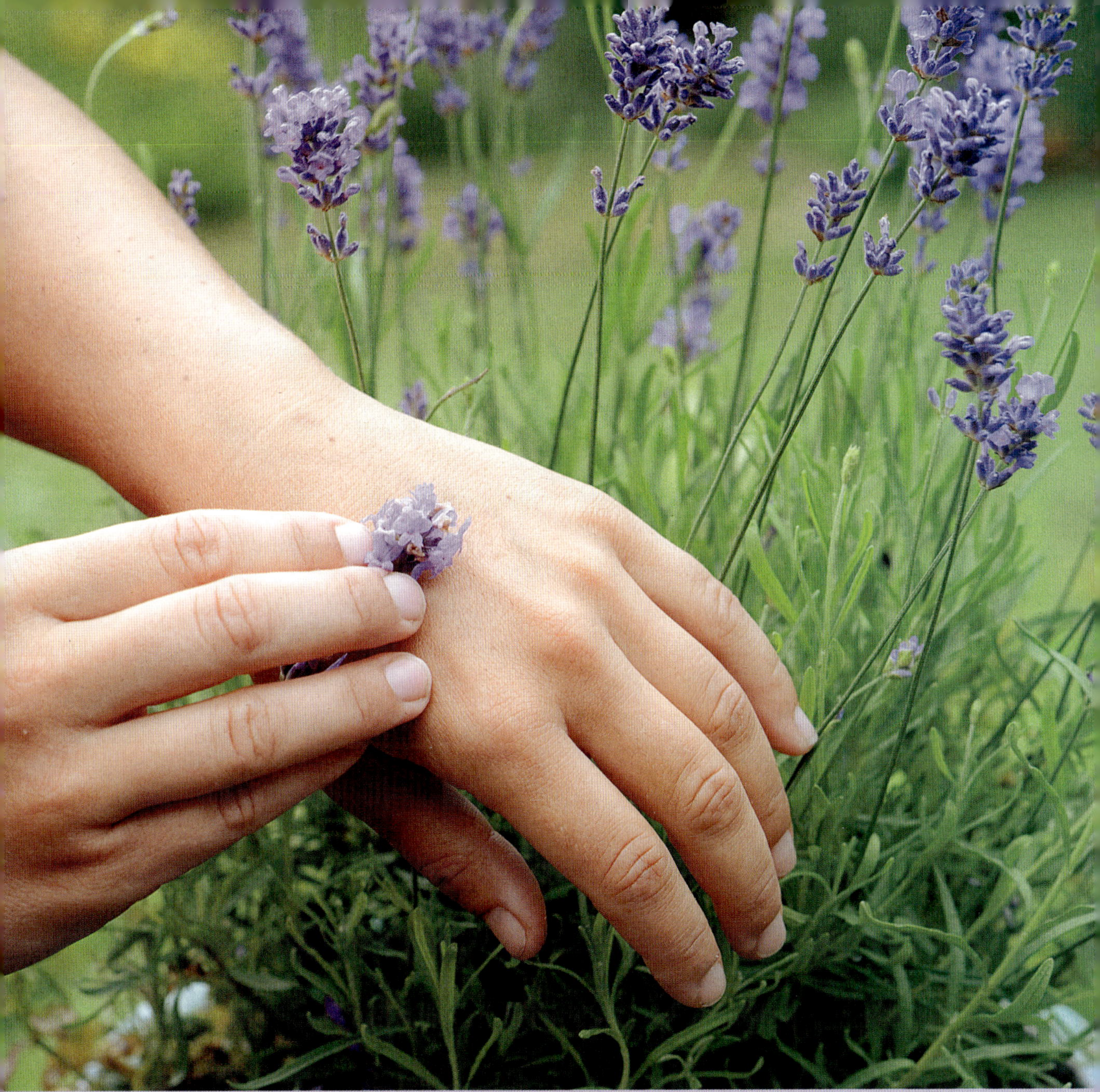

Alternativen

Wegerichblätter kauen und gut mit Speichel vermischen, dann auf den Stich auftragen • Ameisenbisse mit frischem Knoblauch einreiben • Mückenstiche mit Hamameliswasser, Zitronensaft oder Obstessig behandeln • Insektenabweisendes Öl aus 5 Tropfen Zitronell-, Teebaum-, Lavendel- oder Rosmarinöl und 1 TL Sesamöl • Einige Tropfen Lavendelöl • Bei Bienenstichen: destilliertes Hamameliswasser, Salbeiaufguss, Backpulver oder Zitronenscheiben auftragen • Thymian und Rosmarin in Apfelessig ziehen lassen und den Stich damit betupfen, um das Gift herauszuziehen und Schwellungen vorzubeugen

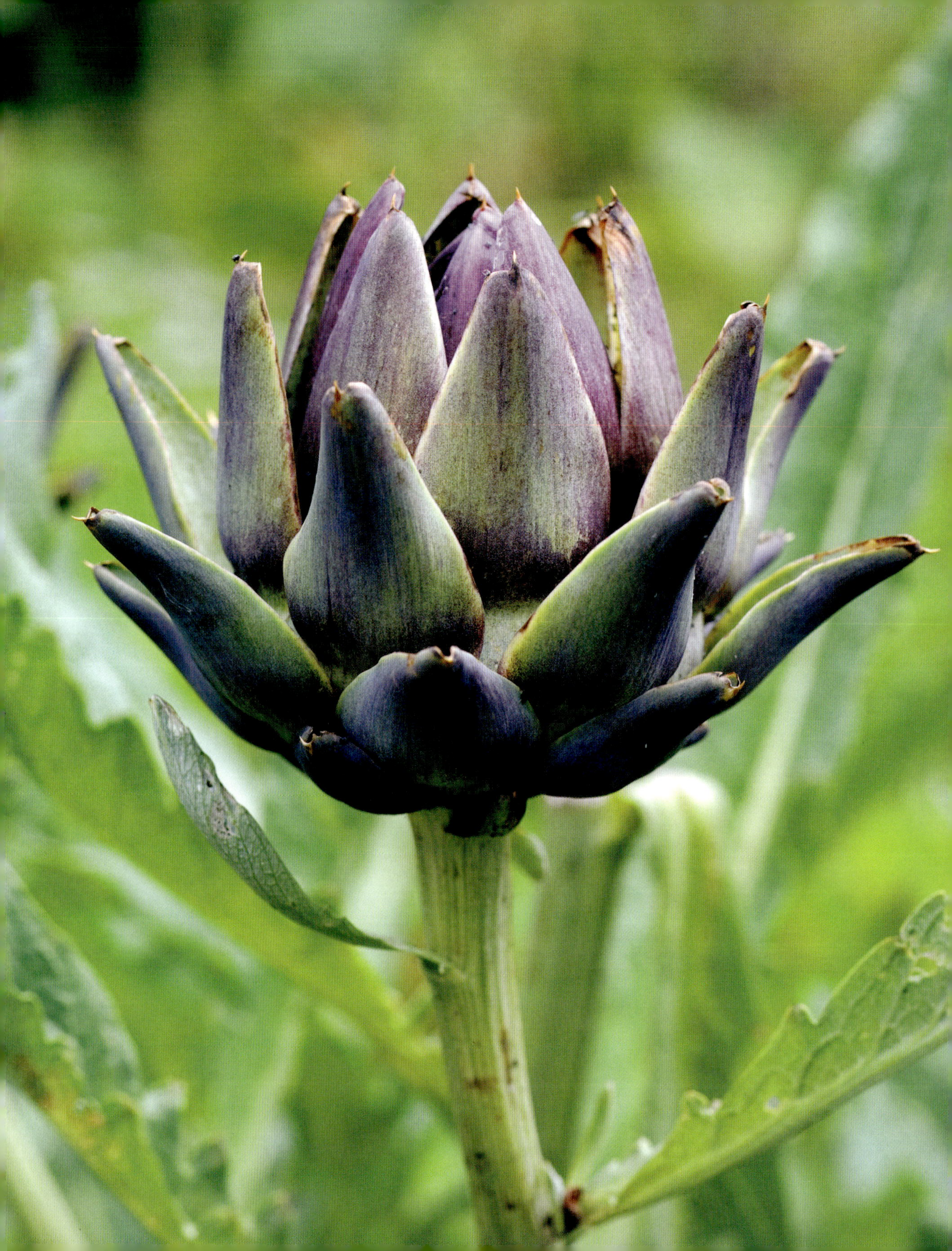

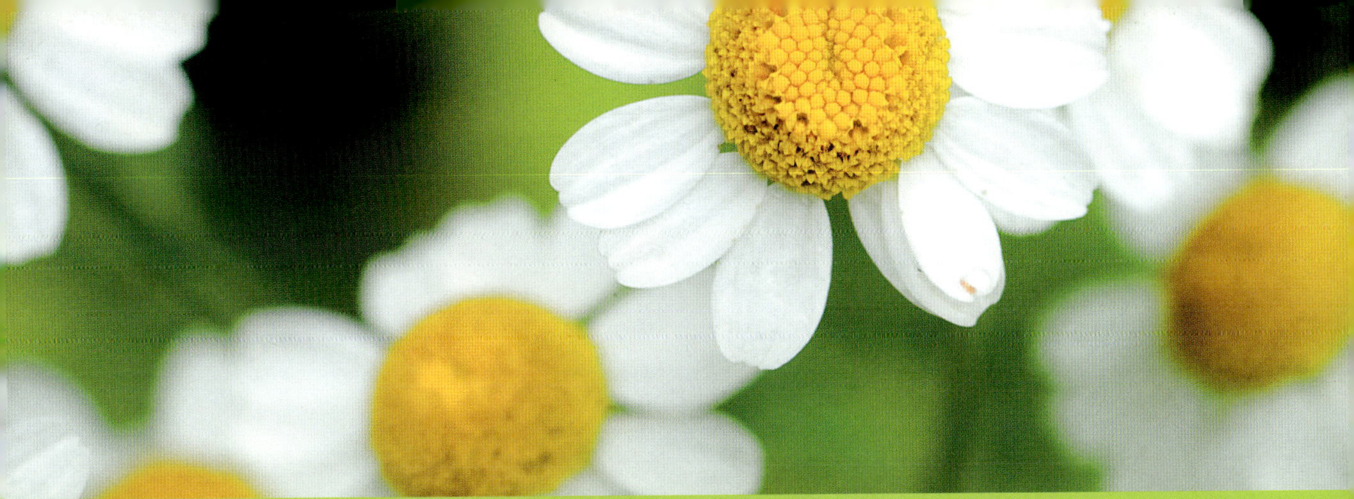

Die Heilpflanzen im Überblick

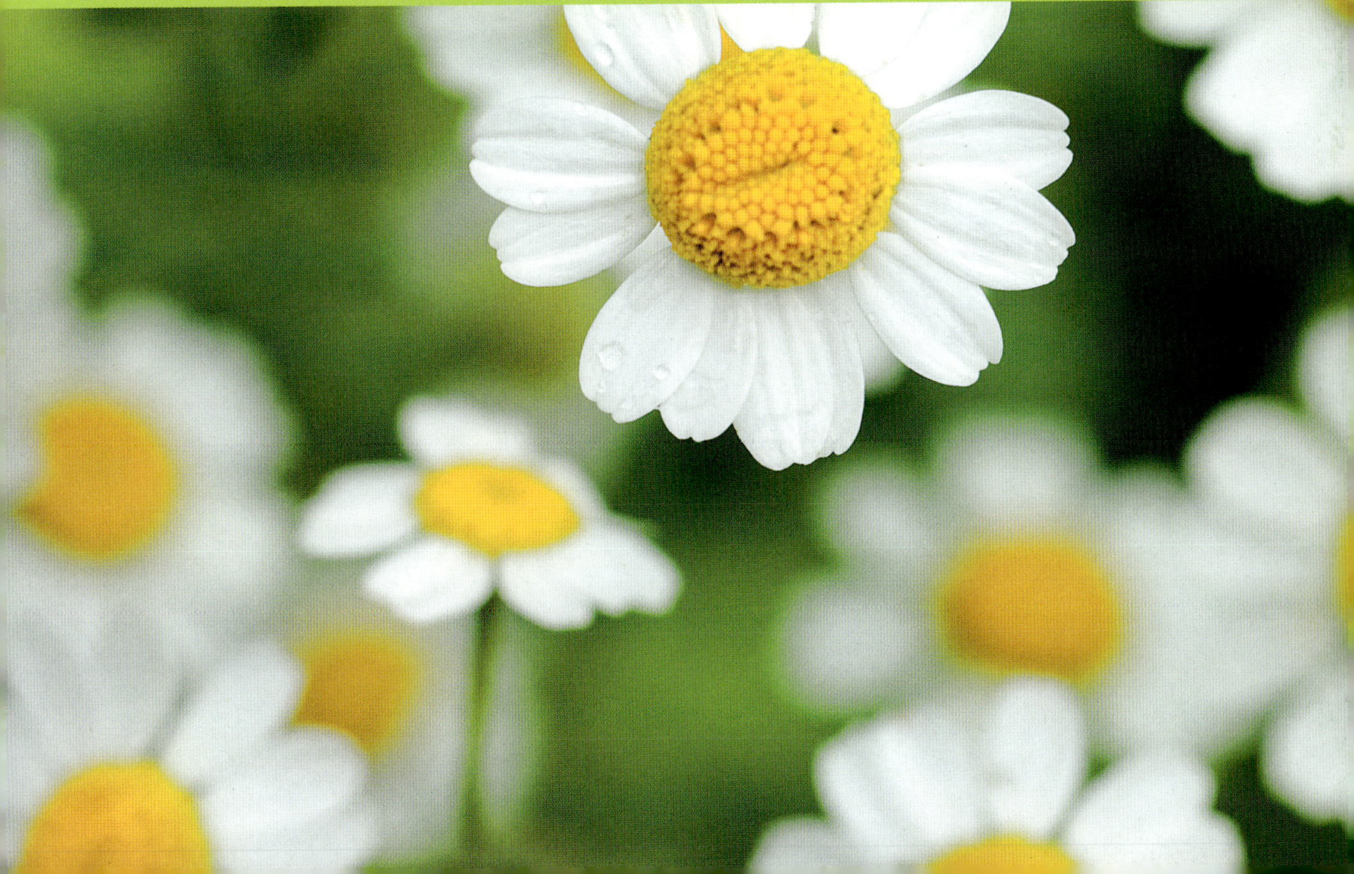

Achillea millefolium
Schafgarbe

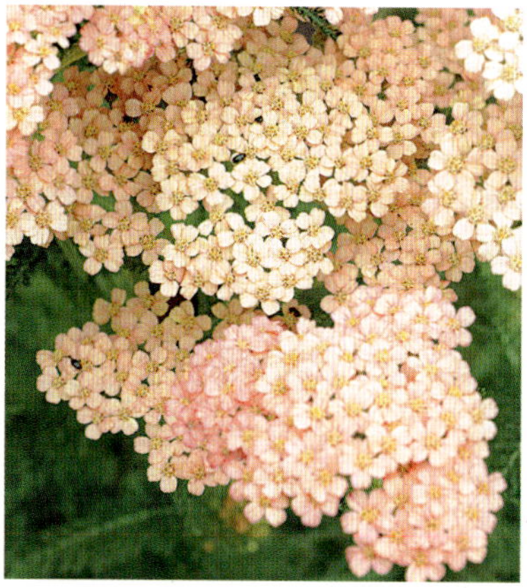

Schafgarbe wächst in Hecken, am Straßenrand und auf Wiesen. Sie hat aromatische Blätter und weiße oder rosafarbene Blüten und ist recht dürreresistent. Blätter und Blüten wirken desinfizierend, entzündungshemmend und adstringierend; die enthaltene Kieselerde fördert die Geweberegeneration. Schafgarbe heilt Wunden, Geschwüre und Verbrennungen, als Salbe hilft sie bei Krampfadern, Hämorrhoiden und Hautproblemen.

Als Tee oder Tinktur hilft sie bei Durchfall, Blähungen und entzündlichen Prozessen. Sie regt den Appetit an, fördert die Verdauung, reguliert den Menstruationszyklus und unterstützt das Nervensystem. Auch als Fieber-, Schnupfen- und Grippemittel hat sich Schafgarbe bestens bewährt. Zudem senkt sie den Blutdruck und regt den Kreislauf an.

Agrimonia eupatoria
Odermennig

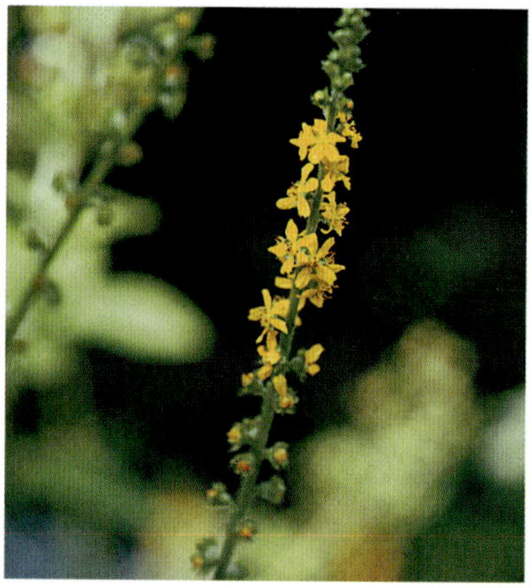

Odermennig ist eine hübsche, winterharte mehrjährige Pflanze mit langen hellgelben, nach Aprikosen duftenden Blüten. Oft wächst sie wild in Sommerhecken, auf Wiesen und brachliegendem Gelände.

Blätter und Blüten wirken sich ausgesprochen wohltuend auf die Verdauung aus; sie regen den Stoffwechsel an und unterstützen die Leber bei der Entgiftung. Die adstringierenden Gerbstoffe schützen die Darmschleimhaut vor Reizungen und Entzündungen und helfen bei entzündlichen Prozessen wie Gastritis, Colitis und Magengeschwüren. Odermennig hilft auch bei Durchfall, Leber- und Gallenblasenproblemen und durch die entwässernde Wirkung zudem bei Arthritis und Gicht. Als Gurgellösung hilft die Pflanze bei Halsschmerzen, als Augenspülung bei entzündeten Augen.

Alchemilla vulgaris
Frauenmantel

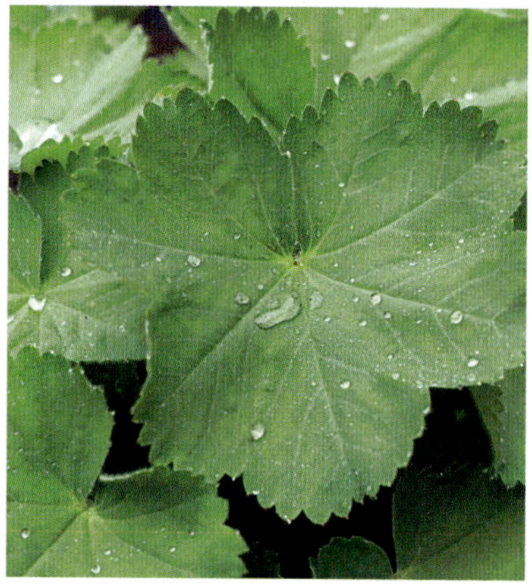

Die winterharte mehrjährige Pflanze mit den charakteristischen hellgrünen Blättern und winzigen gelb-grünen Blüten hat wertvolle adstringierende und entzündungshemmende Eigenschaften. Blätter und Blüten helfen bei schmerzhafter oder unregelmäßiger Periode und bei Blutungen aufgrund von Myomen oder der Perimenopause. Auch bei Entzündungen des Harn- und Geschlechtsapparats hat sich Frauenmantel bestens bewährt.

Zudem hilft die Pflanze bei Durchfall und entzündlichen Prozessen wie Gastritis, Colitis und Gastroenteritis und entwässert. Als Aufguss eignet sie sich bei Scheideninfektionen, als Hautlotion bei Ausschlägen und Schnitten und als Gurgellösung bei Halsschmerzen.

Achtung: Nicht während der Schwangerschaft einnehmen.

Allium sativum
Knoblauch

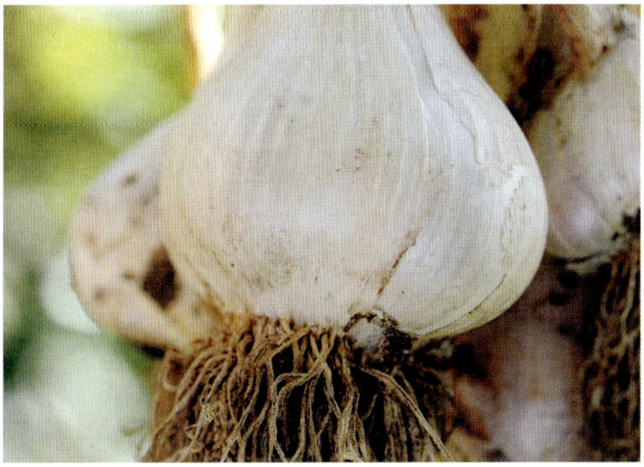

Die stark duftende mehrjährige Pflanze wächst gern in Gesellschaft, z. B. unter Rosen, von denen sie die Blattläuse fernhält. Knoblauch ist ein ausgezeichnetes Heilmittel bei Infektionen: Er hat antibakterielle und antivirale sowie parasiten- und pilztötende Eigenschaften. Er wirkt sich auf Verdauungstrakt, Atemwege und Harnwege aus, desinfiziert, stärkt die Abwehr und hat sich bei Husten, Erkältungen, Asthma, Magen- und Darminfektionen sowie bei Blasenentzündungen bewährt.

Zudem wirkt er abschwellend, hilft also bei Schnupfen und Heuschnupfen, und schleimlösend. Knoblauch schützt vor Herz-Kreislauf-Erkrankungen und senkt neben dem Blutdruck auch den Cholesterinspiegel. Er hält das Blut flüssig und verringert damit das Herzinfarkt- und Schlaganfallrisiko. Seine Antioxidanzien beugen degenerativen Erkrankungen und Krebs vor. Der enthaltende Schwefel schützt vor Tumoren. Außerdem ist Knoblauch ein natürliches Anti-Aging-Mittel und wahres Lebenselixier.

Achtung: Knoblauch entfaltet seine therapeutischen Wirkungen nur, wenn er frisch verzehrt wird – beim Kochen werden diese zu 95 Prozent neutralisiert. Alternative: Knoblauchkapseln.

Aloe barbadensis
Aloe vera

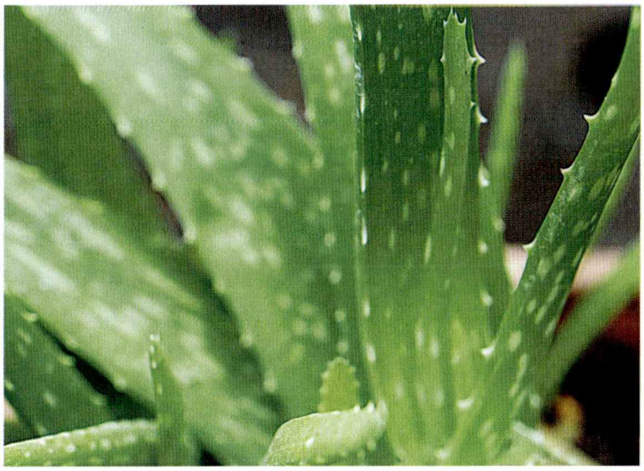

Die Sukkulente stammt aus dem östlichen und südlichen Afrika und wächst in den meisten tropischen Gegenden – auch auf Ihrem sonnigen Fensterbrett. Das durchsichtige schleimartige Gel in den Blättern beruhigt und heilt die Haut. Es eignet sich für kleinere Verbrennungen, Sonnenbrand, nach einer Strahlentherapie, bei Schnittwunden und Abschürfungen, Hämorrhoiden und Hautproblemen, etwa bei Akne, Ekzemen und Schuppenflechte (Psoriasis). Zudem verjüngt es die Haut und glättet Falten.

Mit Wasser vermischtes Gel ist als Aloe-vera-Saft bekannt; er kühlt und spendet Feuchtigkeit. Zudem fördert er die Verdauung, da er die Produktion von Verdauungsenzymen anregt, überschüssige Magensäure abbaut und die Darmschleimhaut schützt. Er hat sich bei Colitis, Magengeschwüren, Reizdarm und Darmentzündungen bewährt. Außerdem wirkt er leicht abführend, entgiftet und bekämpft Infektionen. Er reguliert den Zucker- und Fettstoffwechsel und bietet sich deshalb auch bei Diabetes und zur Gewichtsabnahme an. Mit ihren antibakteriellen, antiviralen und pilztötenden Eigenschaften stärkt Aloe vera das Immunsystem. Auch bei Arthritis, PMS und Hitzewallungen während der Wechseljahre ist sie ein zuverlässiges Heilmittel.

Althaea officinalis
Eibisch

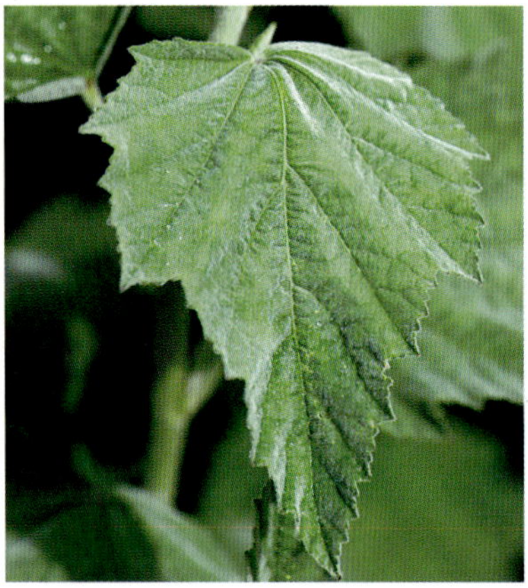

Der mehrjährige Eibisch hat samtene Blätter und rosafarbene Blüten und wächst meist in Marschen am Meer.

Eibisch ist eines der beruhigendsten Naturheilmittel überhaupt. Blätter, Blüten und Wurzel lindern Reizungen und Entzündungen, er wirkt antibakteriell und abwehrstärkend und regt die Produktion weißer Blutkörperchen an. Zudem wirkt er mild schleimlösend und lindert trockenen Husten, Halsschmerzen, Asthma, Krupp und Bronchitis. Er hilft bei Verdauungsproblemen, entwässert und hat sich bei Blasenentzündungen bestens bewährt. Eibischblätter können direkt auf Stiche, Verbrühungen, Verbrennungen, Sonnenbrand und Hautausschläge aufgetragen werden. Ein warmer Eibischumschlag zieht Splitter heraus, mit Eibisch gurgeln hilft bei Zahnfleischentzündungen.

Anethum graveolens
Dill

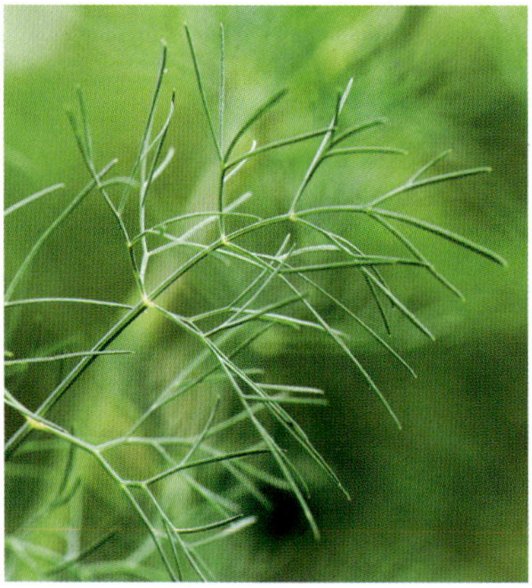

Eigentlich ist der einjährige Dill eine Mittelmeerpflanze; dort wächst er auch heute noch wild. Er hat hocharomatische, nach Anis schmeckende fedrige Blätter und winzige gelbe Blüten und wird gern für Salate, Gemüse sowie Fleisch- und Fischgerichte verwendet.

Der leicht scharfe Geschmack regt die Produktion von Verdauungssäften und den Appetit an. Dill wirkt entspannend auf die Muskulatur und unterstützt die Darmbewegung. Ein Absud der Samen hilft bei Koliken, Blähungen, Magenverstimmungen, Übelkeit, Verstopfung und Durchfall. Auch bei Reizhusten und Asthma zeigt Dill seine entspannende Wirkung. Zudem lindert er Menstruationsbeschwerden und reguliert den Zyklus – schon lange ist Dill als Mittel zur Erleichterung der Geburt und Anregung der Milchdrüsen bekannt.

Apium graveolens
Sellerie

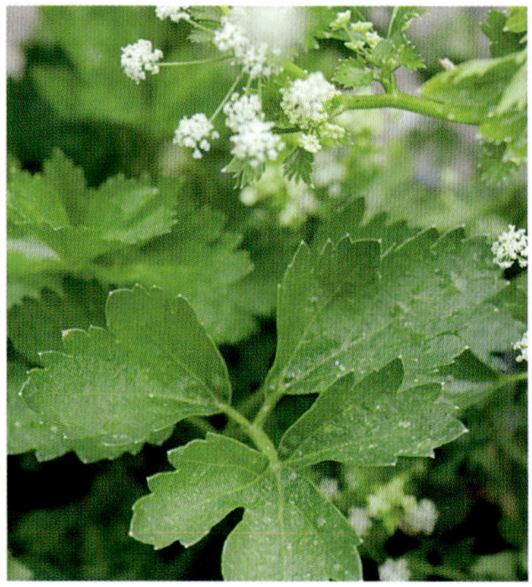

Der aromatische zweijährige Sellerie hat eine fleischige Knollenwurzel und wird auf der ganzen Welt schon lange als Gemüsepflanze kultiviert. In feuchten, marschigen Gebieten wächst er auch wild.

Die Pflanze ist nicht zuletzt deshalb so beliebt, weil alle ihre Teile sowohl gegessen als auch als Heilmittel verwendet werden können. Wie Petersilie enthält auch Sellerie Apiol, einen desinfizierenden Wirkstoff mit besonderer Affinität zum Harntrakt. Sellerie wirkt generell entwässernd und bietet sich deshalb bei Wassereinlagerungen, bei Blasenentzündungen sowie zur Entgiftung an. Blätter und Samen eignen sich hervorragend zur Behandlung von Arthritis und Gicht und beleben den Verdauungstrakt. Darüber hinaus stärken die Sellerieblätter und -samen auch das Nervensystem.

Borago officinalis
Borretsch

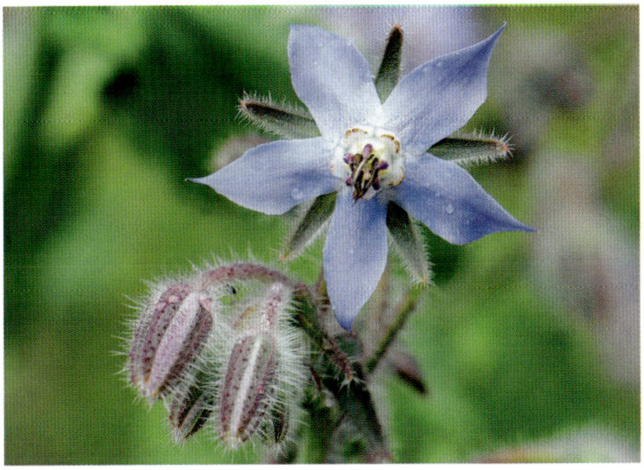

Der einjährige Borretsch hat hübsche hellblaue, sternförmige Blüten, die von Bienen ganz besonders geliebt werden. Die jungen Blätter sind wahre Nährstoffpakete und verleihen Salaten einen gurkenähnlichen Geschmack; die Blüten passen ausgezeichnet zu sommerlichen Getränken und Nachspeisen. Wächst er in der Nähe von Tomaten, hält er Schädlinge fern.

Borretschblätter und -blüten lösen Spannungen, vertreiben Nervosität und hellen die Stimmung auf. Sie unterstützen die Nebennieren und helfen in stressreichen Zeiten.

Borretsch hat eine kühlende und reinigende Wirkung und transportiert Giftstoffe aus dem Körper, indem er die Schweißbildung und den Harndrang fördert. Er hilft bei Arthritis, Hautproblemen, Fieber und Kinderkrankheiten wie Masern und Windpocken.

Zudem wirkt er abschwellend und schleimlösend und eignet sich deshalb auch zur Behandlung von Erkältungen, Schnupfen, Husten und Bronchitis. Außerdem regt er den Milchfluss in der Stillzeit an. Die Samen enthalten Gamma-Linolensäure (GLA), die bei hormonellen Problemen, Allergien und Arthritis hilft.

Calendula officinalis
Ringelblume

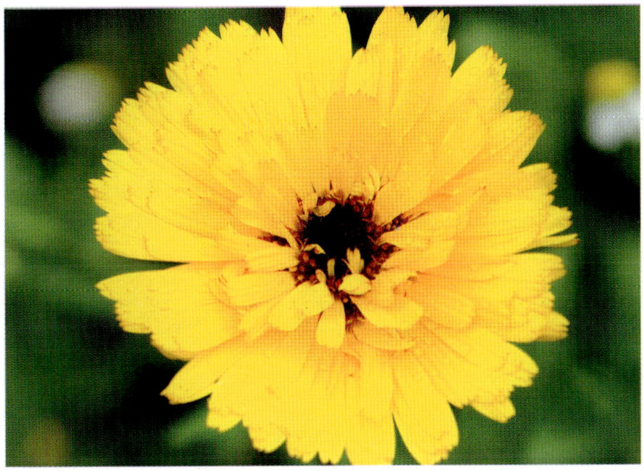

Ringelblumenblüten haben adstringierende und desinfizierende Eigenschaften und bekämpfen Infektionen wie Erkältungen und Grippe. Sie helfen bei Herpesviren, Becken- und Darminfektionen, Amöben und Würmern sowie bei Pilzinfektionen. Sie lindern Reizungen im Verdauungstrakt, unterstützen die Heilung der Magen- und Darmschleimhaut und haben sich bei Gastritis, Magengeschwüren, Kolitis und Divertikulitis bewährt. Ihre Bitterstoffe regen Appetit und Verdauung an und verbessern die Leber- und Gallenblasenfunktion. Heißer Ringelblumentee fördert die Durchblutung und die Schweißbildung und hilft bei Fieber. Zudem wirkt er entwässernd. Darüber hinaus können mit Ringelblumen Menstruationsbeschwerden und Hitzewallungen sowie Endometriose und Zysten behandelt werden.

Zudem wirkt die Pflanze blutstillend und fördert durch ihre adstringierende und desinfizierende Wirkung die Heilung von Schnitt- und Schürfwunden sowie von Geschwüren, Krampfadern, Hämorrhoiden, kleineren Verbrennungen und Verbrühungen, Frostbeulen und Ekzemen.

Achtung: Nicht während der Schwangerschaft einnehmen.

Capsicum frutescens
Cayennepfeffer

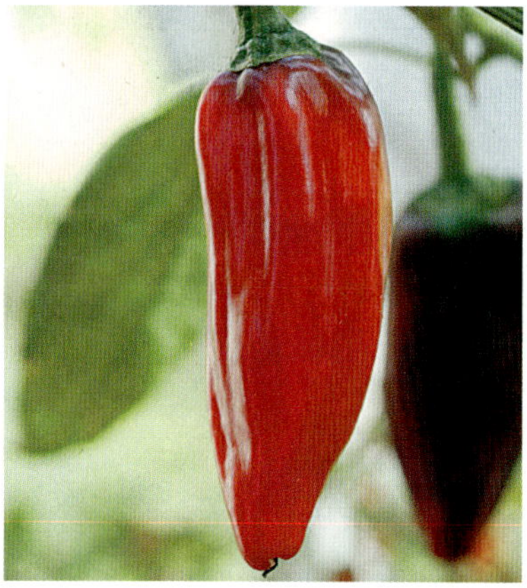

Chilischoten sind reich an Betacarotin und Vitamin C; die natürlichen Antioxidanzien schützen vor degenerativen Erkrankungen, Krebs, Aterio-sklerose und Angina pectoris.

Wer regelmäßig Chili isst, stärkt seine Abwehr und schützt sich vor Infektionen und Allergien. Chili wirkt fiebersenkend, hilft bei Schnupfen und regt die Verdauung und den Appetit an. Seine wärmenden Eigenschaften entspannen die Muskulatur; zudem fördert er die Menstruationsblutung, beugt Blutgerinnseln vor und senkt den Cholesterinspiegel, indem er die Cholesterin- und Triglyzeridproduktion in der Leber hemmt. Häufig werden Chilischoten als Reizstoffe in Salben und Einreibemitteln verwendet, um Beschwerden wie Gelenk- und Muskelschmerzen, Neuralgien, Prellungen, Rückenschmerzen und Frostbeulen zu lindern.

Carum carvi
Kümmel

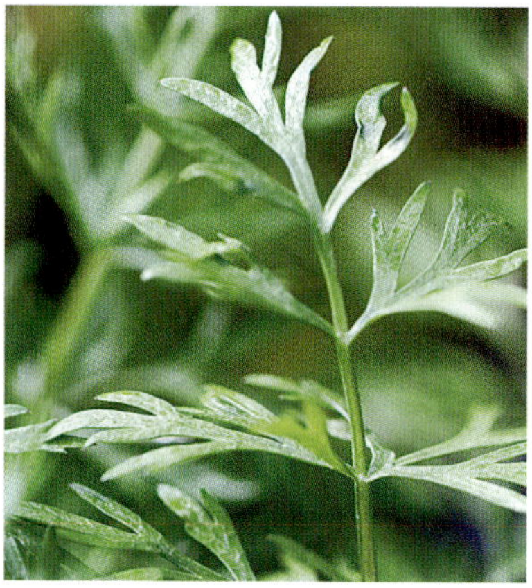

Die attraktive zweijährige Pflanze gehört wie die Karotte zur Familie der Doldenblütler; sie hat hellgrüne fedrige Blätter und trägt im Sommer weiße Blüten.

Den petersilienähnlichen Geschmack der Blätter und die Würzigkeit der Samen verdankt sie einem ätherischen Öl, das die Verdauung anregt und die Darmmuskulatur entspannt. Kümmel fördert die Produktion von Verdauungssäften; zudem haben die Samen eine wärmende Wirkung, da sie die Durchblutung anregen. Kümmel hilft bei Erkältungen, Müdigkeit, Antriebslosigkeit und geschwächtem Immunsystem; das desinfizierende ätherische Öl unterstützt den Körper im Kampf gegen Infektionen. Heißer Kümmelsud wirkt schleimlösend und abschwellend, als Gurgellösung hilft Kümmel bei Halsschmerzen.

Centella/Hydrocotyle asiatica
Gotu Kola

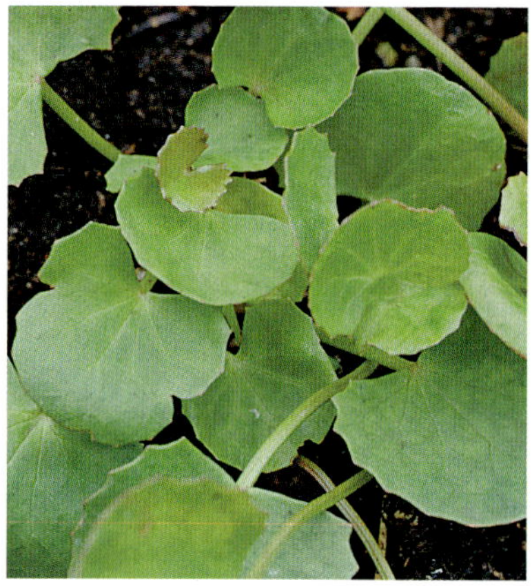

Gotu Kola ist für seine gedächtnis- und konzentrationsfördernde Wirkung bekannt. Die Blätter regen die Gehirntätigkeit an und helfen Kindern mit Autismus oder Lernschwächen. Außerdem schützt die Pflanze vor Alterungsprozessen und Alzheimer. Gotu Kola lindert Stress, Nervosität, Schlaflosigkeit und depressive Verstimmungen. Durch seine krampflösenden Eigenschaften hilft er auch bei Epilepsie. Er beruhigt den Darm und beugt Magengeschwüren vor.

Gotu Kola fördert die Wundheilung und hat sich bei entzündlichen Hautproblemen, Ödemen, Cellulite und Krampfadern bewährt. Besonders wird die Pflanze zur Behandlung nach Operationen empfohlen, da sie Blutungen vorbeugt und bei Anämie hilft. Darüber hinaus befördert sie Giftstoffe aus dem Körper.

Chelidonium majus
Schöllkraut

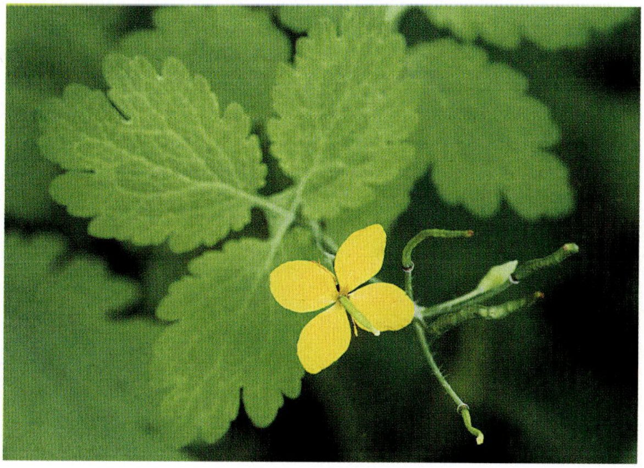

Die attraktive mehrjährige Pflanze ist nah mit dem Hornmohn verwandt und wächst wild auf Brachland sowie in Mauerlücken und am Gehsteig. Alle Teile der Pflanze enthalten einen leuchtend orangefarbenen Pflanzensaft, der einen bitteren und scharfen Geschmack aufweist.

Schon die Kräuterheilkompendien früherer Jahrhunderte erwähnen die Blätter und Blüten des Schöllkrauts als bestens zur Behandlung entzündlicher und infektiöser Augenprobleme geeignet. Naturheilkundlich orientierte Ärzte verschreiben es auch bei Infektionen der Leber und Gallenblase sowie bei Gallensteinen. Durch seinen entwässernden Effekt hat es eine reinigende Wirkung auf die Leber, die große Entgiftungsstation des Körpers. Zudem hat es sich bei Arthritis, Gicht, Allergien und Hauterkrankungen bewährt und ist durch seine leicht betäubenden Eigenschaften auch ein ideales Mittel bei Schlaflosigkeit und stressbedingten Beschwerden. Trägt man den hellorangen Pflanzensaft direkt auf, kann man damit auch ausgezeichnet Warzen entfernen.

Achtung: Die innerliche Anwendung ist nicht zu empfehlen.

Chrysanthemum parthenium/ Tanacetum parthenium Mutterkraut

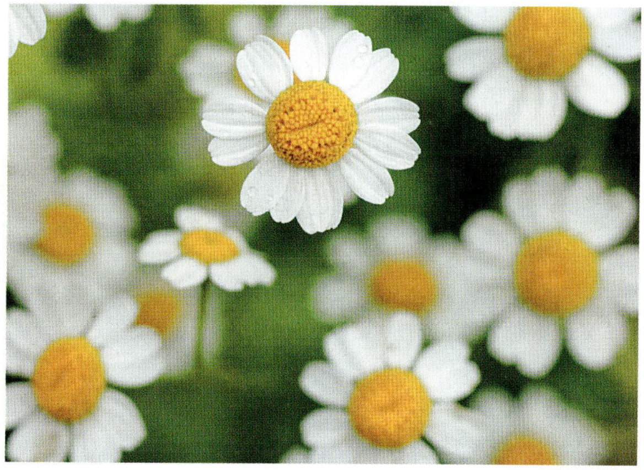

Das mehrjährige Mutterkraut ist winterhart und hat aromatische Blätter und gänseblümchenähnliche Blüten, die besonders von Bienen sehr geliebt werden. Da die Pflanze erst im Spätsommer blüht und damit für Farbe im Garten sorgt, wenn die meisten anderen Pflanzen bereits verblüht sind, ist sie auch bei Gärtnern sehr beliebt.

Bestens bewährt hat sich Mutterkraut zur Behandlung von Kopfschmerzen und Migräne; zur Vorbeugung können die frischen Blätter auch roh – etwa in Salaten – verzehrt werden. Der bittere Geschmack regt die Verdauung und die Leberfunktion an; damit unterstützt Mutterkraut die Entgiftung des Körpers und wirkt kühlend.

Darüber hinaus wirkt Mutterkraut entzündungshemmend bei Arthritis und lindert Nervenschmerzen z. B. bei Gürtelrose und Ischialgie. Als heißer Aufguss wirkt Mutterkraut fiebersenkend und abschwellend bei Erkältungen und Schnupfen. Durch seine Antihistamine lindert es Allergien wie Heuschnupfen und Asthma.

Achtung: Nicht während der Schwangerschaft einnehmen. Der alleinige Verzehr der frischen Blätter kann die Mundschleimhaut reizen.

Coriandrum sativum
Koriander

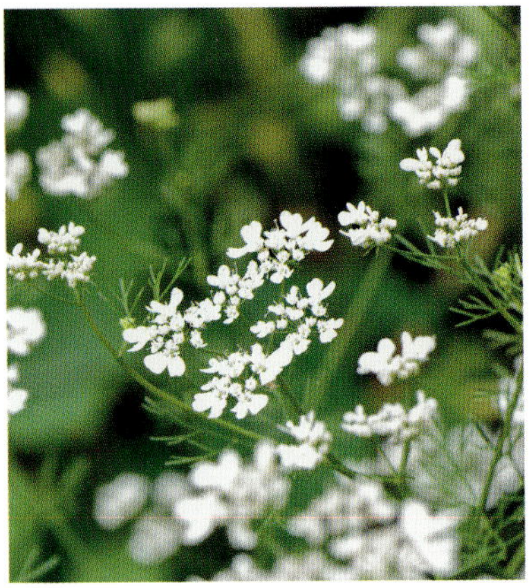

Koriandersamen regen Appetit und Verdauung an, verbessern die Nährstoffaufnahme und beugen Blähungen vor. Koriander beruhigt die Nerven und entspannt verkrampfte Muskeln – damit eignet er sich zum Einsatz bei stressbedingten Verdauungsproblemen sowie bei Menstruationsbeschwerden und Wehen. Blätter und Samen haben eine kühlende, fiebersenkende und reinigende Wirkung. Sie helfen bei entzündlichen Prozessen wie Blasen- und Bindehautentzündung, Arthritis und Hautausschlägen. Als kalter Sud haben sich die Samen bei Hitzewallungen und nächtlichen Schweißausbrüchen bewährt, als heißer Sud bei Fieber, Erkältungen, Grippe, Schnupfen und Bronchitis, als Gurgellösung bei Halsschmerzen. Die ätherischen Öle in den Samen sind vor allem für ihre antibakteriellen Eigenschaften bekannt.

Cynara scolymus
Artischocke

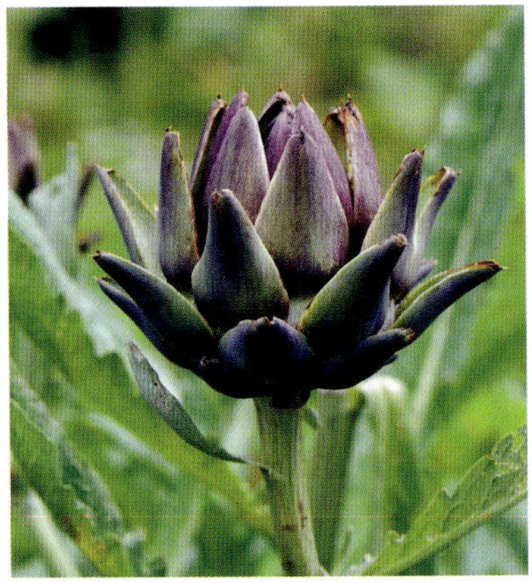

Die Artischocke ist eine wahrlich eindrucksvolle winterharte mehrjährige Pflanze, die mit ihren silbrigen Blättern und großen, graublauen, distelähnlichen Blüten sowohl attraktiv als auch essbar ist. Die Blütenköpfe sind als Gemüse vor allem in der mediterranen Küche sehr beliebt.

Artischockenblätter senken das Cholesterin und schützen Herz und Gefäße vor degenerativen Erkrankungen. Zudem verbessern sie die Leber- und Gallenblasenfunktion und lindern Sodbrennen, Übelkeit und Hautprobleme wie Akne, Ekzeme und Nesselsucht. Durch ihre entwässernden Eigenschaften wirken sie entgiftend. Da die Artischocke nicht nur die Leber, sondern auch die Nieren unterstützt, eignet sie sich darüber hinaus bestens zur Behandlung von Arthritis und Gicht.

Echinacea angustifolia
Sonnenhut

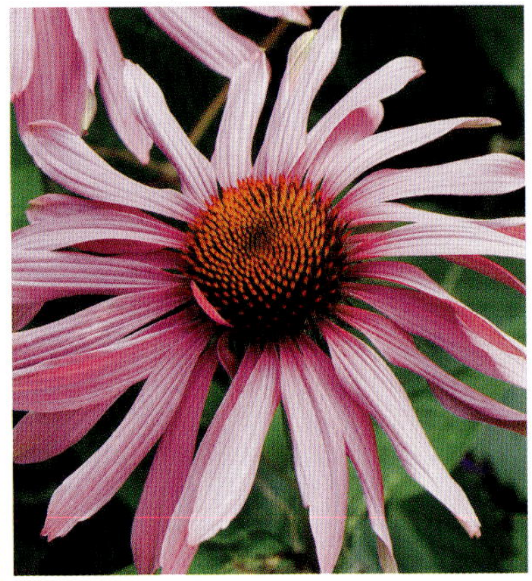

Der Sonnenhut – besser bekannt unter seinem botanischen Namen *Echinacea* – ist eine mehrjährige Pflanze mit auffälligen rosavioletten Blüten. All ihre Teile, besonders aber die Wurzel, sind für ihre abwehrstärkenden Eigenschaften bekannt und haben sich bei Fieber und allen akuten und chronischen Infektionen bestens bewährt. *Echinacea* hat antibakterielle, antivirale, pilztötende und antiallergische Eigenschaften. Die Pflanze hemmt Entzündungen und hilft bei Arthritis, Gicht, Hauterkrankungen und Beckenentzündungen. Die Tinktur bietet sich als Mundspülung bei Zahnfleischentzündung und zum Auswaschen von Wunden sowie bei Stichen an.

Bei akuten Infektionen nehmen Sie Echinacea alle 2 Stunden, bei chronischen 3-mal täglich bis zu 3 Wochen lang.

Eruca vesicaria/sativa Rucola

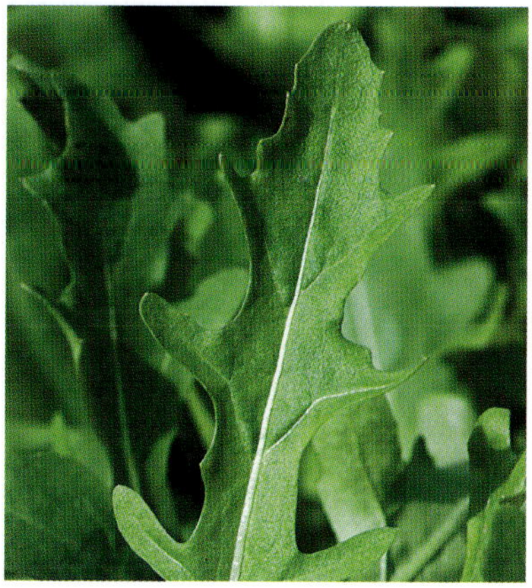

Rucola ist als Salatpflanze aus Italien zu uns gekommen; in vielen Teilen Europas und Asiens wächst sie wild. Die Blätter sind reich an Vitamin A und C sowie an Mineralien wie Eisen, Kalzium und Kalium. Einst beugte man mit ihr Skorbut vor, auch als Brechmittel fand sie Verwendung. Für den Salat verwenden Sie am besten ganz junge Blätter, als Heilmittel werden sie oft später geerntet und haben einen beißenderen Geschmack.

Rucolablätter regen die Verdauung und die Aufnahme von Nährstoffen an. Zudem wirken sie sich positiv auf die Atemwege aus: Sie wirken abschwellend und schleimlösend und helfen bei Husten, Erkältungen, Schnupfen und Bronchitis. Darüber hinaus enthalten die Blätter natürliche Antioxidanzien, die die Abwehr stärken und vor freien Radikalen schützen.

Eschscholzia californica Kalifornischer Mohn

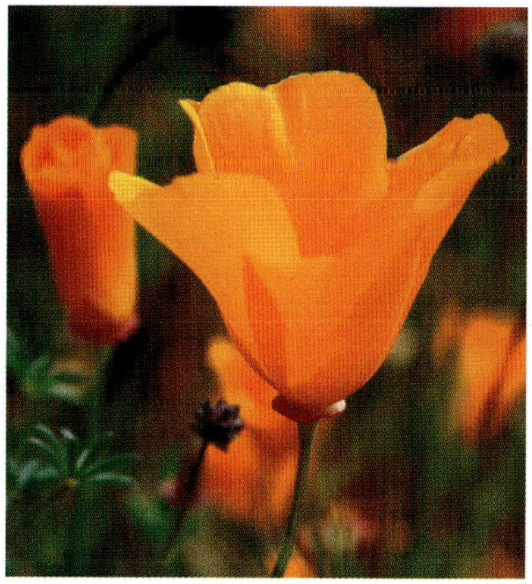

Die leuchtend gelborangen Blüten dieser Pflanze gelten als sicheres Beruhigungsmittel für Erwachsene und Kinder – die nicht abhängig machende Alternative zum Schlafmohn.

Als Tee oder Tinktur können alle Teile der Pflanze eingenommen werden; sie lindern Unruhe, Ängstlichkeit, Nervosität und Schlaflosigkeit. Durch ihre schmerzstillende Wirkung hilft sie auch bei Migräne, Kopfschmerzen, Neuralgien, Rücken- und Muskelschmerzen, Arthritis, Ischialgie und Gürtelrose. Sie können sie bei Zahn- oder Kopfschmerzen auch direkt auf die betroffene Stelle auflegen. Sie wirkt ausgleichend, baut Stress ab und beruhigt das Nervensystem; zudem hat sich Kalifornischer Mohn bei Herzrasen bewährt und senkt den Blutdruck. Außerdem hilft er bei Koliken und Darmbeschwerden.

Eupatorium perfoliatum Wasserdost

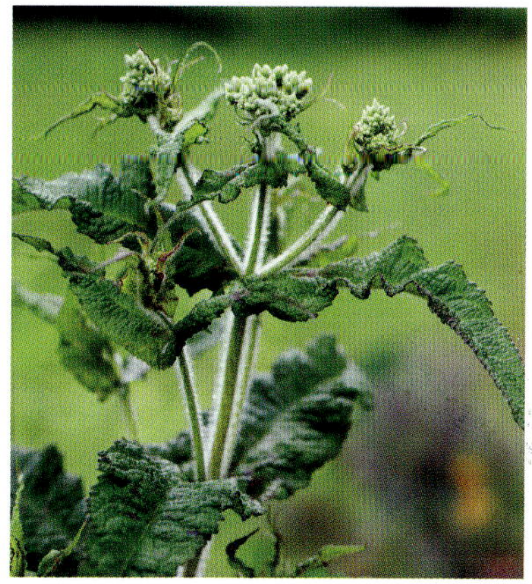

Ursprünglich stammt die Pflanze aus dem östlichen Nordamerika, wo sie auf Wiesen und in Marschen wächst. Von jeher behandelten die Ureinwohner Amerikas mit Wasserdost Grippe und Fieber.

Die Blätter und Blüten stärken das Immunsystem und bekämpfen durch Bakterien und Viren hervorgerufene Infektionen, darunter auch Herpes, Erkältungen und Grippe. Mit heißem Wasserdosttee schwitzen Sie Fieber und Giftstoffe aus dem Körper. Zudem hilft die Pflanze bei Heuschnupfen, Bronchitis und Husten. Den abgekühlten Tee können Sie als fiebersenkende Körperwaschung verwenden. Durch seinen leberreinigenden und abführenden Effekt wirkt sich Wasserdost auch positiv auf den Verdauungstrakt aus und hilft bei Arthritis, Hautproblemen und Würmern.

Filipendula ulmaria
Mädesüß

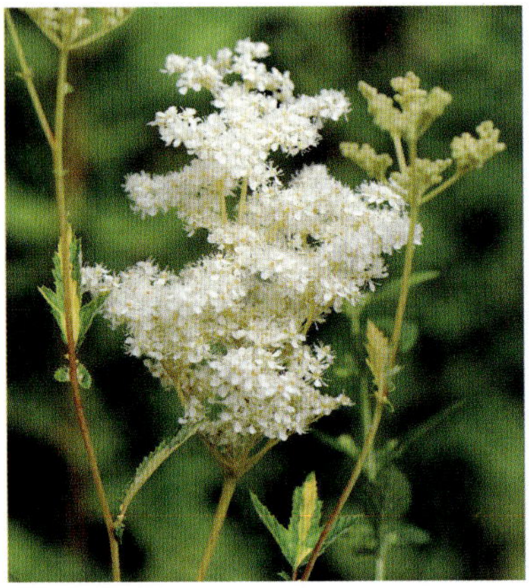

Die Blätter und Blüten des Mädesüß sind ein ausgezeichnetes Heilmittel für eine Reihe von Verdauungsbeschwerden, darunter Übersäuerung, Gastritis und Magengeschwüre. Als Tee oder Tinktur lindert Mädesüß Blähungen, Durchfall, Reizdarmbeschwerden, Darmschleimhautentzündungen und Koliken und hat einen sowohl desinfizierenden als auch entzündungshemmenden Effekt.

Mädesüß ist reich an Vitamin C, Eisen, Kalzium, Magnesium und Kieselerde und fördert die Heilung des Bindegewebes. Es wirkt schmerzstillend bei Arthritis und Gicht, entwässert und hilft bei Gelenkschmerzen, Kopfschmerzen und Neuralgien. Als heißer Tee wirkt Mädesüß fiebersenkend und lindert Hautausschläge. Die Pflanze ist dafür bekannt, dass sie Ablagerungen wie Cholesterin im Körper »aufweicht«.

Foeniculum vulgare
Fenchel

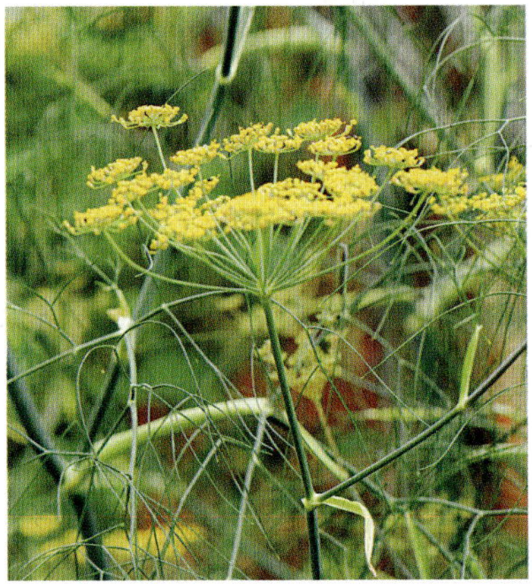

Die stattliche mehrjährige Pflanze zeichnet sich durch ihre blaugrünen fedrigen Blätter, gelben Blüten und ausgesprochen aromatischen Samen aus.

Fenchel wirkt sich wärmend und entspannend auf den Verdauungstrakt aus; er regt Appetit und Verdauung an und fördert die Kohlenhydrat- und Fettaufnahme. Er hilft bei Darmkrämpfen und Koliken und lindert als Tee Blähungen, Übelkeit und Sodbrennen. Durch seine entwässernde Wirkung hat er sich bei Wassereinlagerungen bestens bewährt, ebenso bei Arthritis und Cellulite. Auch Menstruationsbeschwerden lindert er, zudem reguliert er den Zyklus und hilft in den Wechseljahren. Und nicht zuletzt hat er auch eine positive Wirkung auf die Atemwege: Er lockert festsitzenden Husten und wirkt abschwellend auf die Schleimhäute.

Fragaria vesca
Walderdbeere

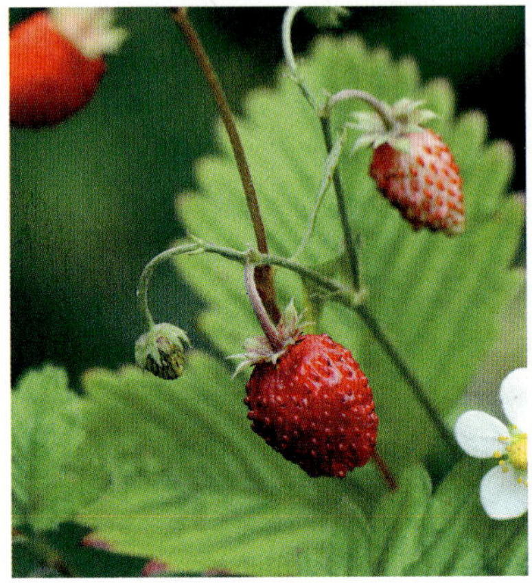

Erdbeerblätter haben adstringierende Eigenschaften und können als Gurgellösung oder Mundspülung verwendet werden. Die Bitterstoffe in den Wurzeln regen Leber und Verdauung an. Die Früchte sind reich an Vitamin C und helfen bei Fieber, Wassereinlagerungen, Verstopfung und Gicht.

Kalzium und Magnesium in den Früchten und Blättern unterstützen das Nervensystem und wirken stimmungsaufhellend und beruhigend. Die Samen enthalten viel Pektin, das leicht abführend wirkt und den Cholesterinspiegel senkt. Damit schützen Erdbeeren vor Herz- und Gefäßerkrankungen. Allerdings können die Samen entzündliche Darmbeschwerden verschlimmern.

Achtung: Übermäßiger Verzehr kann zu allergischen Reaktionen führen.

Glechoma/Nepeta hederacea Erdefeu

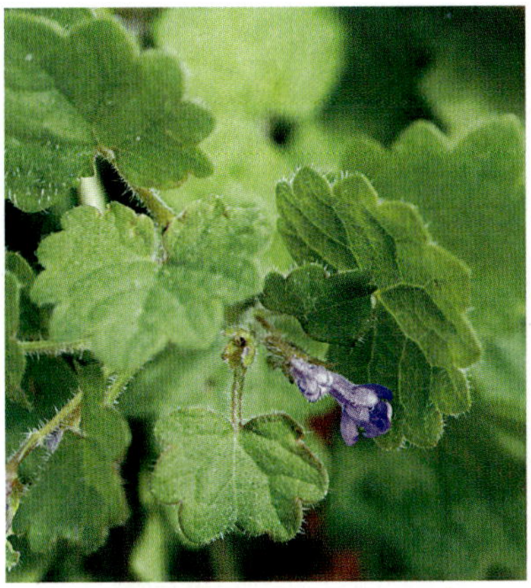

Der wohlschmeckende Erdefeu wird aufgrund seiner desinfizierenden und schleimlösenden Eigenschaften geschätzt und hilft bei Erkältungen, Grippe, Husten und Bronchitis. Er eignet sich besonders für Kinder mit Hals-Nasen-Ohren-Beschwerden; als heißer Tee wirkt er fiebersenkend.

Zudem regt Erdefeu Appetit und Verdauung an und schützt die Darmschleimhaut vor Entzündungen. Er kann zur Behandlung von Magenverstimmungen, Blähungen, Übelkeit und Durchfall eingesetzt werden und gilt traditionell als Wurmmittel. Auch bei Wassereinlagerungen sowie Blasenentzündungen und anderen Infektionen der Harnwege hat er sich bestens bewährt. Als Tee oder verdünnte Tinktur zum Gurgeln hilft er bei Halsschmerzen, als Lotion bei entzündeten Augen und Schnittwunden.

Hypericum perforatum Johanniskraut

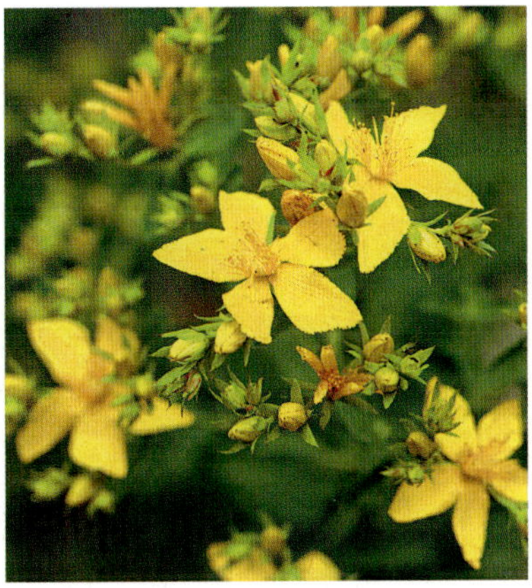

Johanniskraut lindert Anspannung und Nervosität und ist berühmt als Mittel bei depressiven Verstimmungen. Es erhöht die Lichtempfindlichkeit und wird bei Winterdepression und Jetlag empfohlen. Zudem eignet es sich bei Stimmungsschwankungen während der Wechseljahre.

Darüber hinaus hilft Johanniskraut durch seine adstringierenden und antibakteriellen Eigenschaften bei Gastroenteritis, Durchfall und Ruhr; es fördert die Heilung von Magengeschwüren und schützt die Leber. Die entwässernden Eigenschaften der Pflanze helfen bei Wassereinlagerungen und bei der Entgiftung.

Achtung: Johanniskraut kann zu Lichtüberempfindlichkeit führen. Nicht während der Schwangerschaft und mit Antidepressiva einnehmen!

Lavandula officinalis Lavendel

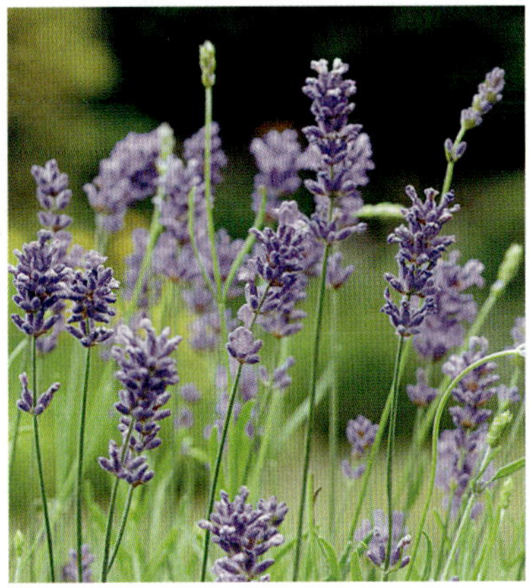

Lavendelblüten beruhigen und lindern stressbedingte Symptome wie Verspannungen, Kopfschmerzen, Migräne, Herzstolpern und Schlaflosigkeit. Zudem wirkt Lavendel stimmungsaufhellend.

Im Verdauungstrakt lindert Lavendel Krämpfe und Koliken und hilft bei Blähungen, Übelkeit und Magenverstimmungen. Die Pflanze hat schleim- und krampflösende sowie antibakterielle Eigenschaften und wirkt darüber hinaus entwässernd.

Durch seine desinfizierende Wirkung ist Lavendel ein ausgezeichnetes Erste-Hilfe-Mittel. Da er die Geweberegeneration anregt, fördert er die Wundheilung und minimiert die Narbenbildung. Das direkt auf die Haut aufgetragene ätherische Öl lindert Verbrennungsschmerzen und hilft bei Stichen, Abschürfungen und Schnittwunden.

Leonurus cardiaca
Herzspannkraut

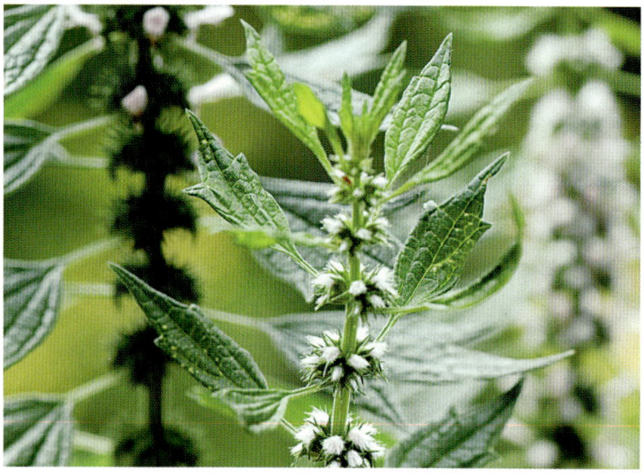

Das Herzspannkraut mit seinen zarten Blättern und weißlich-rosafarbenen Blüten wächst in vielen Teilen Europas wild an Uferböschungen und in Hecken. Die Blätter und Blüten üben eine entspannende und belebende Wirkung auf die Gebärmutter aus. Sie helfen bei Menstruationsbeschwerden, regulieren den Zyklus und werden zur Vorbereitung der Geburt verwendet. Dabei hilft auch die leicht sedierende Wirkung der Pflanze; Nervosität und Ängstlichkeit werden gelindert, postnatalen Depressionen wird vorgebeugt.

Herzspannkraut wirkt sich generell positiv auf das Nervensystem aus und hilft auch bei stressbedingten Symptomen wie Herzklopfen und Herzstolpern. Die Pflanze schützt das Herz, senkt den Blutdruck, beugt Blutgerinnseln vor und senkt den Cholesterinspiegel. Herzspannkrauttee oder -tinktur haben sich zudem bei Übersäuerung und Sodbrennen bewährt und wirken entkrampfend auf den Darm. Äußerlich können Tee oder Tinktur als Spülung bei Scheidenentzündung verwendet werden.

Achtung: Nicht während der ersten Schwangerschaftsmonate einnehmen – erst wenige Wochen vor der Geburt.

Matricaria recutita/Anthemis nobilis Chamaemelum nobile Kamille

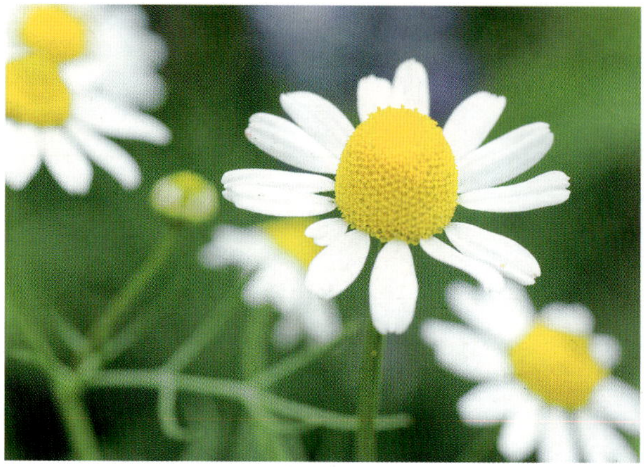

Kamille *[Matricaria recutita]* und Duftkamille oder Römische Kamille *[Anthemis nobilis/Chamaemelum nobile]* eignen sich hervorragend für stressbedingte Beschwerden im Magen-Darm-Trakt, etwa Übersäuerung, Magengeschwüre und Blähungen. Babys hilft die Pflanze bei Koliken, beim Zahnen und – als Abendtee – beim Einschlafen. Durch ihre schmerzstillenden Eigenschaften lindert Kamille Kopfschmerzen, Neuralgien, Zahnschmerzen, Grippebeschwerden, Arthritis und Gicht. Sie entspannt die Darmmuskulatur und fördert die Peristaltik. Zudem hilft sie bei PMS, Brustentzündung, Wechseljahresbeschwerden, Schwangerschaftsübelkeit und Wehenschmerzen. Das natürliche Antihistamin lindert Heuschnupfen, Ekzeme und Asthma. Kamille stärkt das Immunsystem, hemmt Entzündungen und hat antibakterielle und pilztötende Eigenschaften. Darüber hinaus wirkt die Pflanze desinfizierend und fördert die Heilung von Geschwüren, Verbrennungen, Verbrühungen und Hautproblemen.

Achtung: Kamille kann auch allergische Reaktionen wie Hautausschläge, Atembeschwerden oder Nesselsucht auslösen. Meiden Sie die Pflanze bei bekannten Allergien gegen Mitglieder der Korbblütlerfamilie.

Melissa officinalis
Zitronenmelisse

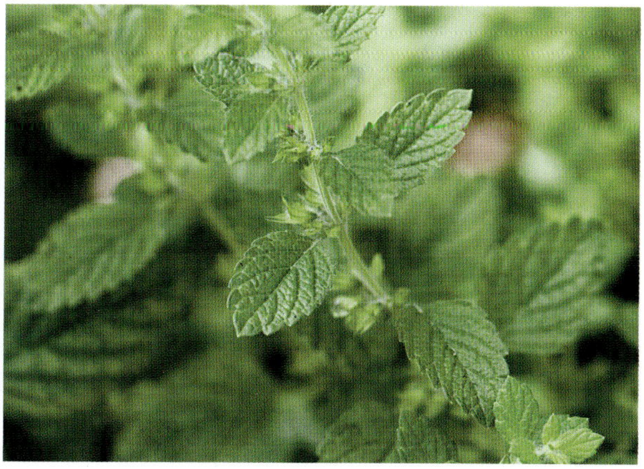

Die mehrjährige Zitronenmelisse wird nicht zuletzt wegen ihres erfrischenden Geruchs und Geschmacks geschätzt. Die Blätter und Blüten eignen sich hervorragend für sommerliche Getränke, Obstsalate, Desserts und Tees. »Melissa« ist das griechische Wort für Biene; setzt man die Pflanze in die Nähe eines Bienenstocks, zieht sie neue Mitglieder des Bienenvolks an.

Zitronenmelisse hilft bei nervösen Leiden wie depressiven Verstimmungen, Nervosität, Ängstlichkeit, Anspannung und Schlaflosigkeit. Sie fördert die Konzentration und hilft bei Kopfschmerzen und Neuralgien.

Auch auf den Verdauungstrakt wirkt sich die Pflanze sehr positiv aus: Dort beugt sie Entzündungen vor. Als Tee oder Tinktur hilft sie bei Magenverstimmungen, Koliken, Blähungen, Übelkeit und Durchfall. Zudem beruhigt sie das Herz und lindert Menstruationsbeschwerden. Zitronenmelisse hilft bei PMS und bei Schmerzen bei der Geburt. Heißer Zitronenmelissentee wirkt fiebersenkend und abschwellend auf die Atemwege und bekämpft bakterielle und virale Infektionen wie Herpes und Mumps. Als natürliches Antihistamin hat sie sich auch bei Allergien wie Heuschnupfen und Ekzemen bewährt.

Mentha piperita
Pfefferminze

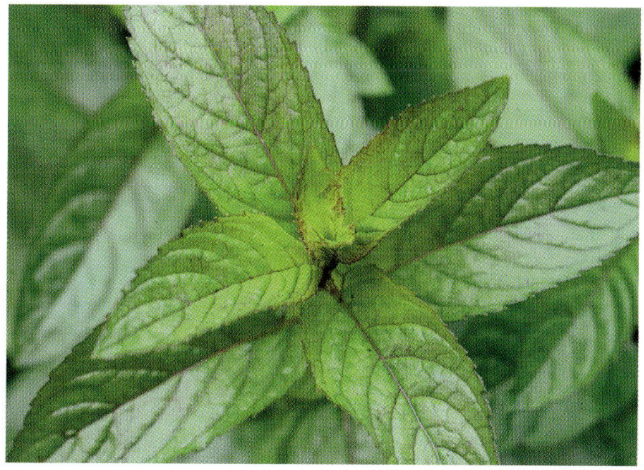

Pfefferminze ist *das* Verdauungskraut – sie regt den Appetit, die Verdauung und die Nährstoffaufnahme an. Sie wirkt entspannend, krampflösend, entzündungshemmend und schmerzstillend und hilft bei Magenschmerzen, Koliken, Blähungen, Sodbrennen, Magenverstimmungen, Übelkeit, Erbrechen und Reiseübelkeit. Als Tee oder Tinktur schützt sie den Darm vor Infektionen und hat sich auch bei Morbus Crohn und Colitis ulcerosa bewährt. Sie regt die Leber- und Gallenblasenfunktion an und beugt Gallensteinen vor.

Neben krampflösenden hat Pfefferminze auch schmerzstillende Eigenschaften, die bei Kopfschmerzen, Migräne, Rückenschmerzen, Ischialgie, Arthritis und Gicht helfen. Ihre ätherischen Öle wirken antibakteriell und antiviral sowie pilz- und parasitentötend. Ein heißer Pfefferminztee wirkt Wunder bei den ersten Anzeichen einer Infektion: Er wirkt schweißtreibend, fiebersenkend und entgiftend. Darüber hinaus hat er adstringierende und abschwellende Eigenschaften. Direkt auf die Haut aufgetragen hilft Pfefferminze bei Dermatophytose, einer Hautpilzerkrankung, sowie bei Fieberbläschen. Als Gurgellösung lindert die Pflanze Halsschmerzen, als Mundspülung hilft sie bei Zahnfleischentzündung.

Ocimum basilicum
Basilikum

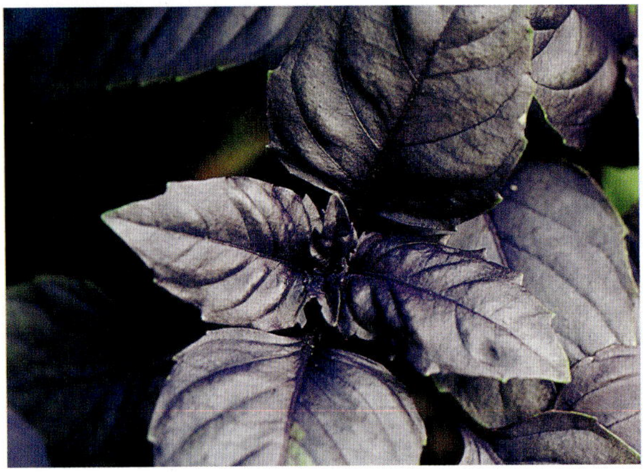

Das einjährige Basilikum verströmt einen wunderbar würzigen, nelkenähnlichen Duft und wird in der Mittelmeerküche besonders gern verwendet. Es gedeiht auf dem sonnigen Fensterbrett ebenso gut wie im Garten, wenn der letzte Frost vorüber ist. Die Blätter schmecken ausgezeichnet zu Tomaten und im Salat, passen aber auch zu Suppen, Pastasoßen und Aufläufen.

Basilikum wirkt sich ausgesprochen positiv auf das Nervensystem aus. Es beruhigt und hellt die Stimmung auf. Gleichzeitig spendet es Energie und wirkt Müdigkeit, Erschöpfung und Lethargie entgegen. Es fördert die Konzentration, stärkt das Gedächtnis und lindert stressbedingte Beschwerden wie Migräne, Kopfschmerzen, Nervenschmerzen, Magenverstimmungen, Muskelverspannungen und Koliken, aber auch Husten, Asthma und Menstruationsbeschwerden. Heißer Basilikumtee wirkt abschwellend und eignet sich deshalb gut bei Erkältungen, Grippe, Schnupfen, Husten und Halsschmerzen. Durch seine desinfizierenden Eigenschaften bekämpft es Infektionen. Zudem entspannt es die Atemwege und den Verdauungstrakt und hilft somit bei Krämpfen, Durchfall, Übelkeit und Verstopfung. Kleinere Schnittwunden und Stiche können Sie direkt mit Basilikum einreiben.

Ocimum sanctum
Indisches Basilikum

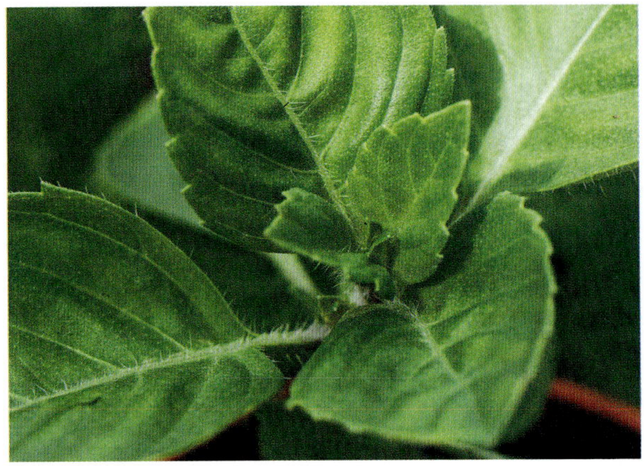

Das Indische Basilikum eignet sich zur Behandlung aller Arten von Verdauungsbeschwerden von Blähungen bis zu Koliken. Es wirkt leicht abführend und wurmtötend, ist probiotisch und wirkt der Bildung von Geschwüren entgegen. Es hilft bei Magersucht, Übelkeit, Erbrechen, Störungen der Darmflora und Candida-Befall. Darüber hinaus hat Indisches Basilikum entzündungshemmende und abwehrstärkende Eigenschaften und hilft dem Organismus, sich an Stress anzupassen. Es schützt gesunde Zellen vor den schädlichen Nebenwirkungen einer Strahlen- oder Chemotherapie und senkt den Blutzucker-, Cholesterin- und Triglyzeridspiegel. Zudem entspannt es die Atemwege und wirkt abschwellend und schleimlösend. Als natürliches Antihistamin hat es sich bei Allergien wie Heuschnupfen und Asthma bewährt.

Indisches Basilikum wirkt stimmungsaufhellend und hilft bei stressbedingten Beschwerden wie Schlaflosigkeit, Kopfschmerzen und Reizdarm. Als lauwarmer Tee lindert es Blasenentzündungen und entwässert. Der Saft der frischen Blätter hilft bei Hautausschlägen, Akne und Fußpilz.

Achtung: Nicht während der Schwangerschaft einnehmen.

Origanum marjorana
Majoran

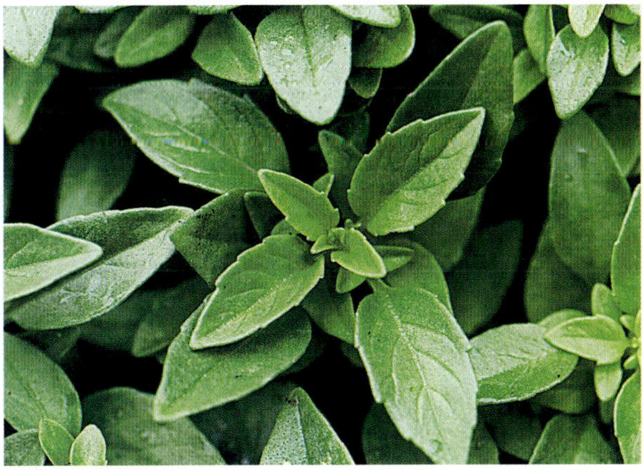

Majoranblätter und -blüten wärmen und entspannen. Sie verbessern die Durchblutung, helfen bei Frostbeulen und Krämpfen und lindern Bauch-, Kopf- sowie Muskelschmerzen.

Majorantee oder -tinktur hilft zudem bei nervöser Unruhe; die Pflanze hellt die Stimmung auf und fördert den Schlaf. Allgemein hilft sie bei vielen stressbedingten Beschwerden, vor allem des Verdauungstrakts, etwa bei Magenverstimmungen, Übelkeit, Blähungen, Darmkrämpfen und Verstopfung. Ihre ätherischen Öle haben ausgezeichnete desinfizierende Eigenschaften und bieten sich deshalb bei allen Arten von Infektionen an. Wird Majoran mit synthetischen Antibiotika eingenommen, hilft er bei der Regeneration der Darmflora und stärkt das Immunsystem. Heißer Majorantee etwa wirkt fiebersenkend und abschwellend und hat sich deshalb bei der Behandlung von Husten, Bronchitis, Nasennebenhöhlenentzündung und Heuschnupfen bestens bewährt. Die im Majoran enthaltenen Antioxidanzien verlangsamen die Alterungsprozesse unserer Zellen, durch die entwässernden Eigenschaften hilft die Pflanze bei Wassereinlagerungen. Werden betroffene Stellen mit Majoranöl eingerieben, lindert dies schmerzende Muskeln und Gelenke.

Petroselinum crispum
Petersilie

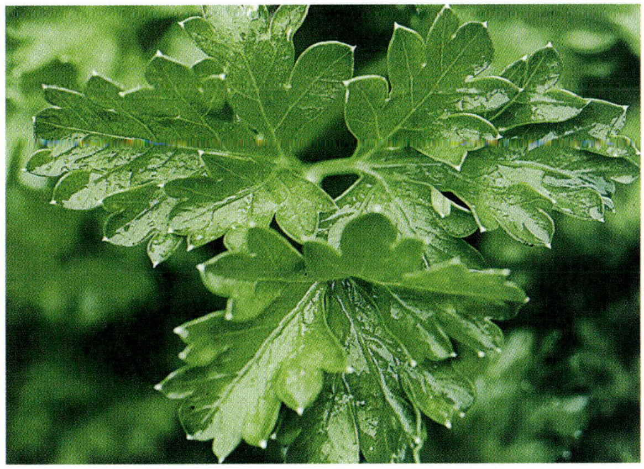

Die winterharte zweijährige Pflanze ist aus unserer Küche nicht mehr wegzudenken. Ihre Blätter sind reich an Vitamin A, B und C sowie an Eisen, Kalzium, Magnesium, Mangan und Natrium; zudem enthalten sie essenzielle Fettsäuren. Petersilie regt den Appetit und die Verdauung an und hilft bei Blutarmut.

Durch die entspannende Wirkung eignet sich die Pflanze auch zur Behandlung von Koliken, Blähungen, Kopfschmerzen, Migräne, Asthma und Reizblasenbeschwerden. Ihre desinfizierenden ätherischen Öle bekämpfen Infektionen. Blätter und Samen fördern die Nierentätigkeit und entwässern, was nicht nur bei Wassereinlagerungen und Harnwegsinfektionen, sondern auch bei Arthritis und Gicht hilft. Zudem stimuliert Petersilie die Gebärmuttermuskulatur, hilft bei Wehen und regt den Milchfluss an. Die Pflanze beruhigt die Nerven und lindert nervöse Unruhe und depressive Verstimmungen. Zerstoßene frische Blätter helfen bei Insektenstichen. Mit Petersilien-Wein-Umschlägen behandelte man früher Prellungen und Verstauchungen, mit Petersiliensaft Zahn- und Ohrenschmerzen.

Achtung: Nicht während der Schwangerschaft oder bei Nierenerkrankungen einnehmen.

Plantago major/minor/lanceolata
Breit-/Spitzwegerich

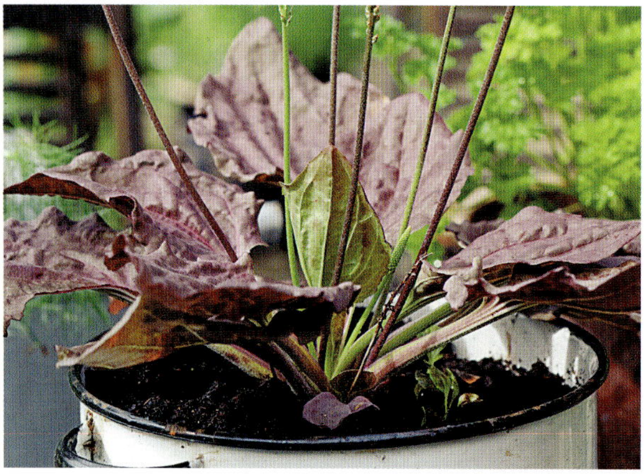

Der mehrjährige Wegerich ist uns von vielen Rasenflächen, Wegen und auch Brachland her vertraut; man erkennt ihn leicht an seinen ährenähnlichen Blütenständen. Wie der Name schon sagt, hat der Breitwegerich breitere Blätter, während die lanzettähnlichen Blätter des Spitzwegerichs viel schmaler sind. Jung geerntet schmecken sie köstlich in Salaten.

Insgesamt wirken sich Wegerichblätter allgemein beruhigend auf den ganzen Körper aus, besonders auf die Atem- und Harnwege sowie auf den Verdauungstrakt. Besonders bewährt haben sie sich bei der Behandlung von entzündlichen Erkrankungen wie Colitis, Gastritis, Bronchitis, Reizhusten und Blasenentzündung. Durch ihre adstringierenden Eigenschaften stillen sie Blutungen und fördern die innere und äußere Heilung. Auch Durchfall und Schnupfen lassen sich gut mit Wegerich behandeln.

Zudem wirkt Wegerich desinfizierend, reinigend und schleimlösend. Heißer Wegerichtee oder eine Wegerichtinktur schafft Erleichterung bei Erkältungen, verstopfter Nase und allergischen Beschwerden wie Heuschnupfen und Asthma. Die frischen Blätter helfen bei Brennnessel-, Wespen-, Bienen- und Mückenstichen.

Prunella vulgaris
Braunelle

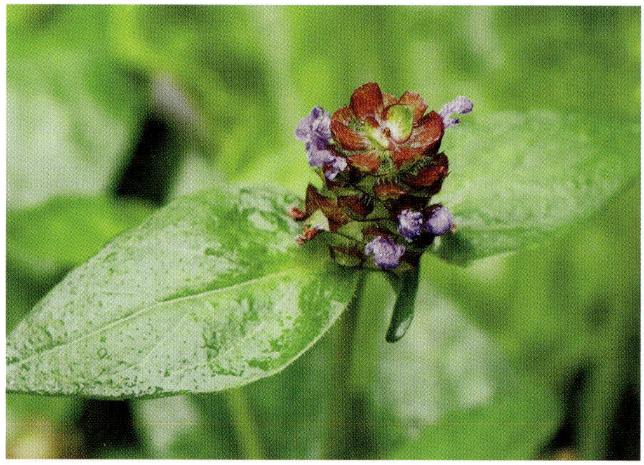

Wie kaum eine andere Pflanze eignet sich die Braunelle zur Förderung der körpereigenen Heilkräfte. Blätter und Blüten unterstützen das Nervensystem in stressreichen Zeiten und lindern Kopfschmerzen, Schwindelgefühle, Lichtüberempfindlichkeit und Bluthochdruck. Als natürliches Antibiotikum wirkt die Pflanze gegen bakterielle Infektionen; durch ihre Affinität zum Lymphsystem hilft sie bei Drüsenschwellungen, Mumps, Pfeifferschem Drüsenfieber und Brustentzündungen. Heißer Braunellentee wirkt fiebersenkend. Zudem hat sich die Braunelle bei entzündlichen Hautproblemen und Gicht bewährt. Tee oder Tinktur bieten sich auch bei Durchfall, Darmentzündungen wie Colitis und starken Monatsblutungen an.

Darüber hinaus ist die Braunelle ein traditionelles Wundheilmittel. Blutungen stillen Sie am besten mit Braunellentee oder der frischen Pflanze; damit können Sie auch Wundschwellungen und kleinere Verbrennungen, Insektenstiche, Hämorrhoiden, Krampfadern und Geschwüre behandeln. Tee oder Tinktur ergeben eine adstringierende Gurgellösung bei Halsschmerzen, eine Mundspülung bei Zahnfleischbluten oder eine Augenspülung bei entzündlichen Augenproblemen wie Bindehautentzündung.

Rosa spp
Rose

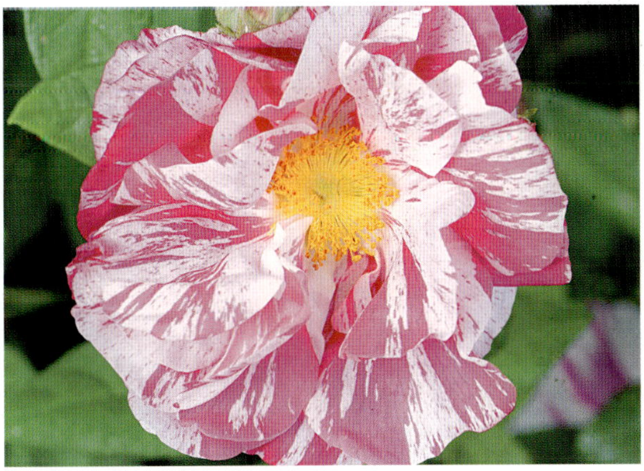

Rosen stärken das Immunsystem und helfen bei Erkältungen, Grippe, Schnupfen, Halsschmerzen und Bronchitis. Im Verdauungstrakt sorgen sie für eine gesunde Darmflora. Durch ihre adstringierende Wirkung lindern sie Übersäuerung und heilen Aphthen. Mit einem Hagebuttensirup oder einem Sud der leeren Samenhülsen können Sie Durchfall, Magenkrämpfe, Verstopfung, Übelkeit und Magenverstimmungen behandeln. Rosenblütenblätter und Hagebutten wirken desinfizierend und entwässernd; sie hemmen Entzündungen und reduzieren Gallen- und Nierensteine. Als Tee, Tinktur oder Pulver haben sie sich bei Infektionen der Harnwege, Wassereinlagerungen, Arthritis und zur Entgiftung bewährt.

Zudem tun Hagebutten, Rosenblütenblätter und Rosenöl dem Nervensystem gut. Sie wirken stimmungsaufhellend und lindern nervöse Unruhe. Wenden Sie sie bei Schlaflosigkeit, Reizbarkeit und Erschöpfung an. Außerdem helfen sie bei PMS, Hitzewallungen und nächtlichen Schweißausbrüchen. Rosenwasser klärt und belebt die Haut und hilft bei Akne, Pickeln, Abszessen und entzündeten Augen.

Achtung: Nicht während der Schwangerschaft einnehmen.

Rosmarinus officinalis
Rosmarin

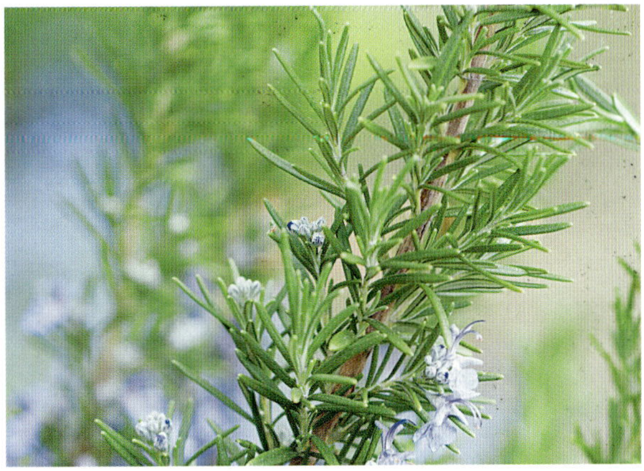

Rosmarinnadeln und -blüten entspannen und stimulieren das zentrale Nervensystem; sie lindern Unruhe und depressive Verstimmungen, während sie gleichzeitig die Konzentrationsfähigkeit erhöhen. Deshalb eignet sich Rosmarin ausgezeichnet zur vorbeugenden Behandlung von Kopfschmerzen und Migräne.

Seine ätherischen Öle haben desinfizierende, antibakterielle, antivirale und pilztötende Eigenschaften. Heißer Rosmarintee hilft bei Erkältungen, Grippe, Husten, Bronchitis und Fieber. Außerdem wirkt Rosmarin abschwellend und eignet sich deshalb gut bei asthmatischen Beschwerden. Er regt die Produktion von Verdauungssäften und Gallenflüssigkeit an und fördert die Leberfunktion, was zur Entgiftung beiträgt. Deshalb hat sich Rosmarin auch bestens bei Gallensteinen, Gelbsucht, Gicht, Arthritis und Hautproblemen bewährt. Auf die Haut aufgetragen hat Rosmarin eine wärmende Wirkung; er regt die Durchblutung an, reduziert Entzündungen und fördert die Wundheilung. Aus diesem Grund eignet er sich auch zur Behandlung von Schnittwunden, Abschürfungen, Frostbeulen, Verbrühungen und Verbrennungen. Ebenso lindert er Muskel- und Gelenkschmerzen und unterstützt die Soorbehandlung.

Salvia officinalis
Salbei

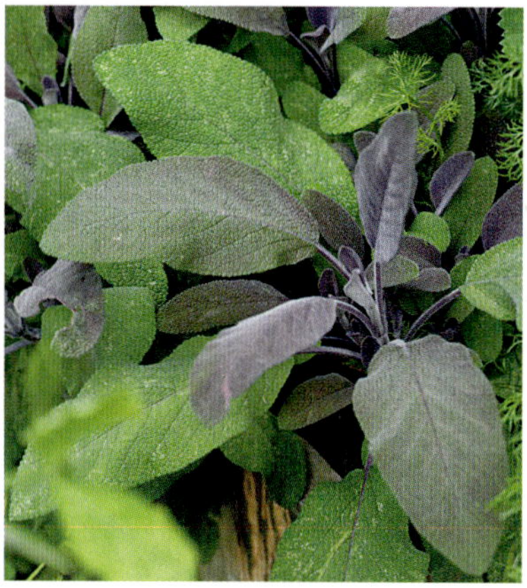

Salbei hat eine lange Tradition als Nervenheilmittel und Gehirntonikum. Er eignet sich hervorragend zur Bekämpfung von Infektionen, etwa bei Erkältungen, Grippe, Fieber, Halsschmerzen und Bronchitis. Durch seine entwässernden Eigenschaften hat er sich auch bei Arthritis und Gicht bewährt. Auf den Magen-Darm-Trakt wirkt er beruhigend, er hilft bei Koliken und unterstützt die Leber in ihrer Entgiftungsarbeit. Er schützt die Darmwand und lindert Durchfall. Auch bei Menstruations- und Wechseljahresbeschwerden hat er sich als hilfreich erwiesen. Als desinfizierende Gurgellösung bekämpft er Halsschmerzen, als Mundspülung Zahnfleischentzündungen und als Lotion hilft er bei Scheideninfektionen.

Achtung: Nicht während Schwangerschaft und Stillzeit einnehmen.

Salvia sclarea
Muskatellersalbei

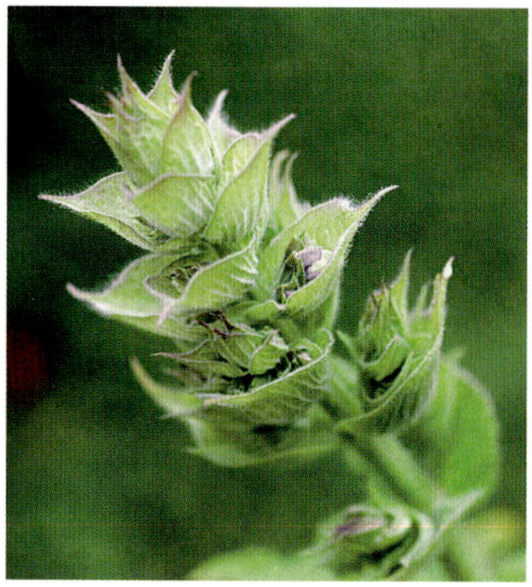

Der entspannende und belebende Muskatellersalbei wird bei stressbedingten Beschwerden wie Kopfschmerzen, Schlaflosigkeit und Verdauungsproblemen empfohlen. Die Blätter und Blüten wirken schmerzstillend und krampflösend auf den Verdauungstrakt, zudem helfen sie bei Menstruationsbeschwerden und erleichtern die Wehen. Durch seine stärkende Wirkung reduziert er Müdigkeit und Erschöpfung und beugt Depressionen vor.

Zudem hilft Muskatellersalbei bei Asthma und Reizhusten. Ebenso wie roter Salbei reduziert er die Schweißbildung und eignet sich gut bei Wechseljahresbeschwerden. Als Lotion hilft er bei müden, gereizten und entzündeten Augen.

Achtung: Nicht während der Schwangerschaft und nicht mit Alkohol einnehmen.

Scutellaria lateriflora
Helmkraut

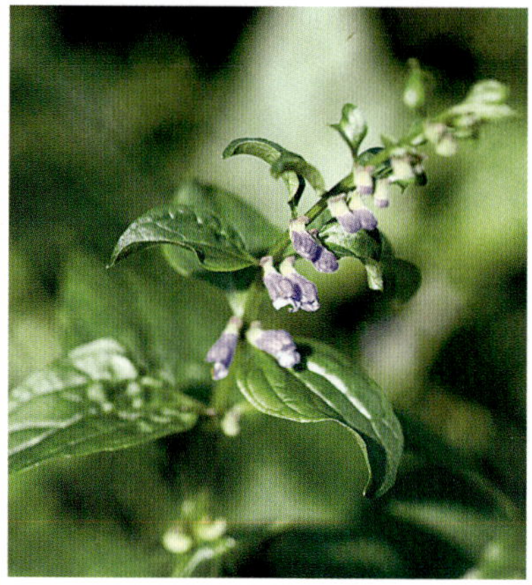

Die Blätter und Blüten des Helmkrauts sind reich an Nährstoffen, die für ein gesundes Nervensystem vor allem in Stresszeiten unerlässlich sind.

Helmkraut beruhigt und hilft bei nervöser Unruhe ebenso wie bei Muskelschmerzen. Es wirkt stimmungsaufhellend, vertreibt Müdigkeit und fördert den gesunden Schlaf. Wer nicht gleich auf orthodoxe Beruhigungsmittel und Antidepressiva zurückgreifen möchte, ist mit Helmkraut gut beraten. Kombiniert man es mit hormonausgleichenden Kräutern wie Mönchspfeffer, hat sich Helmkraut insbesondere bei PMS sowie bei Wechseljahresbeschwerden bestens bewährt. Zudem hilft es bei nervösen Kopfschmerzen und Arthritis und wird zur Behandlung von Herzrasen und Epilepsie eingesetzt. Heißer Helmkrauttee wirkt fiebersenkend.

Stachys betonica
Heilziest

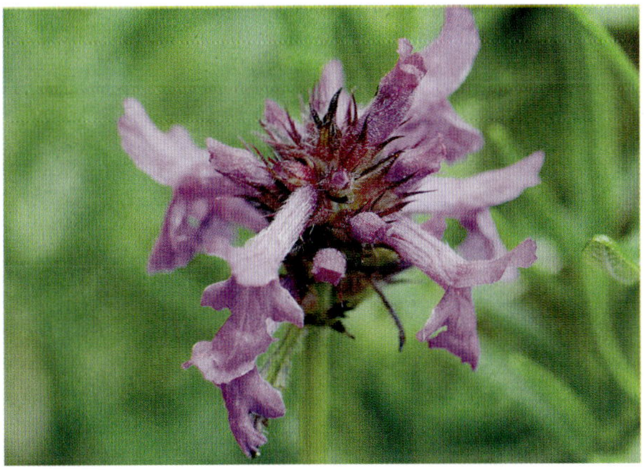

Die Blüten und Blätter des Heilziest lindern Kopfschmerzen aller Art, auch gefäßbedingte und nervöse. Sie unterstützen das Nervensystem in stressreichen Zeiten und lindern Nervenschmerzen, etwa bei einer Ischialgie. Heilziest wirkt schmerzstillend bei Arthritis, Gicht und rheumatischen Erkrankungen und wird traditionell bei Krämpfen und nervösem Herzklopfen eingesetzt. Die Pflanze hilft bei Menstruationsbeschwerden und PMS, sie regt die Gebärmuttermuskulatur an und fördert das Einsetzen einer verzögerten Menstruationsblutung.

Heilziest hilft auch bei Verdauungsbeschwerden wie Magenverstimmungen, Koliken, Blähungen und Durchfall sowie bei Leber- und Gallenblasenproblemen. Heißer Heilziesttee bekämpft Erkältungen, Schnupfen, Nasennebenhöhlenentzündungen und Husten. Zudem senkt er den Blutzuckerspiegel. Als Hautcreme oder -lotion wirkt die Pflanze blutstillend und heilungsfördernd und empfiehlt sich bei Schnittwunden, Krampfadern, Hämorrhoiden, Prellungen und Verstauchungen. Außerdem steht Heilziest in dem Ruf, Splitter herauszutreiben.

Achtung: Nicht während der Schwangerschaft einnehmen.

Taraxacum officinale
Löwenzahn

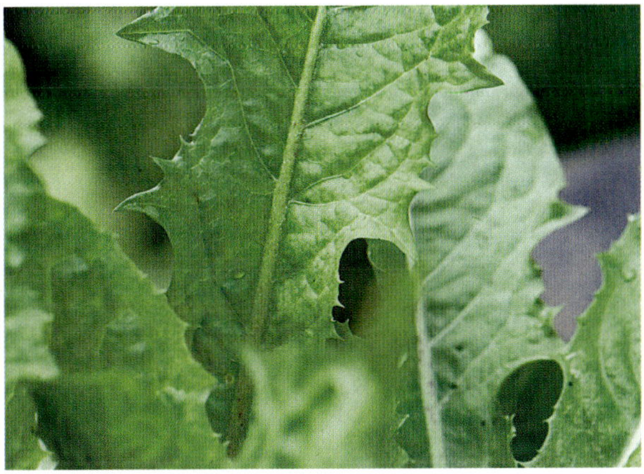

Junge Löwenzahnblätter sind ausgesprochen nährstoffreich und verleihen Salaten eine leicht bittere Note. Die gerösteten Wurzeln dienen mitunter als Kaffeeersatz.

Löwenzahn ist ein ideales Kraut für den Verdauungstrakt und die Leber. Wurzeln und Blätter wirken mild entgiftend und haben entwässernde Eigenschaften, womit sie die Nieren in ihrer Tätigkeit unterstützen. Mit dem Verzehr der jungen Blätter kann man im Frühjahr eine wahre Verjüngungskur vornehmen, mit der Wurzel werden seit je Leberbeschwerden, Hepatitis, Gallenblaseninfektionen und Gallensteine sowie Müdigkeit, Kopfschmerzen, Reizbarkeit und Hautprobleme behandelt. Die regelmäßige Anwendung von Löwenzahn hilft bei Arthritis, Gicht, Wassereinlagerungen, Prostatabeschwerden und Verstopfung. Der weiße Pflanzensaft ist ein traditionelles Warzenmittel.

Löwenzahn übt seine therapeutische Wirkung auch auf die Bauchspeicheldrüse aus, wo er die Insulinausschüttung reguliert und somit bei Diabetes und Unterzuckerung hilft.

Achtung: Der Pflanzensaft kann bei Kindern Übelkeit, Erbrechen und Durchfall verursachen.

Thymus vulgaris
Thymian

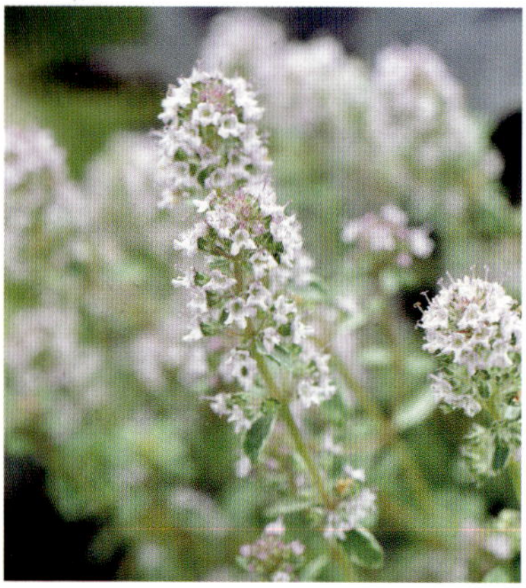

Als Tee, Tinktur oder Öl zum Inhalieren stärkt Thymian die Abwehr und bekämpft Infektionen. Seine antibakteriellen, schleimlösenden und muskelentspannenden Eigenschaften helfen insbesondere bei Infektionen der Atemwege. Zudem hilft Thymian auch bei Blähungen, Magenverstimmungen und anderen Verdauungsproblemen. Durch seine adstringierende Wirkung schützt er die Darmschleimhaut effektiv vor Entzündungen.

Thymian wärmt und regt die Durchblutung an. Er vertreibt mentale und körperliche Erschöpfung und hilft bei der Entgiftung über Lunge, Darm, Haut und Harnwege. Er entwässert, desinfiziert und schafft Erleichterung bei Blasenentzündung. Da er auch beim Abtransport der Harnsäure hilft, hat er sich zudem bei Arthritis und Gicht bewährt.

Tropaeolum majus
Kapuzinerkresse

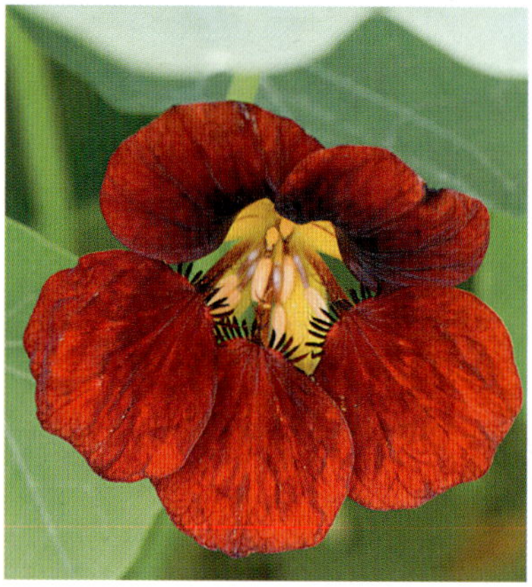

Die Blätter und Blüten der Kapuzinerkresse haben einen leicht bitteren, scharfen Geschmack und eignen sich hervorragend, um Verdauung und Leber auf Trab zu bringen. Sie regen auch Bauchspeicheldrüse und Gallenblase an und fördern die Produktion von Verdauungsenzymen.

Durch ihre entwässernden und antibakteriellen Eigenschaften lassen sich Harnwegsinfektionen und Wassereinlagerungen gut mit Kapuzinerkresse behandeln. Zudem reinigt sie das Blut, verbessert die Durchblutung und stärkt das Immunsystem. Und schließlich wirkt Kapuzinerkresse auch abschwellend.

Meist wird Kapuzinerkresse zur Behandlung von Atemwegsinfektionen eingesetzt. Sie wirkt schleimlösend, antibiotisch, desinfizierend und pilztötend.

Urtica dioica
Brennnessel

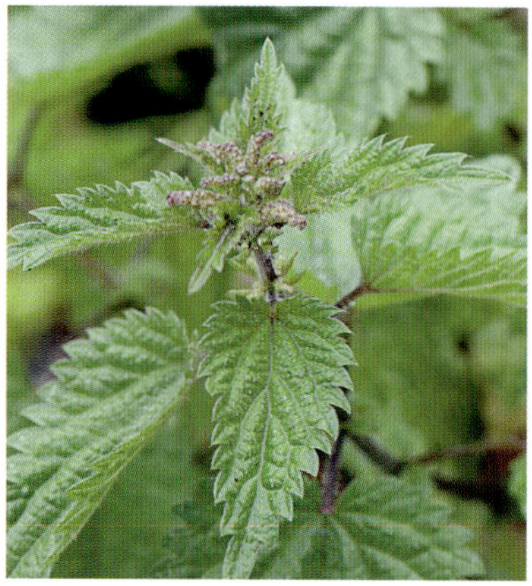

Brennnesselblätter sind reich an Vitaminen und Mineralien, vor allem an Eisen, Kalzium, Kieselerde und Kalium. Sie regen die Tätigkeit der Leber und Nieren an und befreien den Körper von Giftstoffen. Zudem helfen sie beim Abstransport von Harnsäure – und damit bei Arthritis und Gicht – und senken den Blutzuckerspiegel. Brennnesselsamen verbessern die Schilddrüsenfunktion, die Wurzel wirkt der Prostatavergrößerung entgegen. Mit ihren entwässernden Eigenschaften eignen sich Brennnesseln zur Behandlung von Wassereinlagerungen und Blasenentzündung. Frischer Brennnesselsaft oder Brennnesseltee stillt Blutungen und fördert die Wundheilung. Die Pflanze regt den Milchfluss an und hilft bei Anämie. Heißer Brennnesseltee wirkt fiebersenkend und lindert allergische Beschwerden wie Ekzeme und Asthma.

Verbena officinalis
Eisenkraut

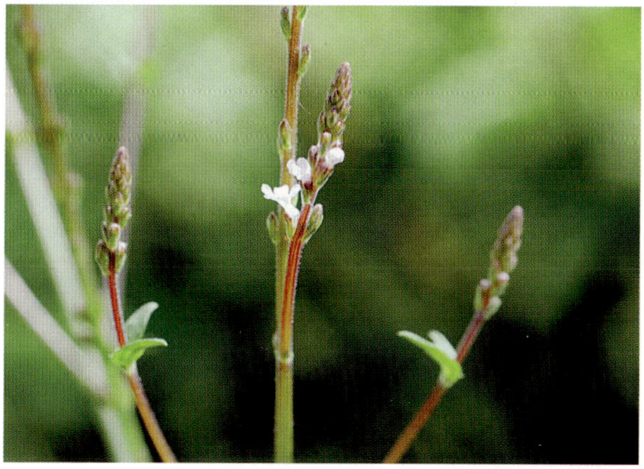

Die winterharte mehrjährige Pflanze mit ihren hübschen, wenngleich kleinen lilafarbenen Blüten wächst wild in Hecken und auf trockenen, eher unfruchtbaren Böden. In Frankreich und anderen europäischen Ländern wird sie auch kultiviert, da dort Eisenkrauttee – zubereitet aus den Blättern und Blüten der Pflanze – immer noch sehr beliebt ist.

Und das aus gutem Grund, wirkt sich Eisenkraut doch ausgesprochen positiv auf das Nervensystem aus. Es beruhigt, lindert depressive Verstimmungen und hilft dem Körper in Stresszeiten. Es eignet sich zur Behandlung der meisten stressbedingten Symptome, von Kopfschmerzen und Verdauungsbeschwerden über Schlaflosigkeit und Bluthochdruck bis zu allgemeinen Schmerzen und nervöser Erschöpfung.

Zudem regt Eisenkraut den Appetit und die Verdauung an. Sein bitterer Geschmack stimuliert die Leber, die Entgiftungsstation des Körpers, und beugt damit Symptomen wie Reizbarkeit und Verstopfung vor. Heißer Eisenkrauttee wirkt fiebersenkend, entwässert und hilft bei Blasenentzündung. Darüber hinaus regt die Pflanze den Milchfluss an und reguliert den Menstruationszyklus.

Viola tricolor
Wildes Stiefmütterchen

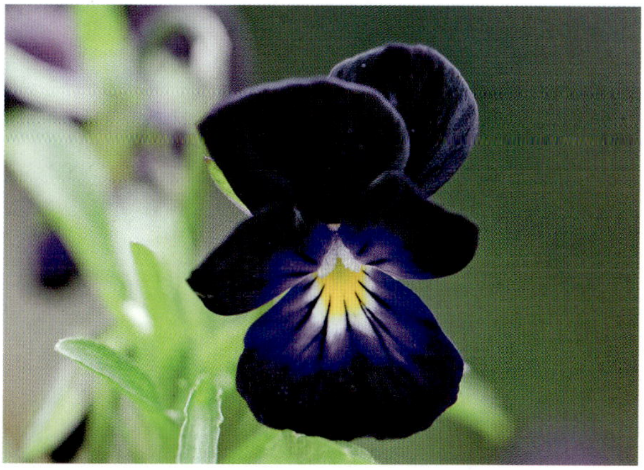

Die hübsche einjährige Pflanze kenn man eigentliche eher als Zier- denn als Heilpflanze: Sie hat wunderschöne herzförmige Blüten und wächst wild beispielsweise auf Maisfeldern. Doch auch als Gartenpflanze wird sie sehr geschätzt, da sie vom Frühjahr bis zum Herbst wiederholt blüht.

Die Blätter und Blüten des Wilden Stiefmütterchens haben beruhigende und schleimlösende Eigenschaften und eignen sich gut zur Behandlung von Bronchitis, Reizhusten, Asthma und Krupp. Heißer Stiefmütterchentee hilft bei schnupfenbedingt verstopfter Nase und wirkt fiebersenkend.

Durch ihre entwässernden Eigenschaften schafft die Pflanze auch Erleichterung bei schmerzhaften Blasenentzündungen und Wassereinlagerungen und hilft bei der Entgiftung des Körpers. Oft wird sie aufgrund ihrer kühlenden Wirkung und zur Klärung der Haut verschrieben; durch ihre Salizylate lassen sich mit ihr auch Arthritis und Gicht Erfolg versprechend behandeln. Außerdem wirkt sich das Wilde Stiefmütterchen wohltuend auf den Blutkreislauf aus: Es senkt den Blutdruck, stärkt die Blutgefäße und beugt Arteriosklerose vor.

Register

Fett gedruckte Seitenzahlen beziehen sich auf Haupteinträge.

Bildnachweis/Danksagung

Produced by Bookworx
Editor: Jo Godfrey Wood, Designer: Peggy Sadler

Publisher: Sarah Ford
Managing Editor: Camilla Davis
Fotografien: Juliette Wade
Designer: Eoghan O' Brien
Senior Production Controller: Caroline Alberti

Alle Fotos von Juliette Wade
außer S. 127 Mitte: Alamy/Brad Perks Lightscapes

Sian Hemmings danke ich für ihre Hilfe beim Ziehen und Anpflanzen der Kräuter.